메이오 클리닉의
건강하게 나이 드는 법

Mayo Clinic on Healthy Aging

by Nathan K. LeBrasseur, Ph.D., Christina Chen, M.D.

Published in English language by Mayo Clinic Press

© 2025 Mayo Foundation for Medical Education and Research (MFMER)

MAYO, MAYO CLINIC and the Mayo triple-shield logo are marks of Mayo Foundation for Medical Education and Research.

All rights reserved.

No part of this book may be used or reproduced in any manner whatever without written permission except in the case of brief quotations embodied in critical articles or reviews.

Korean Translation Copyright © 2025 by Chungrim Publishing Co., Ltd.

Korean edition is arranged with Mayo Clinic Press through BC Agency, Seoul

메이오 클리닉의
건강하게 나이 드는 법

나이를 초월하는 건강수명의 과학

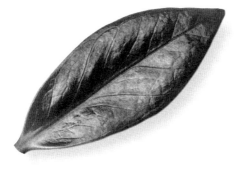

네이선 르브라쇠르·크리스티나 첸 지음
김주희 옮김 | 이윤환 감수

Mayo Clinic on Healthy Aging

청림Life

나이를 한 살 더 먹을수록 골관절염부터 알츠하이머병에 이르기까지, 각종 질환에 걸릴 확률이 증가한다. 대다수 만성질환의 가장 큰 위험 요인이 노화이기 때문이다.

하지만 노년기는 분명 인생 최고의 시기가 될 수 있다. 오늘날 많은 사람이 과거 수십 년 전보다 더 오래 살고 있지만, 안타깝게도 그 연장된 시간을 만족스럽게 보내지 못하는 게 현실이다. 인생의 마지막 수십 년은 삶의 질을 떨어뜨리는 질병과 장애로 고통스러운 경우가 많다.

메이오 클리닉 코고드 노화 센터 Mayo Clinic's Kogod Center on Aging 소속 연구원들은 나이가 들면 발생하는 만성질환의 진행 속도를 늦추는 방법을 탐구하고 있다. 이 연구의 목적은 수명을 늘리는 것이 아니다. 더 오래 사는 것 또한 가능한 결과이긴 하지만, 그보다 더 근본적인 목적은 사람들이 질병과 장애 없이 비교적 건강하게 생활하는 기간을 늘려서

질 높은 삶을 누릴 수 있도록 돕는 것이다.

최근 연구에 따르면 노화는 수정 가능한 위험 요인, 즉 통제 가능한 과정이다. 메이오 클리닉 소속 과학자들은 질병과 질환에 관여하는 분자 및 세포의 손상 과정을 깊이 이해하고자 하며, 이를 통해 밝혀진 노화 과정에 관한 정보와 나이가 들면 겪을 수 있는 현상을 이 책에서 논의할 예정이다. 그리고 더 중요하게는, 나이가 들어도 건강을 지속하는 전략을 제시하며, 노년기가 인생에서 가장 충만한 시기가 될 수 있도록 안내해 줄 것이다.

네이선 르브라쇠르 박사Nathan LeBrasseur, Ph.D.

크리스티나 첸 박사Christina Chen, M.D.

한국인의 평균수명은 2023년도 기준으로 83.5세로 추정되는데, 이는 1970년에 62.3세였던 수치에 비해 큰 폭으로 증가한 것이다. 우리는 장수longevity 시대에 살고 있다. 그러나 평균수명과 건강수명 간의 격차가 점점 벌어지고 있어 인생 말기의 11~15년은 건강하지 못한 상태로 지낼 가능성이 높다고 한다. 장수가 더 이상 부러움과 축복의 대상이 아닌 두려움, 심지어 재앙으로까지 인식되는 이유이다. 이제는 누구나 오래 사는 삶보다는 건강하게 나이 드는 삶, 즉 건강 노화healthy aging를 추구한다.

이 책에서는 노화에 대한 올바른 지식을 바탕으로 건강하게 나이 듦을 위해 생활 속에서 쉽게 실천할 수 있는 방법을 소개하고 있다. 노화가 일어나는 생물학적 기전과 신체 각 기관의 다양한 변화를 제대로 이해하게 되면, 장수에는 유전적 요인 못지않게 생활 습관, 환경, 사회 경제적 수준 등의 유전 외적 요인이 작용한다는 중요한 사실을 알게 된다. 특히 건강하게 오래 살기 위해서는 좋은 생활 습관의 유지가 필수이다. 규칙적으로 운동하기, 몸에 좋은 식사하기, 스트레스 관리하기, 주기적인 건강검진과 예방접종 받기, 적극적으로 친구와 만나고 사회활동하기 등 건강한 노후를 맞이하기 위해 우리 스스로 실천할 수 있는 부분이 상당히 많다. 이러한 좋은 생활 습관은 일찍 시작할수록 이득이지만, 지금 당장 실천해도 절대 늦지 않다.

건강 노화 지침서라 노년기 건강 관리를 위해 새겨들어야 할 알찬 내용들을 담고 있지만, 이제 막 60대에 진입한 1차 베이비부머와 50대 중·장년기를 통과하고 있는 2차 베이비부머 세대, 저속 노화에 관심이 많은 청년층에게도 시사하는 바가 크다. 특히 중반부에 수록된 자가점검 항목은 현재 건강 상태와 생활 습관을 스스로 확인해 봄으로써 자신에게 적합한 건강 관리 계획을 세우는 데 유용하다.

어느덧 65세 이상 인구가 천만 명을 넘어 초고령 사회를 살아가는 오늘날 우리에게 이 책은 건강 노화를 위한 유익한 가이드라인을 제시한다. 건강하게 나이 듦을 위한 목표와 전략을 세우고 실천해 나간다면 건강 장수가 단지 희망 사항이 아닌 현실이 될 것이다.

2025년 4월
아주대학교 의과대학 예방의학교실 이윤환

차례

1부. 노화는 어떻게 찾아오는가
나이 들면서 찾아오는 변화와 비정상적인 징후를 구별하라

2부. 무엇을 어떻게 선택할 것인가

생활 습관부터 소셜 역량까지, 건강수명을 위한 전방위 지침

1장

나이를 초월하다

수명과 노화 방식에 대하여

101세가 된 레이첼이 특히 좋아하는 좌우명은 이것이다. "타인의 시선에 위축되지 말고, 비관주의에 빠지지 않으며, 최선을 다하라."

•••

레이첼의 삶의 태도는 그녀가 어린 시절 겪은 비극에서 유래했다. 그녀는 15세 때 나치 독일에서 구출되었지만, 그녀의 가족은 전부 목숨을 잃었다. 오늘날 이스라엘에 해당하는 지역으로 피신한 레이첼은 이후 64여 년을 함께하게 될 남자를 만나 결혼했으며, 이들 부부는 학업을 이어 가기 위해 미국으로 이주했다. 레이첼은 미술을 전공하여 회화, 판화, 조각 작업을 했다. 동시에 자녀에게 히브리어를 가르치고, 집을 판매하는 부동산 중개인으로 일하며 경력을 쌓았다.

레이첼과 만나면 인내와 회복력 그리고 건강한 삶에 관한 흥미로운 교훈을 얻게 된다. 역경을 돌파하는 강인한 의지와 삶에 적극적으로 참여하는 열정 덕분에, 그녀는 여전히 활기찬 정신을 유지하고 있다. 실제로 레이첼은 일평생 건강을 최우선 과제로 삼아 왔다.

레이첼은 자신의 장수 비결이 식습관이라고 믿는다. 특히 채소와 과일을 풍부하게 섭취하려고 노력한다. "붉은 고기는 되도록 멀리하고 있어요." 그녀는 단백질 섭취량을 충족하기 위해 닭고기와 생선, 달걀과 요구르트를 식단에 넣는다. 가장 좋아하는 음식은 콩 칠리(콩을 넣고 끓인 매콤하고 걸쭉한 스튜-옮긴이 주)와 닭고기 수프이고, 주말에는 베이글과 훈제 연어를 즐겨 먹는다. 가끔은 달콤한 간식, 그중에서도 초콜릿을 즐긴다.

레이첼은 남편이 살아 있을 때는 함께 포도주 반 잔을 마시곤 했다고 회상한다. 하지만 요즘은 술을 전혀 마시지 않는다. 그녀는 "정신을 맑게 유지하고 싶기 때문이죠."라고 설명한다.

레이첼은 또한 인생 전반에 걸쳐 신체 활동을 지속했다. 4세 때 수영을 배운 뒤로 꾸준히 수영을 즐겼고, 수년 동안 YMCA에서 일주일에 6일씩 수영을 했다. 레이첼과 그녀의 남편은 열렬한 활강 스키 애호가이기도 했다. 매년 겨울 스키를 타러 가는 일정은 두 사람에게 가장 큰 즐거움이었다. 최근 레이첼은 개인 트레이너와 함께 운동하기 시작했다. 트레이너는 일주일에 한 번씩 손과 팔다리를 포함하여 몸의 근력을 강화하는 운동을 지도한다.

레이첼은 신체 건강을 지킬 뿐만 아니라 정신을 명료하게 유지하기위해 노력하고 있다. 일평생 독자로 살아온 그녀는 매일 몇 시간씩 온라인으로 국내외 신문을 읽는다. "두뇌 활동을 멈추지 않기 위해서죠." 레이첼은 예술 작품도 계속해서 만들고 있다. 이젤 앞에 오래 서 있기가 힘들어졌지만, 대신에 컴퓨터로 디지털 작품을 제작하는 방법을 익혔다.

레이첼의 삶에서 발견되는 또 다른 중요한 특징은 가족 및 친구와보내는 시간이다. 그녀는 아들, 남편 쪽 가족, 이웃, 친구와의 관계를 소중히 여긴다. 그래서 많은 이들이 자신을 만나러 방문한다고 이야기한다. 레이첼은 "솔직히 말하자면 방문객이 너무 많아요!"라고 말하며 웃는다.

또한 그녀는 자원봉사 활동에 참여해 많은 사람과 우정을 나눴다. 음악에 특별한 애정을 지닌 레이첼은 수년간 오페라를 비롯한 음악 및 예술 단체를 지원하는 지역 위원회에서 활동했다. 도움이 필요한 고아와 어린이 그리고 소외되고 병든 사람을 지원하는 단체에 기부금을 내거나 자원봉사를 하기도 했다. 그녀는 이처럼 자선 활동에 참여하면서 훌륭한 사람들을 많이 만나게 되었고, 이를 통해 삶이 한층 풍요로워졌다고 고백한다. 최근 생일을 맞이한 레이첼은 가까운 가족, 친구, 이웃들과 모여 조촐하게 축하하는 자리를 가졌다.

이 모든 게 운의 문제일까? 아니면 올바른 생활 습관을 실천한 결과일까? 신체가 노화하여 질병에 취약해지는 현상을 막는 게 가능한 일일까? 지금보다 더 많은 사람이 90대나 100대까지 건강과 활력을 누릴 수 있을까?

건강한 노화는 우연히 일어나지 않는다. 단순한 주사위 게임으로 결정되지 않으며, 노화를 경험하는 방식은 선택에 달렸다.

분명 사람은 누구나 물려받은 유전자에 어느 정도 좌우된다. 그러나 유전자가 건강 전반에 미치는 영향력은 생각보다 적다. 노년에 접어든 한 사람이 영위하는 삶은 청년기에 형성된 습관과 사고방식이 누적된 결과인 경우가 많다. 즉, 인생에서 가장 뜻깊고 풍요로워야 할 시기가 어떤 모습일지는 자기 손에 달렸다.

오늘날은 과학자들이 노화와 건강한 나이 듦을 폭넓게 이해한다는 측면에서, 신체적·정서적 웰빙을 추구하고 살기에 더없이 좋은 시대다. 건강을 개선하는 일은 나이에 구애받지 않으며, 지금도 절대 늦지 않았다.

우리는 지금 노화하고 있다

대부분의 아기는 건강하게 태어나고, 유년기에 특정 질환을 앓지 않는 한 병원에 자주 드나들 일 없이 청년기에 접어든다. 이 때문에 대다수 사람들이 인지하지 못하지만, 우리의 신체는 출생 순간부터 노화의 근원이 되는 다양한 형태의 손상을 경험한다. 몇몇 과학자는 출생 전부터 시간의 수레바퀴가 돌기 시작한다고 믿을 정도다.

우리 몸은 유년기에 성장하고 발달하며 성숙한다. 이와 동시에 노화도 진행된다. 노화는 노화의 영향을 알아차리기 전, 이를테면 약하거나 강한 통증을 경험하기 수년 전부터, 머리카락이 희끗희끗해지기 수십 년 전부터, 자동차 열쇠를 어디에 두었는지 잊어버리거나 익숙한 이름을 기억해 내려고 애쓰는 자기 모습을 발견하기 아주 오래전부터 시작되는 자연스러운 과정이다.

그러므로 인생의 어느 단계에 있든지 간에, 자신이 바라는 노화 방식과 그러한 노화 과정을 변화시킬 방법을 고민하는 것은 결코 이르지 않다.

이 책에는 건강하게 장수하는 상식적인 방법, 다시 말해 건강을 지키며 평생 활력을 유지하기 위한 실용적 접근법이 담겨 있다. 그러려면 우선은 노화가 어떻게, 왜 발생하는지 그리고 과학자들이 노쇠와 질병을 일으키는 위험 요인을 연구한 끝에 무엇을 발견했는지 이해하는 것이 중요하다.

우리는 얼마나 오래 살까?

특정 가족 구성원들이 유독 오래 산다는 이유로, 한때 수명(생명을 유지하는 기간)은 오로지 유전적 특성으로 결정된다고 여겨졌다. 그런데 과학자들이 그렇지 않다는 사실을 발견했다. 전 세계 4억 명을 대상으로 진행한 실제 연구에서 수명은 유전자로 결정되지 않는다는 정반대의 결론이 나왔다. 과학자들은 출생일, 사망 원인, 거주지, 가족 관계 등 참여자의 가족력을 추적했다. 이 연구와 비슷한 시기에 발표된 다른 연구에서도 유전자가 장수에 미치는 영향이 미미하다는 결과가 나왔다.

과학자들이 발견한 것은 유전자가 삶과 건강에 영향을 주는 다른 여러 요인과 상호작용한다는 점이었다. 특히 생활 습관과 거주 환경은 수명이 결정되는 과정에 비교적 큰 영향을 미쳤다.

유전적 특성

연구에 따르면 노화의 약 15~25%가 유전자의 영향을 받는다고 한다. 그런데 어느 유전자가 어떠한 방식으로 수명에 영향을 주는지는 잘 알려지지 않았다.

수명에 영향을 미치는 유전자는 수십 개에 달한다고 밝혀졌으나, 대다수 수명 연구에서 영향력이 일관되게 나타나는 유전자는 심혈관 질환을 예방하는 아포지단백E 유전자, 포크헤드박스 O3A 유전자, 콜레스테롤에스테르전달단백질 유전자 등 소수에 불과하다. 모든 사람이 이러한 수명 관련 유전자를 지니지만 유전자에는 다양한 변이체가 존재하며, 각 유전자 변이체가 생성한 단백질은 건강을 개선할 수도, 악화할 수도 있다. 그리고 장수하는 모든 사람이 동일한 유전자 변이체를 지니는 것은 아니다. 이는 여러 유전자가 기대수명이 결정되는 과정에 특정한 역할을 하거나 영향을 미칠 가능성이 높다는 점을 의미한다. 즉, 사람의 미래는 몇 가지 유전자만으로 결정되지 않는다.

수명 관련 유전자 가운데 일부는 디옥시리보핵산DNA을 복구하고, 염색체를 보존하며, 세포 손상을 유발하는 물질인 활성 산소로부터 세포를 보호하는 등 신체 세포의 기본 기능과 유지·보수에 관여한다. 다른 일부 유전자는 혈중 지방(지질) 수치와 염증을 조절하고, 심장병과 뇌졸중 위험도를 낮추며, 당뇨병으로 연결되는 인슐린 저항성을 개선하는 등 그 외 생물학적 과정에 영향을 준다.

유전자 외의 요인

특정 유전자가 다른 유전자보다 더 도움이 될 수는 있지만, 앞서 말했듯 얼마나 건강하고 오래 살 수 있는지 결정하는 요인은 유전자만이 아니다. 유전자는 여러분의 일상생활을 구성하는 모든 요인에 반응하며 상호작용한다.

• 생활 습관: 나쁜 식습관, 신체 활동 부족, 비만, 높은 스트레스 수치, 흡연, 음주 등 건강에 해로운 습관은 일반적으로 건강 악화, 질환의 조기 발병 위험도 증가, 조기 사망premature death(평균 기대수명 이전에 사망하는 것-옮긴이)으로 이어진다.

- 환경: 건강에 해로운 생활 환경, 건강한 식품에 접근하기 힘든 조건, 대기 오염과 화학물질 및 독성 물질에 대한 노출, 낮은 의료 접근성은 노화에 영향을 미치고 수명을 단축한다.
- 생활 수준: 사회적 지지 부족, 낮은 사회·경제적 지위 및 교육 수준은 사람의 수명과 삶의 질에 영향을 미친다.
- 성별: 보편적인 관찰 결과에 따르면, 세계 모든 국가에서 여성은 남성보다 오래 사는 경향이 있다.

좋은 소식은 여러분이 이러한 요인 가운데 상당수를 통제할 수 있다는 점이다. 타고난 유전자를 바꿀 수는 없지만, 그 유전자를 어떻게 활용할지는 여러분에게 달렸다. 일상적으로 하는 행동 혹은 하지 않는 행동은 건강과 수명에 예상보다 더 큰 영향을 미친다.

백세인이 주는 교훈

지난 수십 년 동안 과학자들은 90대와 100세가 넘는 고령자를 연구하며 무엇이 이들의 장수에 기여하는지 알아내려 했다. 100세에 도달한 사람은 '백세인centenarian'이라고 한다. 110세가 넘는 사람은 '슈퍼백세인supercentenarian'이라고 불린다.

현재까지 연구진이 발견한 바에 따르면, 장수하는 사람들은 교육 수준과 소득, 직업 측면에서 공통점이 거의 없다. 그런데 이들 대부분은 비흡연자이고, 건강한 체중을 유지하고, 사회적으로 잘 연결되어 있으며, 스트레스를 효과적으로 관리하는 등 공통의 생활 습관을 공유한다.

또한 연구 결과는 사람이 70~80대에 이르기까지 유전적 특성보다 생활 습관이 건강과 수명을 결정짓는 더욱 강력한 요인임을 시사한다. 건강한 식단, 금연, 신체적·사회적 활동 유지와 같은 요인은 사람들 대다수가 건강한 노년기를 맞이할 수 있게 한다. 단, 80대에 들어선 뒤부터는 유전적 특성이 점점 더 강력한 영향력을 발휘한다.

노화는 복잡한 과정이다

과학자들은 수명의 복잡성을 깊이 탐구하면서 노화의 본질, 즉 분자 및 세포 수준에서 일어나는 노화 현상을 상세히 파악하게 되었다. 이러한 지식을 바탕으로 노화에 관한 통찰을 얻고, 생활 습관 교정이나 약 복용 등 다양한 방법을 통해 노화의 영향을 늦추며 최소화할 수 있기를 희망하고 있다.

세포 손상

인체는 정교하고 경이로운 구조물로, 인체를 구성하는 수조 개의 세포가 온몸 구석구석 원활하게 작동하도록 만든다. 세포의 작동 방식과 작동 효율은 대개 시간이 지날수록 서서히 변화한다. 노화는 세포가 변화하고 손상되어 세포 작동 효율이 낮아지기 시작할 때 발생하는데, 이러한 현상은 인생의 어느 시점에서든 일어날 수 있다.

세포 내 변화는 피부가 얇아지고, 주름이 생기며, 시력이 떨어지고,

근육이 경직되는 원인이다. 세포 손상은 인체 기관과 기관계의 기능에도 악영향을 미친다. 예를 들어 70세 노인은 아무리 건강하더라도 폐 기능과 신장 기능이 청년의 절반 정도에 불과하다.

인간은 나이를 먹을수록 특정 세포 내에서 또는 세포 사이에서 장기간 미세하게 발생하는 변화의 영향으로 심장병, 고혈압, 만성폐쇄폐질환, 당뇨병, 치매 등 만성질환에 노출된다. 이러한 질병은 인간의 활력을 저하시키며 궁극적으로 생명을 앗아 갈 수 있다. 특정 세포가 얼마나 빠르게 혹은 느리게 손상되느냐는 우리가 어떤 질병에 걸릴지, 한층 폭넓게는 우리가 얼마나 오래 살 것인지를 예견한다.

즉, 질병이 노화를 촉진하며 생명을 앗아 갈 수도 있지만, 노화 자체가 질병과 노쇠의 주요 위험 요인이 될 수도 있다. 노화과학geroscience은 노화가 발생하는 과정 그리고 만성질환 및 건강 악화에 노화가 미치는 영향을 이해하고자 하는 학문 분야다.

그 밖의 요인들

노화는 체내에서 일어나는 작용과 외부 환경이 미치는 영향 등 여러 요인이 관여한다. 어떤 사람은 비교적 건강하게 나이 드는 반면 어떤 사람은 노화에 따른 어려움을 겪는 이유는 아직 대부분 밝혀지지 않았지만, 과학자와 연구자들은 노화와 연관된 근본적인 생물학을 파고들며 이해의 폭을 꾸준히 확장하고 있다.

노화를 바라보는 접근법 가운데 일부는 시간이 지날수록 세포가 손상되어 정상 기능을 상실하고 노화로 이어진다는 학설을 따른다. 다른 일부는 노화가 미리 정해진 시간표를 따르며, 그러므로 수명에는 상한선이 존재한다는 학설에 근거한다. 노화가 일어나는 이유를 완벽하게 설명하는 단일 이론이나 현상은 없는 상황이다.

연구자들은 일반적으로 노화란 여러 과정이 상호작용하며 서로에게 영향을 미치는 현상으로 간주한다. 다음은 노화에 관여한다고 여겨지는 몇 가지 생물학적 과정이다.

유전자 손상

연구자들이 널리 동의하는 노화의 한 가지 특징은 시간이 지남에 따라 신체 세포 내에서 발생하는 유전자 손상이다. DNA, 즉 신체의 모든 기능을 수행하기 위한 복잡한 청사진은 여러 이유로 차츰 손상된다. 신체는 DNA를 복구하는 몇 가지 도구를 지니지만 손상이 누적될수록 유전자와 단백질, 세포가 오작동을 일으키며 질병과 건강 악화로 이어지게 된다.

DNA 손상은 신체 내부와 외부 양쪽에서 작용하는 요인으로 발생한다. 가령 세포가 분열하고 증식할 때 세포 내 DNA 복제 과정에서 오류가 발생하면, 그러한 오류가 새로운 세포에 전달되어 세포의 기능 및 신호 전달이 중단되는 경우가 있다.

DNA 손상이 줄기세포에 발생하는 경우 건강에 특히 심각한 악영향을 미칠 수 있다. 줄기세포란 피부, 소화기관, 뇌를 비롯한 다양한 기관과 조직을 재생시키기 위해 전문화된 신규 세포를 생성하는 전구 세포다. 줄기세포의 유전자가 손상되면, 줄기세포가 올바르게 기능하지 않아 조직 재생이 어려워진다.

DNA 손상을 유발하는 또 다른 요인으로 산화 스트레스oxidative stress가 있다. 산화 스트레스는 미토콘드리아라는 세포 소기관이 손상되면서 발생한다. 미토콘드리아는 세포에서 발전소 역할을 한다. 이 세포 소기관은 음식을 세포가 사용하는 에너지로 전환한다. 에너지 전환 과정에서 미토콘드리아는 활성산소라고 불리는 불안정한 분자를 생성하며, 이 물질은 자유라디칼free radical이라는 이름으로도 널리 알려져 있다.

활성산소는 일반적으로 항산화물질antioxidant이라는 화합물로 억제되며, 항산화물질은 비타민E, 비타민A, 베타카로틴과 같은 식이 영양소에서 유래한다. 그런데 흡연, 음주, 건강에 해로운 식단 등 생활 습관 요인은 미토콘드리아를 손상시키고 활성산소의 생성 속도를 높여 산화 스트레스를 유발할 수 있다.

산화 스트레스가 초래하는 한 가지 결과는 염색체 말단(텔로미어)의 길이 단축이다. 짧아진 텔로미어는 노화된 세포에서 발견되는 주요 특징이다. 텔로미어는 일반적으로 세포가 분열할 때마다 짧아지지만, 알려진 증거에 따르면 산화 스트레스가 유발한 DNA 손상이 텔로미어의 길이 단축으로 이어질 수도 있다.

유전자 손상을 유발하는 외부 요인으로는 피부 세포의 DNA를 파괴하는 햇빛과 폐 세포의 DNA를 파괴하는 오염된 공기 등이 있다. 이러한 요인들은 DNA 구조에 화학적 변화를 일으켜 유전자의 지시가 제대로 이뤄지지 않도록 방해하고, 이는 궁극적으로 건강에 해로운 세포를 생성시켜 피부암이나 폐 질환 같은 질병을 불러온다.

세포의 혼잡과 기능 감퇴

우리 몸의 유전자는 단백질을 암호화하고 세포의 기본 구성 요소가 될 수 있는 형태로 변환한다. 단백질이 다양한 방식으로 발현하는 덕분에 간세포와 심장 세포는 서로 다르며 제각기 고유한 기능을 지닌다.

단백질 조절은 세포의 유지·보수에서 중요한 부분을 차지한다. 자가포식autophagy은 인체에서 손상되거나 불필요한 세포의 단백질과 소기관을 제거하는 과정을 가리킨다. 자가포식 과정이 제대로 작동하지 않으면 세포는 불안정한 단백질로 혼잡해질 수 있으며, 이는 DNA 복구와 정상적인 세포 반응에 악영향을 미친다. 단백질이 세포를 혼잡하게 하거나 세포 내에 누적되는 현상은 베타 아밀로이드라는 해로운 단백질 덩어리가 특징적으로 나타나는 알츠하이머병 등의 노인성 질환에서 발견된다.

세포는 단백질로 혼잡해질 뿐만 아니라 내부 구조가 변화할 수 있다. 세포 골격은 단백질 섬유와 미세소관으로 구성된 미세한 연결망으로 이루어진다. 이러한 연결망이 시간이 흐르며 더 단단해지고 고정될수록 세포는 예전처럼 구부러지거나 움직일 수 없게 되고, 이는 세포 내 신호 전달을 저하시켜 질병 위험도를 높인다. 예컨대 혈관을 감싸는 세포가 딱딱해지면 건강한 혈류를 방해하며 고혈압을 유발할 수 있다.

평균수명과 건강수명의 격차를 줄이는 법 ─────────

지난 한 세기 동안 인간 수명은 2배 가까이 늘어났다. 1900년대 초에 태어난 미국인의 평균수명은 45세를 조금 웃돌았지만, 요즘 태어난 사람이라면 무리 없이 평균 80세 가까이 살 것이라 예상된다. 그런데 안타깝게도 인간의 건강수명은 평균수명이 늘어나는 속도를 따라가지 못하고 있다.

수명은 생명을 유지하는 기간의 햇수다. 이때 '건강수명'이란 만성 질병과 노화가 유발하는 장애 없이 건강하게 보내는 생애 기간을 말한다. 오늘날 사람들은 과거와 비교하면 대체로 오래 살지만, 인생의 마지막 10년간 삶의 질을 떨어뜨리는 만성 노인성 질환으로 고통받는 경우가 많다. 평균수명과 평균 건강수명의 차이는 이제 10년 넘게 벌어졌으며, 갈수록 그 격차가 커지고 있다.

메이오 클리닉을 비롯한 여러 연구 기관에서는 수명과 건강수명의 격차를 좁혀 노년을 가능한 한 윤택하게 보낼 수 있는 방법을 찾고 있다. 그러한 해결책은 노화의 영향에 대응하는 치료법, 재생의학과 같은 새로운 의료 분야의 성장, 건강에 해로운 습관을 피하고 만성질환을 예방하는 공중 보건적 노력 등 다방면에 걸쳐 있다.

재생의학은 질병 퇴치에서 건강 회복으로 중점을 옮기는 새로운 치료 분야다. 재생 치료는 향후 암, 심장병, 당뇨병 등 만성질환을 해결하는 데 도움이 되리라 기대된다.

의학의 발전과 기술로는 한계가 있다. 좋은 소식은 노화 과정의 상당 부분을 우리 스스로 통제할 수 있다는 점이다. 이를테면 건강한 평생 습관을 들이는 노력은 단순히 오래 사는 것뿐만 아니라 삶의 질을 높이는 데 핵심적인 역할을 한다.

다음 그래프는 미국 질병통제예방센터와 미국심장협회 및 기타 출처를 기반으로 작성된 것이다.

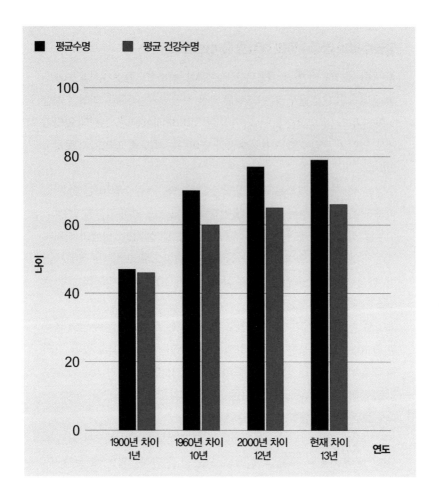

그래프 범례: ■ 평균수명 ■ 평균 건강수명

세로축: 나이 (0, 20, 40, 60, 80, 100)

가로축: 연도
- 1900년 차이 1년
- 1960년 차이 10년
- 2000년 차이 12년
- 현재 차이 13년

세포 노화

연구에 따르면 신체를 구성하는 일부 세포는 유전자 손상, 텔로미어의 축소, 산화 스트레스, 단백질이 유발하는 혼잡 등 다양한 이유로 상태가 나빠진다. 그러다 결국 분열이 멈추고 이른바 '노화senescent' 단계에 접어든다. 노화 세포는 죽은 상태는 아니지만 정상적으로 기능하지도 않는다. 이러한 세포는 때때로 '좀비 세포'라고 불린다.

신체는 많은 노화 세포를 자연적으로 제거하지만 전부 없애지는 못한다. 일부 노화 세포는 남아서 주위 세포에 해를 끼칠 수도 있는데, 곰팡이가 핀 과일 조각이 그릇에 담긴 과일 전체를 썩게 만드는 것과 비슷하다. 노년층의 경우 노화 세포가 더 쉽게 누적되며 이러한 세포가 골다공증, 신경 퇴행, 심혈관 질환 같은 노인성 질환과 관련이 있다는 증거가 점점 더 늘어나고 있다.

그런데 연구자들은 비만 등을 앓는 일부 젊은이에게도 노화 세포가 존재한다는 점을 발견했다. 이는 노화 세포가 질병과 노화를 초래하는 동시에 질병과 노화의 결과로도 나타날 수 있음을 시사한다.

만성 염증

염증은 신체가 보이는 자연 방어 과정의 일부로, 감염, 독성 물질, 외상 등 외부 요인에서 신체를 보호하며 손상을 복구하도록 고안되었다. 손가락을 베이면 상처 주변의 피부가 붓고 붉어진다. 이는 신체의 염증 반응이 작동하는 상태로, 세균을 제거하고 손상된 세포를 복구하는 일련의 면역 반응이 활성화된 것이다.

과학자들은 또한 치유가 덜 된 상태로 남아 있는 염증 반응, 다른 말로 저등급 염증을 몸 전체에서 발견했다. 이러한 형태의 염증은 '염증 노화inflammaging'라고도 불린다. 노년기에 더욱 두드러지게 나타나며, 세포 노화와 밀접한 관련이 있다.

만성 저등급 염증은 류마티스관절염, 당뇨병, 비만 같은 기저 질환과 더불어 건강에 해로운 식단, 운동 부족, 지속적인 고강도 스트레스,

환경 오염 물질이 원인으로 작용해 발생한다고 알려졌다. 만성 염증은 또한 인간의 장에 서식하는 세균, 바이러스, 균류로 구성된 장내 미생물군의 균형 교란과도 관련이 있다. 장내 미생물군과 이들이 건강 및 수명의 여러 측면에 미치는 영향은 현재 연구 중이다.

지금까지 내용을 봤을 때, 오늘날 연구자들이 노화 과정에 관해 어느 때보다 많이 알고 있음은 분명하다. 영원히 사는 방법을 가르쳐 주는 안내서는 아직 없지만, 노화 기전을 이해하면 노년에도 건강하게 사는 새로운 방법을 발견할 수 있다.

이 모든 것이 의미하는 것

그렇다면 이 모든 정보를 어떻게 이해해야 할까?

첫째, 노화는 인생의 아주 이른 시기에 시작된다는 사실을 받아들여야 한다. 노년기의 웰빙을 보장하는 방법을 마련하기에 지나치게 이른 시기란 없다. 이와 더불어 건강의 추이를 바꾸기에 지나치게 늦은 시기란 없다. 만성질환을 앓고 있는 중년 이후의 사람조차 생활 습관을 전보다 건강하게 개선하면 생존 기간을 연장할 수 있음이 밝혀졌다.

둘째, 가장 중요한 핵심은 자신을 과소평가하지 말라는 것이다. 작은 변화가 큰 보상을 가져올 수 있다. 인간은 노년기의 건강 추이를 바꿀 힘을 지녔으며, 이를 통해 더욱 건강하고 오래 살 수 있다. 일상생활에서 건강한 선택을 하는 것은 신체 체계의 균형과 건강을 유지하는 과정에 중대한 역할을 한다.

기억해야 할 점은 '건강한 노화'가 질병이나 질환이 전혀 없는 삶을 의미하지는 않는다는 것이다. 건강한 노년을 목표로 한다고 해서 초인적 존재가 될 필요는 없다. 건강한 노화란 누적되는 건강 문제의 위험도를 낮추기 위해 되도록 건전하게 생활하며, 일부 제약이 있음에도 삶을 즐길 수 있도록 좋은 기분을 유지하는 것이다.

다음 장부터는 평생 건강하게 사는 방법을 가르쳐 주는 귀중한 정보와 지침이 제공될 예정이다. 1부에서는 개별 신체 기관과 그러한 체계에서 나타나는 일반적인 노화 패턴 그리고 노화 현상을 변화시키는 방안을 살펴본다. 2부에서는 자신의 현재 상태를 평가한 다음, 한층 더 건강하고 의미 있으며 독립적인 삶을 오랫동안 영위하기 위한 지침을 제공한다.

1부

노화는
어떻게 찾아오는가

나이 들면서 찾아오는
변화와 비정상적인 징후를
구별하라

신체적·정신적 ·정서적으로 건강한 뇌

《뉴욕 타임스》 기고가 윌리엄 새파이어는 말년에 과학, 건강, 의학 분야에 대한 관심을 공유하고 발전시키는 한 자선 단체에 가입했다. 마지막 사설에서 그는 노년기에도 '시냅스 활성'을 계속 유지하고 싶다고 썼다. 그러면서 독자들에게 뇌를 자극할 수 있는 활발한 활동과 지속적인 사회 참여를 독려했다.

갈수록 늘어나는 증거에 따르면, '사용하지 않으면 잃게 된다'라는 말은 신체에서 가장 통합적이며 복잡한 기관인 뇌에도 적용될 수 있다. 정신 능력은 나이가 들수록 어느 정도 변화하게 된다. 그러나 연구 결과에 따르면, 뇌 기능을 향상하는 전략을 실행했을 때 노인성 뇌 기능 감퇴를 지연시키거나 예방할 수도 있다.

노년기는 오래된 관심사를 추구하고 탐구하며 새로운 도전을 모색하는 등 이전부터 늘 원해 왔던 일에 참여할 기회를 제공한다. 뇌 건강에 좋은 행동을 평생에 걸쳐 실천하면 이러한 인생의 '황금기'를 온전히 누릴 수 있다. 생활 습관을 선택하고, 신체 및 인지 활동을 지속하며, 사회에 참여하고 지원하는 행동은 모두 인지 기능 감퇴를 낮추는 데 중요한 역할을 한다.

우리의 뇌에서 벌어지는 일들

사람들은 저마다 다른 방식으로 노화를 겪는다. 일부 노인은 90대가 되어서도 기억을 온전히 유지하며 60~70대 시절과 마찬가지로 활동한다. 그러나 사람들 대다수는 나이를 먹을수록 기억력과 정신 능력이 조금씩 변화하는 현상을 경험한다.

청년기에 보이는 정신적 강점과 약점은 노년기의 정신 능력을 나타내는 지표가 되기도 한다. 가령 사람들의 이름을 항상 또렷이 기억한다면, 나이를 먹어서도 그 능력을 유지할 가능성이 높다. 반면 사람 이름을 잘 기억하지 못한다면, 이를 개선하기 위해 특별히 노력을 기울이지 않는 한 나이를 먹어도 그 능력이 크게 향상되지 않을 것이다. 기억해야 하는 핵심은 노년기에도 변함없이 배우며 새로운 도전에 나설 수 있다는 점이다.

나이가 들수록 흔히 발생하는 뇌의 변화를 이해하려면, 뇌의 작동 방식과 발달 과정에 관한 기본 지식을 갖추는 것이 도움이 된다.

신경세포와 신경 가소성

인간의 뇌는 수십억 개의 신경세포(뉴런)와 이들 신경세포가 서로 연결을 이루며 형성하는 수조 개의 신경 회로로 구성된다. 신경세포는 다른 신경세포에서 메시지를 받아 처리한 뒤 또 다른 신경세포에 전송한다. 신경세포 사이의 좁은 간격(시냅스)은 전기 자극이 한 신경세포에서 다음 신경세포로 전달되게 한다. 시냅스를 통해 뇌의 신경세포들은 서로 이어지며, 척수와 말초신경의 신경세포와도 연결된다. 신경계는 뇌가 신체의 다른 부위와 소통하는 수단이다.

나이를 먹으면 신경세포의 수가 감소해 뇌와 나머지 신체 간의 신호 전달이 줄어든다. 이렇게 되면 뇌 크기는 실제로 쪼그라들고, 이러한 부피 감소는 뇌의 특정 구조에 악영향을 준다. 특히 인지 기능, 즉 학습하고 생각하고 추론하고 기억하고 결정을 내리는 능력을 담당하는 뇌 부위는 다른 부위보다 더 많이 쪼그라들 수 있다. 그런 까닭에 뇌가 예전만큼 영리하고 날카롭게 돌아가지 않는다고 느끼는 것이다.

반가운 소식은 나이가 들어 뇌의 신경세포 가운데 일부가 소실되더라도 나머지 일부 신경세포는 새로운 연결을 형성하며, 뇌의 다른 부위에서 새로운 신경세포가 생성될 수 있다는 점이다. 이처럼 일생에 걸쳐 뇌 구조 및 기능이 변화하고 적응하는 능력을 신경 가소성neu-ro-plasticity이라고 한다.

얼마 전까지만 해도 뇌에는 정해진 수의 신경세포가 있고, 이러한 신경세포는 변화하지 않으며, 나이가 들면 뇌에 바람직하지 않은 현상이 일어난다고 여겨졌다. 이를테면 신경 연결이 감소하고 뇌 크기가 줄어들어 알츠하이머병 같은 질병이 발생한다는 것이다. 하지만 지난 10~15년간의 연구 결과, 뇌는 정적이지 않다는 점이 밝혀졌다. 오히려 뇌는 놀라운 적응 능력을 가지고 있다.

이러한 신경 가소성 능력 덕분에 뇌는 주변 세상에 깊이 관심을 기울여 새로운 사고방식을 포용하고 학습하며 재훈련될 수 있다.

일반적인 노인성 변화 바로 알기

대다수 성인은 뇌 기능이 평생 안정적으로 유지된다. 그런데 연령대가 올라가면 젊었을 때보다 일부 작업을 수행하는 과정에 더 많은 시간이 소요될 수 있다. 나이가 들수록 나타나는 일반적인 변화는 다음과 같다.

처리 속도

정보를 처리하며 반응하는 속도, 예를 들어 몸을 움직이거나 질문에 대답하는 속도는 나이가 들수록 다소 느려진다. 일부 추정에 따르면, 노인은 청년보다 반응 시간이 약 1.5배 느리다. 이는 복잡한 문제를 해결할 때 30대 시절보다 더 오랜 시간이 걸릴 수 있음을 의미한다. 또는 새로운 기술을 익힐 때 좀 더 많은 시간과 가르침이 필요할 수도 있다. 하지만 시간이 충분히 주어진다면, 노인도 청년과 동등하게 정확하고 효과적인 해결책을 제시할 수 있다.

기억력

기억력은 정보를 기억하는 능력을 설명하는 포괄적 용어다. 일반적인 노화를 경험하는 노인은 가족 결혼식이나 자녀 졸업식과 같은 구체적 정보와 기억을 대체로 잘 유지한다. 다만 이러한 정보를 떠올리는 데 시간이 오래 걸릴 수는 있다. 또한 자전거 타기처럼 능숙하게 학습된 절차를 수행하는 능력은 안정적으로 유지한다. 이 능력은 절차 기억 procedural memory의 한 가지 사례다. 노인들이 변화를 감지하는 부분은 일시적으로 정보를 저장하는 능력인 작업 기억 working memory이다. 이는 새로운 전화번호를 듣고 바로 외워서 전화를 걸 수 있을 만큼 기억을 길게 유지하는 능력이다. 최근 저장된 기억과 새로운 기억을 형성하는 능력은 노화에 더욱 취약하다.

주의력

주의력은 특정 대상에 집중해 정보를 처리하는 능력이다. 텔레비전 프로그램을 시청하며 내용에 몰입하는 것과 같이 단순하고 집중된 주의력은 대개 노년기에도 유지된다. 그런데 텔레비전을 시청하는 동시에 전화 통화를 하는 등 주의가 분산되는 일은 나이가 들면 어려워질 수 있다.

뇌는 한 번에 처리할 수 있는 정보의 양이 제한되어 있다. 나이를 먹으면 분주한 환경에서 집중력을 잃기 쉽다. 하지만 단순한 작업에 집중하는 능력은 나이를 먹어도 변화하지 않는 것으로 추정된다.

언어 능력

언어 능력은 말이든 글이든 언어를 제대로 이해하고 사용하는 능력을 가리킨다. 노년기에도 어휘력과 문자 언어를 이해하는 능력은 유지된다. 그런데 나이가 들면, 특히 청력에 문제가 있는 사람들은 말을 이해하기가 더 어려워질 수 있다. 단어를 찾거나 검색하는 과정에 긴 시간이 소요되기도 한다. 풍부한 어휘를 사용하고 흥미로운 대화에 참여하면, 언어 능력을 유지하고 향상하는 데 도움이 될 수 있다.

집행 기능

집행 기능executive function은 정신적 민첩성을 설명하는 용어다. 집행 기능에는 작업을 구성하고, 세부 사항을 기억하며, 추상적으로 사고하고, 시간을 관리하며, 문제를 해결하는 복잡한 과정이 포함된다. 이러한 기능은 일반적으로 나이가 들면 감소한다. 하지만 이것이 나이를 먹으면 집행 기능을 발휘할 수 없음을 의미하지는 않는다. 다만 젊은 시절보다 집행 기능을 발휘하기까지 오랜 시간이 걸릴 수는 있다.

감정 처리

감정 처리는 특히 부정적인 상황에서 적절히 대응할 수 있도록 감정을 조절하는 능력이다. 연구에 따르면 노인은 일반적으로 부정적 상황에 가볍게 반응하며 수월하게 회복하는 경향이 있다. 노인은 또한 부정적 정보보다 긍정적 정보에 한층 더 몰두하고 그 내용을 기억하는 경향이 있다.

판단력

노화의 다른 대부분 측면과 다르게 판단력은 나이가 들수록 향상되는 사례가 많다. 이는 시간과 경험이 축적되면서 발달하는 지식과 역량인 결정성 지능crystallized intelligence 덕분이다. 이러한 이유로 노인들은 종종 현명하고 지혜로운 존재로 여겨지기도 한다.

반응성

노인성 변화는 척수에서 뻗어 나오는 말초신경에서도 나타난다. 말초신경이 약해지고 반응성이 떨어지면, 척수로 들어오는 감각 신호와 척수에서 나가는 운동 신호 모두에 변화가 생긴다. 감각 기능의 변화는 온도와 촉각을 인식하는 과정에 영향을 미친다. 각 근육은 신경과 연결되어 있으므로 운동 기능의 변화는 반응 속도에 영향을 미치며, 나이를 먹을수록 반응 속도가 느려지는 경향이 있다. 이러한 이유로 노인은 공을 잡거나, 서프보드 위에서 넘어지지 않고 서 있기가 어려워진다.

지금까지 살펴본 내용을 고려했을 때, 평소 자주 만나지 않는 사람의 이름을 떠올리는 데 시간이 조금 더 걸리는 현상은 정상일까? 세탁물을 찾아오는 일을 잊는 것은 어떨까? 뇌 기능은 나이가 들면 자연스럽게 변화하며, 모든 변화가 질병의 징후는 아니다. 새로운 가정용 기기나 컴퓨터 프로그램을 설치하는 방법을 예전만큼 빠르게 파악하지 못하더라도 걱정하지 않아도 된다. 이는 정상이다.

또한 앞에서 언급한 내용 때문에 낙담하지 않기를 바란다. 물론 뇌의 처리 속도가 예전만큼 빠르지 않을 수 있지만, 노년기에 접어들면 노인성 변화를 상쇄하는 데 도움이 되는 역량이 생긴다. 나이가 들면 귀중한 인생 경험과 지혜, 교훈, 통찰도 얻게 된다. 집행 기능이나 주의력 같은 특정 역량이 나이가 들수록 되려 향상한다는 연구 결과도 있다.

비정상적으로 찾아오는 뇌 질환

노년기에 발생하는 모든 변화를 예상할 수 있는 것은 아니다. 하지만 일부 사람들은 인지 건강이 꾸준히 저하된 나머지, 정보 처리와 생각 표현이 어려워지고 혼란을 자주 겪으며 심지어 성격까지 변화한다. 이러한 증상은 정상적인 노화 과정의 일부가 아니다.

비정상적인 노화와 가장 흔히 연관되는 뇌 질환은 치매인데, 치매를 일으키는 일반적인 원인은 알츠하이머병이다.

치매

여러분도 집안에서 휴대전화를 찾아 헤매거나, 장보기 목록을 잊은 채 마트에 간 경험이 있을 것이다. 이러한 일을 경험할 때면 치매에 걸린 것은 아닌지 걱정된다. 그러나 나이와 상관없이 모든 사람은 이와 같은 기억력 감퇴를 일상적으로 겪을 수 있다. 치매와 관련된 기억력 및 사고력 문제는 단순한 건망증을 넘어선다. 이는 집안일을 하고 좋아하는 활동에 참여하며 돈을 관리하는 등 일상생활을 꾸려 나가는 능력 자체에 영향을 미친다.

치매 위험도를 높이는 원인으로는 나이, 가족력, 유전적 특성, 심혈관 문제, 당뇨병 및 기타 건강 문제 등 다양한 요인이 포함된다. 치매의 원인과 진행 과정에 대해서는 다양한 주제의 여러 연구가 진행되고 있으며, 과학자들은 치매의 초기 단계에서 발생하는 인지 변화를 파악하고 치매를 유발하는 원인을 정확하게 이해할 수 있기를 희망한다. 이러한 정보는 조기 대응, 즉 질병 관리에 가장 효과적인 초기에 신속히 치료를 시작하는 것으로 이어질 수 있다.

과학자들은 또한 정상적인 상태에서 치매로 얼마나 빠르게 또는 심각하게 진행될 수 있는지 연구 중이다. 예를 들어 몇몇 사람은 가벼운 기억상실 뒤 기억력이 안정적으로 유지되지만, 어떤 사람들은 기억력과 기타 인지 기능이 지속적으로 급격하게 떨어진다.

알츠하이머병

알츠하이머병은 치매를 유발하는 가장 흔한 원인으로, 건강한 뇌 조직이 점진적으로 퇴화해 돌이킬 수 없는 정신장애를 초래할 때 진단된다. 알츠하이머병을 앓는 사람들 대부분은 특정 징후와 증상을 공유하는데, 이는 다음과 같다.

- 최근 사건에 대한 기억이 점차 사라지며 새로운 정보를 처리하지 못한다.
- 같은 말을 반복하고, 물건을 잘못된 장소에 두며, 방향을 혼동해 길을 잃는 일이 점차 많아진다.
- 인격과 판단력이 점차 붕괴된다.
- 짜증, 불안, 우울, 혼란, 초조함을 느끼는 빈도가 늘어난다.

알츠하이머병이 진행될수록 이러한 징후와 증상은 심각해지며 때때로 수년에 걸쳐 나타나기도 한다.

알츠하이머병의 정확한 원인은 아직 완전히 밝혀지지 않았다. 과학자들은 대부분 나이가 들수록 뇌에 영향을 미치는 생활 습관과 유전적·환경적 요인이 복합적으로 작용해 알츠하이머병이 발생한다고 추정한다.

예를 들어 흑인과 아시아인 및 기타 인종 집단은 알츠하이머병 발병 위험도가 비교적 높은 편이다. 2021년 연구에 따르면 하와이 원주민과 태평양 섬 주민의 후손은 미국의 다른 지역 인구보다 알츠하이머병의 비율이 높고 더 어린 나이에 발병 진단을 받는 것으로 나타났다. 또한 알츠하이머병은 드물게 특정 유전자 변화로 발병하기도 하며, 이러한 유전자 변이를 지닌 사람은 거의 확실하게 알츠하이머병에 걸린다. 알츠하이머병의 원인이 유전자 변이인 경우는 드물지만, 이 경우엔 보통 중년에 발병한다.

알츠하이머병과 관련된 뇌의 변화는 기억을 관장하는 영역에서 대부분 발생하고, 그러한 변화 과정은 첫 증상이 나타나기 수년 전부터 시작된다. 신경세포의 소실은 어느 정도 예측 가능한 패턴에 따라 뇌의 다른 영역으로 퍼지며, 알츠하이머병 말기에는 뇌가 크게 위축된다.

연구자들은 알츠하이머병의 원인을 깊이 이해하기 위해 두 가지 단백질의 역할에 초점을 맞춘다.

• 판plaque: 베타 아밀로이드는 크기가 비교적 큰 단백질이다. 이러한 단백질 조각들이 한데 뭉치면 신경세포에 독성을 형성하며 세포 간의 신호 전달을 방해한다고 여겨진다. 이 단백질 덩어리는 아밀로이드 판amyloid plaque이라는 더욱 큰 침착물을 형성하고, 여기에는 다른 세포의 파편도 포함된다.

• 매듭tangle: 타우 단백질은 신경세포의 내부 지지 구조와 영양소 및 기타 필수 물질 수송 체계에서 중요한 역할을 한다. 알츠하이머병에 걸리면, 타우 단백질의 형태가 변화하며 신경원섬유매듭neurofibrillary tangle이라는 구조를 생성한다. 이러한 매듭은 수송 체계를 방해하고 세포에 독성을 유발한다.

알츠하이머병은 위험 요인이 있더라도 반드시 발병하는 것은 아니다. 그리고 알츠하이머병의 요인을 지닌 사람이 모두 알츠하이머병의 징후와 증상을 나타내는 것도 아니다. 예를 들어 수년 동안 가톨릭 수녀 약 700명을 추적 관찰한 연구자들은 몇몇 수녀의 뇌를 조사해 아밀로이드판과 신경원섬유매듭을 발견했다. 그런데 이 수녀들은 치매를 암시하는 임상 징후를 보이지 않았다.

알츠하이머병을 치료하거나 예방하는 확실한 방법은 없지만, 의사들은 수십 년 전보다 훨씬 이른 시기에 알츠하이머병을 진단할 수 있게 되었다. 또한 알츠하이머병 환자의 삶을 질적으로 개선하는 데 도움이 되는 몇 가지 요법을 알게 되었다. 현재 과학자들은 신약을 연구하고 알츠하이머병과 관련된 여러 유전자 변이를 찾아내 질병의 진행을 차단하는 새로운 치료법을 개발하고 있다.

인지 예비력 키우기

기억력과 관련된 뇌의 주요 영역이 축소되는 등 특정 변화가 일어났으며 그러한 변화가 치매 환자에게서 자주 나타난다는 이야기를 들으면, 최악의 상황을 상상할 가능성이 높다. 하지만 치매와 관련된 뇌의 변화를 경험하는 모든 사람이 치매 징후를 보이는 것은 아니다. 그 이유는 무엇일까? 알츠하이머병의 특징인 아밀로이드판과 신경원섬유매듭을 비슷하게 지닌 두 사람이 있다고 가정하자. 그런데 한 사람은 기억력이 감퇴하는 반면 다른 한 사람은 기억력에 전혀 문제가 없을 수 있다. 전문가들은 두 사람의 차이가 '인지 예비력cognitive reserve'에서 나온다고 말한다. 간단히 말해, 인지 예비력이란 치매와 관련된 뇌 영역의 변화 등 병리적 변화가 일어났을 때 뇌가 잘 적응하는 능력을 의미한다.

전문가들은 개개인의 인지 예비력이 태어날 때부터 정해져 있는 건 아니라고 말한다. 인지 예비력은 일평생 발달하고 확장되며, 치매로 이어지는 일부 변화를 상쇄할 수 있다. 몇몇 활동은 인지 예비력을 개발하는 데 특히 도움이 된다. 새로운 기술이나 언어를 배우는 일처럼 뇌를 적당히 자극하는 활동은 인지 예비력을 키우는 데 가장 도움이 된다고 여겨진다.

뛰어난 인지 예비력을 타고났든 그렇지 않든 상관없이, 독서와 악기 연주, 마음챙김 연습과 같은 활동과 훈련을 통해 인지 예비력을 키울 수 있다. 평생에 걸쳐 학습에 많은 시간을 할애하는 사람들은 뇌에서 신경세포 연결망이 활발하게 형성되며 그 연결이 강화된다고 알려져 있다. 이러한 견고한 신경세포 연결망은 치매를 초래하는 세포 손상을 방지하는 강력한 도구가 될 수 있다.

정신적·정서적으로 건강한 뇌

뇌(인지) 건강은 단순히 좋은 기억력을 유지하는 상태를 넘어서는 의미를 지닌다. 정신적·정서적 웰빙은 노화에서 또 다른 중요한 측면이다. 노년기에 발생하는 인생의 사건과 변화는 불안이나 우울 같은 증상을 유발한다. 다행히 반가운 소식은 실제로 많은 사람들이 나이가 들수록 정신적·정서적 웰빙이 개선된다는 것이다.

스탠퍼드대학교 연구심리학자들이 5~10년에 걸쳐 한 집단의 정서적 건강을 관찰한 연구에 따르면, 대부분 나이가 들수록 더 높은 정서적 안정성을 보였다.

　사람들은 나이를 먹을수록 더 많은 만성질환에 시달리지만, 부정적인 감정이 감소하고 긍정적인 감정이 증가하는 현상을 경험하는 것으로 나타났다. 또한 연구 결과에 따르면 노년층은 감정 기복이 적은 경향이 있어서 일반적으로 감정을 쉽게 조절할 수 있다고 한다.

　이뿐만 아니라 개인의 성격 특성도 시간이 지날수록 안정적으로 유지되는 경향을 보였다. 예를 들어 40대와 50대에 외향적이었던 사람은 60대, 70대 이후에도 계속 외향적일 가능성이 높다.

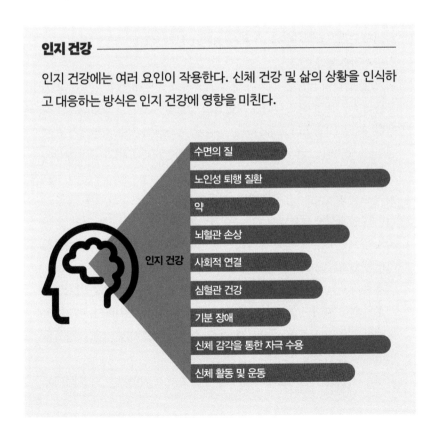

인지 건강

인지 건강에는 여러 요인이 작용한다. 신체 건강 및 삶의 상황을 인식하고 대응하는 방식은 인지 건강에 영향을 미친다.

- 수면의 질
- 노인성 퇴행 질환
- 약
- 뇌혈관 손상
- 사회적 연결
- 심혈관 건강
- 기분 장애
- 신체 감각을 통한 자극 수용
- 신체 활동 및 운동

인지 건강

청력 소실과 뇌 건강의 연관성 ──────────────

인간은 사회적 동물이다. 사람들은 대부분 다른 사람과의 관계를 추구하며 이를 바탕으로 성장한다. 따라서 의사소통 능력에 장애가 있으면 사람들이 촘촘하게 연결된 사회를 살아가는 데 어려움을 겪을 수 있다. 청력 소실 hearing loss은 가족, 친구, 동료를 비롯해 정기적으로 교류하는 모든 사람과 관계를 맺는 과정에 부담을 준다.

예컨대 저녁 모임에서 대화가 잘 들리지 않으면 금방 지치거나 소외감을 느끼게 된다. 그러면 이런 행사에 참석하지 않고 집에만 머물게 될 수 있다. 상점에서 목소리가 작은 점원이 합산 금액을 말할 때 명료하게 들리지 않아 울컥하게 되고, 물이 흘러나오는 수도꼭지나 식기세척기 앞에서 일하는 동안에는 누군가 말을 걸어도 알아듣지 못해 오해를 살 수 있다. 사회적 고립, 낮은 자존감, 우울 등 청력 소실과 관련된 다양한 요인은 인간관계에 부담을 준다.

귀가 잘 들리지 않으면 대화가 금방 답답하고 지루해진다. 가족이나 친구들과 시간을 보내고 싶어도 사람과의 상호작용이 강한 스트레스로 작용할 수 있다. 힘들다고 예상되는 상황을 피하려는 것은 자연스러운 행동이다. 하지만 그런 식으로 대처했다가는 사랑하는 사람과 주변 세상에서 단절될 수 있다.

청력 소실을 오랜 기간 겪었다면, 연구자들이 청력 소실과 우울 및 불안 사이의 연관성을 밝혔다는 사실은 그리 놀랍지 않을 것이다. 귀가 잘 들리지 않으면 다른 사람과 어울리는 행동을 피하게 된다. 이러한 자발적 고립은 외로움으로, 외로움은 우울로 이어질 수 있다.

실제로 정서적 웰빙과 치료되지 않은 청각장애 간의 연관성을 암시하는 새로운 연구 결과가 잇달아 발표되고 있다. 존스홉킨스대학교 연구진이 수행한 연구에 따르면, 중년기에 청력 소실을 치료하지 않은 사람들은 치매에 걸릴 위험도가 더 높다고 한다.

이러한 위험성은 청각장애가 정보를 부호화하고 기억하는 뇌의 능력에 악영향을 미친다는 과학적 사실로 뒷받침된다. 무슨 말을 하는지 들을 수 없으면, 그 내용을 부호화하고 기억할 수도 없다. 게다가 듣기에 어려움을 겪는 동안에는 인지 에너지 cognitive energy가 훨씬 더 많이 소모되므로, 뇌가 새로운 기억을 만드는 활동이 더욱 힘들어질 수도 있다. 실제로 인지 기능이 정상인 노인에게 청력 소실은 훗날 인지 감퇴가 발생할 수 있다는 경고 신호 역할을 한다.

이러한 까닭에 청력을 보존하는 것은 무척 중요하다. 청력이 감퇴한 경우, 전문가와 상담해 보청기가 필요한지 확인하고 청력 향상에 도움이 되는 조언을 얻자. 청력 소실에 관한 자세한 내용은 다음 장에서 확인할 수 있다.

인생의 전환점

노년기에는 재정적 안정을 위한 계획이 이미 마련되었을 가능성이 높다. 반면에 정서적 안정은 어떠한가? 정서적 웰빙에 투자하는 일도 몹시 중요하다. 이는 정서적 건강에 영향을 미치는 인생의 전환점을 살펴보며 대비하는 것을 의미한다.

은퇴 후 기대되는 일의 목록과 더불어 걱정되거나 염려되는 일의 목록을 작성해 보자. 여기에는 질병의 발병이나 청력 또는 시력 문제처럼 신체에 일어나는 현상이 포함될 수 있다. 직장을 떠나거나, 배우자나 가까운 가족 또는 친구를 잃거나, 자녀가 집에서 독립하는 등 또 다른 인생의 전환점이 목록에 들어갈 수도 있다. 이처럼 급격한 전환은 힘든 감정이나 우울증 같은 질병으로 이어진다.

감당하기 어려운 사건에 직면할 수 있음을 깨달았다면, 그 사건에 어떻게 대처할 것인지 지금 바로 전략을 세우자. 예를 들어 조만간 은퇴할 계획이라면 시간을 어떤 식으로 활기차게 보내야 할까? 새로운 지역으로 이사할 예정이라면 사람들과 어떻게 만나고 어울려야 할까? 부모에게 건강 문제가 있다면, 부모와 보내는 시간과 다른 가족 구성원과 보내는 시간을 어떻게 분배해야 할까?

애도와 상실에 대처하기

애도와 상실은 노화에서 피할 수 없는 요소로, 가족 및 친구와의 관계, 직업을 포함한 삶의 모든 영역에 영향을 미친다. 애도와 우울 사이에 겹치는 부분이 존재하긴 하지만, 애도가 곧 우울인 것은 아니다. 애도에서 비롯한 슬픔은 대부분 시간이 지나면 잦아든다.

사람들은 저마다 다르게 죽음에 반응하고 대처한다. 배우자나 친한 친구를 잃으면 극심한 슬픔에 빠질 수 있으나, 사랑하는 사람과 함께 보낸 시간을 애도하고 수용하는 과정은 슬픔이 가장 극심한 초기 단계를 헤쳐 나가는 데 도움이 된다. 상실을 받아들이는 과정에는 수개월부터 1년까지 소요될 수 있으며, 애도가 끝나는 기한은 정해져 있지 않다. 연구에 따르면 사회적 지지를 받으며 건강한 습관을 실천하는 사람들은 대부분 세월이 흐르면 사랑하는 사람의 죽음에서 스스로 회복할 수 있다고 한다. 감정을 회피하며 자신을 고립시키는 행동이야말로 치유 과정을 방해한다. 어려운 시간을 극복하기 위해서는 회복 탄력성을 강화할 수 있는 다음 내용을 기억하면 좋다.

먼저 자기 감정을 받아들이자. 애도의 감정을 느끼는 것은 정상이며 슬픔이나 분노 또는 피로감 등 다양한 감정을 경험할 수 있다는 사실을 기억하자. 만약 그러한 감정이 압도적으로 느껴진다면, 감정을 극복하는 과정에 도움을 주는 전문가와 상담하도록 한다.

자신을 돌보자. 애도는 신체에 타격을 줄 수 있다. 그러므로 건강한 식품 섭취, 운동, 충분한 수면은 신체적·정서적 건강 모두에 도움이 된다.

사회적 연결을 유지하자. 이는 일반적으로 우울증을 예방하는 가장 유익한 방법이며, 사랑하는 사람을 잃은 후에는 더더욱 중요하다. 어려운 시기에는 가까운 친구들과 만나거나, 독서 모임에 가입하거나, 사람들과 카드놀이를 하거나, 종교 모임에 참여하는 등 사회적 연결을 유지하도록 노력할 필요가 있다.

스트레스

건강한 노화를 방해하는 가장 큰 원인은 놀랍게도 스트레스다. 스트레스는 나이가 들어도 사라지지 않는다. 점점 더 많은 연구자가 스트레스를, 구체적으로 말하자면 우리가 겪는 스트레스의 양과 그 스트레스에 대처하는 능력을 건강한 노화의 주요 요인으로 본다.

스트레스는 삶에서 책임져야 하는 일들이 그것을 감당하는 능력을 초과할 때 발생한다. 계산대 앞에서 오랫동안 줄을 서야 하는 사소한 상황부터 실직이나 질병 발병에 이르는 심각한 문제까지, 수많은 일이 스트레스를 유발한다.

스트레스의 원인이 무엇이든, 스트레스가 압도적으로 느껴진다면 이를 해결해야 한다. 스트레스는 건강에 심각한 위험을 초래한다. 스트레스를 받으면 심장 박동 속도가 증가하고 혈압이 상승하며 호흡이 빨라질 수 있다. 스트레스를 받는 상황이 연이어 발생하면 신체는 스트레스에서 회복할 기회를 잃으며 장기적인 건강 문제에 더욱 취약해진다.

인생에서 스트레스가 심한 사건을 경험하면 우울증이 발병하거나, 불안과 같은 정신 건강 장애의 징후와 증상이 악화될 수 있다.

연구에 따르면 스트레스 관리에 능숙한 사람과 고난에 대한 회복 탄력성이 뛰어난 사람은 노년기에도 건강을 유지할 가능성이 높은 것으로 나타났다. 스트레스 관리는 신체적·정서적 건강에 대단히 중요한 요인이다. 높은 회복 탄력성을 타고난 사람이 아닐지라도, 긍정적인 태도를 유지하며 인생의 고난을 수월하게 극복하는 데 도움이 되는 방법은 터득할 수 있다.

우울증

우울증은 심각한 기분 장애다. 이는 감정과 사고와 행동에 악영향을 미친다. 우울증은 노인에게 흔하지만 정상적인 노화 과정의 일부는 아니다. 실제로 연구에 따르면 대다수 노인들은 젊은이보다 질환이나 신체적 질병을 더 많이 앓고 있는데도 자기 삶에 만족감을 느낀다고 한다.

우울증은 단일 원인으로 발병하지 않는다. 전문가들은 우울증에 대한 유전적 취약성과 스트레스 또는 신체 질환 같은 환경적 요인이 결합하면 신경전달물질neurotransmitter이라는 뇌 속 화학물질의 불균형을 유발할 수 있다고 추정한다. 세로토닌, 노르에피네프린, 도파민 등 세 가지 신경전달물질의 불균형이 우울증과 관련이 있다고 알려져 있다.

우울증의 대표적인 증상은 우울한 기분과 한때 즐겼던 활동에 대한 흥미 상실이다. 그 외 다른 징후와 증상으로는 조기 각성·과다 수면·입면 장애를 포함한 수면 장애, 집중력·주의력·기억력 감퇴, 식욕 변화와 원인 불명의 체중 증가 또는 감소, 불안·초조·짜증 증가, 무력

감·무가치함·죄책감 인식 등이 있다. 우울증은 피로, 두통, 소화 장애, 만성 통증과 같은 다양한 신체 질환을 유발하기도 한다.

우울증에 걸릴 확률은 여러 가지 상황과 요인이 맞물려 높아진다. 많은 경우 우울증은 하나가 아닌 여러 위험 요인이 복합적으로 작용해 발병한다. 여기에는 우울증 가족력, 사랑하는 사람과의 사별이나 이혼처럼 인생에서 극심한 스트레스를 경험하는 사건, 유년기 학대처럼 매우 충격적인 과거 경험, 약물이나 알코올에 대한 의존, 불안이나 섭식 장애 같은 기타 정신 건강 문제, 지나치게 자기 비판적이거나 비관적이거나 감정에 쉽게 휩쓸리는 등의 성격적 특성이 해당한다.

우울증이 있다고 느껴질 때는 의료진에게 도움을 받는 것이 중요하다. 항우울제는 우울증 치료의 첫 번째 단계에 흔히 활용된다. 또 다른 일반적인 치료법은 대화 요법이나 상담과 같은 심리 치료다. 우울증에 가장 효과적인 치료법은 대체로 약물 처방과 심리 치료를 병행하는 방식이다.

과도한 알코올 섭취

알코올 중독과 남용은 다른 연령층보다 노년층에서 발생률이 낮지만, 그렇다고 노인들이 알코올에 면역되는 것은 아니다. 알코올을 남용하는 성인 가운데 3분의 1은 노년기에 문제를 경험하며, 이들은 은퇴, 건강 악화, 배우자 사망 등을 계기로 알코올 남용을 시작한다.

감정을 진정시키기 위해 포도주나 맥주를 마시기 시작했다면, 과도한 음주가 우울증과 불안, 심지어 정신증과 반사회적 행동으로 이어질 수 있음을 기억하자. 신체는 나이가 들수록 알코올에 한층 더 민감해 질 수 있다. 그러한 신체적 변화에 맞추어 음주 습관을 바꾸지 않으면 알코올 문제를 겪게 될 것이다.

뇌 건강을 지키는 전략

노인성 인지 감퇴를 상쇄하고 정신적 웰빙을 향상하는 데 효과적인 습관을 들이는 일은 아무리 일찍 시작해도 이르지 않다. 지금부터 뇌를 보호하는 수칙을 따르면 나이가 들어도 뇌 건강을 유지할 수 있다. 연구자들은 치매의 약 3분의 1이 통제 가능한 위험 요인으로 발병한다는 사실을 발견했다. 이는 이론적으로 봤을 때, 건강의 특정 측면을 관리할 수 있다면, 뇌 질환의 발병 위험도를 낮출 수 있음을 의미한다.

뇌를 건강하게 유지하려면 평생에 걸쳐 노력해야 한다. 일평생 뇌를 활발하게 움직이고 자극하면 인지 예비력이 강화되며 뇌를 보호하는 능력이 향상될 수 있다. 신체 활동 부족, 고혈압, 흡연, 스트레스, 불안과 같은 보편적인 건강 문제를 해결하는 것 또한 뇌 기능과 정신 건강에 도움이 된다고 밝혀졌다.

이러한 건강 문제에 관심을 기울이는 일은 모든 연령대에서 중요하지만, 특히 중년기에 더 중요하다. 예컨대 건강 전반을 관리하면 혈관 보호에 도움이 되며, 이를 통해 노년기에 일어나는 인지 기능 감퇴를 예방할 수 있다. 건강한 심혈관은 심장뿐만 아니라 뇌에도 좋은 영향을 미친다.

다음은 연구자들이 전 생애에 걸쳐 뇌 건강과 정신적 웰빙을 향상하는 데 가장 도움이 된다고 밝힌 수칙들이다. 전반적으로 이러한 수칙은 뇌가 더 바람직하게 노화하도록 이끄는 청사진을 제시한다.

신체 활동 지속하기

한 연구에서 과학자들은 참가자를 두 집단으로 나누었다. 한 집단은 유산소 운동을 하고, 다른 집단은 스트레칭과 균형 운동을 했다. 1년 후 과학자들은 유산소 운동을 한 집단이 다른 집단보다 새로운 기억을 만드는 뇌 영역인 해마가 더 크다는 것을 발견했다.

또 다른 연구에서 과학자들은 알츠하이머병을 유발하는 유전자를 지닌 사람이 매주 150분 이상 운동하면 알츠하이머병 발병이 수년 늦춰진다는 사실을 발견했다. 반대로 알츠하이머병 유발 유전자를 지닌 사람이 매주 150분 미만 운동하면 알츠하이머병 발병이 더 빨라졌다. 운동이 알츠하이머병의 위험도를 줄일 수 있는지는 분명하지 않지만, 언급된 연구 결과는 그러한 가능성을 시사한다.

신체 활동이 중요한 이유는 무엇일까? 전문가들은 운동이 혈액 순환을 원활히 하므로 뇌 건강에 유익하다고 생각한다. 운동은 또한 뇌를 자연스럽게 보호하는 화학물질의 수치를 상승시킨다. 신체 활동은 나이가 들수록 사라지는 뇌 신경세포들 사이의 연결을 보완하는 데 도움이 된다.

연구 결과에 따르면 신체 활동을 일정하게 하는 사람들은 정신 기능이 전반적으로 저하될 가능성이 낮다. 신체 활동은 고혈압, 당뇨병, 고콜레스테롤혈증 등 치매 위험도를 높이는 다른 질병을 예방하는 데 도움이 된다. 면역 체계immune system를 강화하고 만성 염증을 퇴치하는 과정에도 기여한다. 마지막으로 신체 활동은 스트레스와 불안, 우울증 증상을 완화하는 데에도 유용하다.

수면을 우선시하기

양질의 수면을 충분히 취하는 것이 전반적인 건강과 웰빙 향상에 필수라는 사실은 새롭지 않다. 대다수 사람들은 수면이 중요하다는 점을 인식하고 있다. 그런데 치매의 위험도 측면에서 봤을 때도, 질 좋은 수면은 특히 중요하다.

연구에 따르면, 수년 동안 수면을 충분히 취하지 못하는 경우 치매 위험도가 높아질 수 있다고 한다. 연구자들은 분석 결과를 토대로 장기간 수면 장애를 경험한 사람은 치매에 걸릴 위험도가 상승한다는 사실을 발견했다. 연구자들은 또한 수면을 충분히 취하지 못하는 사람들은 알츠하이머병에 걸릴 확률이 약 2배 높다는 점을 확인했다.

수면이 이토록 중요한 이유는 무엇일까? 앞서 베타 아밀로이드 단백질 덩어리는 아밀로이드판이라는 침착물을 형성한다고 말했다. 아밀로이드판은 뇌의 신경세포를 죽게 만드는데, 이러한 과정은 알츠하이머병으로 이어진다고 알려져 있다. 수면 중에는 베타 아밀로이드와 기타 독성 물질이 뇌에서 제거된다. 그러므로 장기간 질 좋은 수면을 취하지 못하면, 베타 아밀로이드 및 독성 물질의 제거가 제대로 이루어지지 않을 가능성이 있다. 수면 부족은 다른 측면에서도 치매 위험도를 높일 수 있다(수면 부족은 고혈압이나 당뇨병 같은 다른 질병의 위험도를 증가시키기도 한다).

충분한 수면은 정신 건강에 필수적이다. 수면 부족은 우울증, 스트레스, 불안 증상을 악화시킬 수 있다. 이러한 모든 이유로 수면 문제를 해결하고 수면의 질을 개선하는 일은 뇌 건강에 중요하다. 수면의 질을 개선하는 방법에 관해서는 9장에서 자세히 살펴볼 예정이다.

사회적 참여 유지하기

사회적 접촉이 많고 타인과 일정하게 교류하는 사람들은 그렇지 않은 사람에 비해 기억력 문제를 경험할 확률이 절반으로 낮아질 수 있다. 얼마나 많은 사람으로 구성된 사회적 연결망에 속하는지, 그 연결망이 얼마나 다양한 사람으로 이루어졌는지, 그 사람들과 얼마나 자주 연락을 주고받는지가 모두 두뇌 기능에 영향을 미친다. 그러므로 특히 노년기에 다른 사람과 관계를 유지하는 일은 치매로 이어질 수 있는 뇌 변화를 예방하는 데 중요한 요소로 작용한다.

사회적 연결은 여러 측면에서 뇌에 도움이 된다. 연구에 따르면 타인과의 교류는 세로토닌과 도파민 같은 화학물질의 분비를 촉진해 기분과 시야를 개선하며 치매, 특히 알츠하이머병이 초래하는 치매에서 뇌를 보호한다고 밝혀졌다. 사회적 연결은 또한 인지 예비력을 향상하므로 노인성 변화에서 뇌를 보호하는 데 도움이 된다고 알려져 있다. 이뿐만 아니라 폭넓은 사회적 연결망에 속하며 그 연결망을 이루는 구성원과 많은 시간을 보내는 사람들은 사고력이 비교적 뛰어나다. 사회 참여의 효과에 관한 자세한 내용은 13장에서 다룰 예정이다.

반면 사회적 고립은 사고력과 기억력에 문제가 발생할 위험도를 높인다. 알츠하이머병의 발병 가능성도 올린다. 사회적 고립은 또한 고혈압, 심장병 등 알츠하이머병과 관련된 질병의 발생 확률을 높일 뿐만 아니라, 우울증 및 기타 정신 건강 장애의 위험도를 증가시킨다.

스트레스 관리하기

여러 연구에 따르면 만성 스트레스, 즉 삶에서 한 가지 문제에 지속적으로 압도당하는 감정은 기억의 생성과 저장에 중요한 뇌 영역인 해마의 수축(위축atrophy)을 초래한다. 고강도 스트레스와 장기간 지속되는 스트레스 상태는 만성 염증을 증가시키고 세포 노화를 촉진할 수 있다. 스트레스는 또한 세포 염색체 말단에 존재하는 구조인 텔로미어의 길이에 악영향을 준다.

스트레스는 다른 방식으로도 뇌 건강에 영향을 미친다. 스트레스 상황에 직면해 호르몬 수치가 상승하면 혈압은 상승하고 혈관은 좁아진다. 스트레스가 그 자체로 장기 고혈압을 유발한다는 증거는 없지만, 고혈압 위험도를 높이는 요인과는 확실히 관련이 있다. 일부 사람들은 스트레스를 받으면 건강에 나쁜 음식을 섭취하고, 담배를 피우고, 술을 마시는 등 건강에 해로운 습관에 빠지게 되는데, 이 모든 습관이 고혈압으로 이어질 수 있다.

스트레스를 줄이면 한층 더 행복하고 생산적인 사람이 될 수 있다.

긴장을 완화하고 스트레스를 관리하는 방법을 익히다 보면, 한때 부담스럽게 느껴졌던 일들을 즐기는 자신을 발견할 것이다. 스트레스 관리는 정신 건강을 증진하는 과정에도 중요한 역할을 한다.

스트레스를 관리하는 데 도움이 되는 몇 가지 방법이 있다. 이를테면 심호흡, 명상, 요가 등 심신 요법mind-body과 운동 그리고 하루 일과의 간소화 등이다. 이러한 방법을 실천하면 정서적 웰빙을 전반적으로 개선할 수 있다.

심신 요법은 정신과 신체가 복잡하게 연결되어 있으며 정신이 신체에 영향을 미칠 수 있다는 개념에 기초한다. 심신 요법에 관해서는 16장에서 자세히 설명할 것이다.

뇌에 좋은 식품 섭취하기

지중해식 식단이나 메이오 클리닉 식단과 같은 식물성 위주의 식단은 치매 예방에 도움이 된다. 과일, 채소, 올리브유, 콩류, 통곡물, 생선으로 풍부하게 구성된 식단을 섭취하면 뇌 전반의 건강에 유익하며 치매 위험도를 낮추는 데도 효과가 있다.

연구에 따르면, 지중해식 식단을 따르는 사람들은 그렇지 않은 사람보다 알츠하이머병에 걸릴 확률이 낮은 것으로 나타났다. 이뿐만 아니라 지중해식 식단은 노인의 정신 기능 감퇴를 늦추고, 경미한 인지 장애가 알츠하이머병으로 진행되지 않도록 예방하며, 그 위험도를 줄일 수 있다고 한다.

식물성 식단에서 중심을 차지하는 식품들은 혈당과 콜레스테롤 수치를 낮추고 혈관을 보호하며, 결과적으로 뇌졸중과 치매 위험도를 떨어뜨리는 데 도움이 된다. 이러한 식품들은 또한 알츠하이머병과 관련된 뇌 조직이 소실되지 않도록 예방하는 효능도 있다.

치매 연구자들은 지중해식 식단과 메이오 클리닉 식단을 구성하는 주요 요소 가운데 하나인 생선에 특히 주목한다. 일부 연구 결과에 따르면, 알츠하이머병 위험도와 밀접한 관련이 있는 아포지단백E 유전자를 보유한 사람들이 해산물을 정기적으로 섭취하면, 알츠하이머병을 유발하는 뇌의 변화를 줄일 수 있는 것으로 나타났다.

해산물 섭취에서 우려되는 한 가지 문제는 수은 함량이다. 수은은 독성 물질로 다량 섭취하면 뇌에 문제를 일으킬 수 있다. 그러나 연구에 따르면 해산물을 적당량 섭취하는 경우는 해당 해산물에 함유된 수은 수치가 높더라도 알츠하이머병을 유발하는 뇌의 변화를 막는 데 도움이 된다고 한다. 노화를 예방하는 건강한 식단에 관한 자세한 내용은 15장을 참고하자.

뇌졸중 위험도 낮추기

혈관 건강은 뇌 건강에 필수적이다. 혈관이 약해지거나 손상되면, 뇌의 신경세포가 기능할 때 필요한 영양소와 산소를 공급할 수 없게 된다. 다음 수칙을 따르면 혈관 건강을 지키는 데 도움이 된다.

금연하기

담배 연기를 흡입하면 화학물질이 폐에서 혈액으로 순식간에 이동해 신체의 모든 기관에 도달하며 접촉하는 모든 조직에 염증을 일으킨다. 담배에 함유된 독성 물질은 급성 혈전, 심장마비, 뇌졸중 등 위험한 상태를 급격히 초래할 수 있다. 또한 담배 연기에서 발견되는 신경독은 뇌를 손상시키고 뇌졸중을 일으킬 가능성이 높다.

고혈압 관리하기

고혈압은 온몸으로 혈액을 공급하는 동맥을 손상시킨다. 동맥에 문제가 생기면 뇌졸중이 발병할 수 있으며, 특히 환자가 뇌졸중 증상을 자각하지 못하는 이른바 조용한 뇌졸중이 발생할 가능성이 있다. 시간이 지나면 뇌졸중은 혈관에 상처를 남긴다. 이러한 상처는 뇌의 혈류에 문제를 일으켜 뇌의 여러 영역이 제대로 기능하지 못하게 할 수 있다. 이뿐만 아니라 뇌의 일부가 완전히 작동을 멈추도록 만들 가능성도 있다.

당뇨병 관리하기

당뇨병을 앓는 사람은 높은 혈당으로 혈관이 손상되는 까닭에 뇌졸중이 발생할 가능성이 증가한다. 이러한 이유만으로도 당뇨병 관리는 뇌졸중과 치매 위험도를 낮추는 주요 요인으로 작용하지만, 당뇨병 자체도 치매와 관련이 있다. 높은 혈당은 뇌에 더 많은 염증을 유발하며 뇌 기능에 직접적인 문제를 일으킬 수 있다. 또한 노년기에 당뇨병이 발생하면 치매 위험도가 상승하는 것으로 추정된다.

알코올 섭취를 제한하거나 중단하기

연구에 따르면 하루 2잔 이상의 과도한 음주는 고혈압 또는 당뇨병 만큼이나 뇌졸중 위험도를 높인다고 한다. 수년간 과도하게 알코올을 섭취한 사람은 영양 부족으로 뇌 손상을 겪을 수 있고, 기억력 문제를 경험하며 치매에 걸릴 위험도가 상승한다.

특히 알코올 사용 장애에 해당될 경우, 필수 영양소가 함유된 건강한 식품을 충분히 섭취하지 않거나, 알코올 대사 작용이 필수 영양소를 제대로 흡수·소화·사용하지 못하도록 방해하는 까닭에 영양실조에 걸리는 경우가 많다.

뇌의 인지 능력을 높이는 추가 전략

노인성 기억력 감퇴를 예방하는 습관 형성은 아무리 일찍 시작해도 이르지 않다. 다음은 일상적인 기억력과 정보 처리 능력을 향상하는 몇 가지 실용적인 전략이다. 이러한 전략들은 뇌 건강을 지키는 데도 도움이 된다.

달력과 할 일 목록 활용하기

현대 사회에서는 이름, 숫자, 비밀번호, 할 일 목록 등 수많은 세부 정보가 사방에서 쏟아진다. 뇌가 이러한 유형의 정보를 기억하도록 설계되지 않은 것 같다고 느끼게 되는데, 사실 그게 맞다. 장황한 세부 정보를 너무 많이 기억하려고 하면 오히려 기억력이 떨어진다. 달력과 정보 정리를 돕는 도구를 활용하면 정보 과부하로부터 자신을 보호할 수 있다.

정보 정리 체계 마련하기

매일 할 일 목록에서 기억해야 할 정보는 다음 범주 중 하나에 속할 것이다.

- 특정 시간에 진행되는 행사(약속이나 회의)
- 정해진 기한까지 완료해야 하는 일(업무나 집안일, 약 복용 등)
- 중요한 사람들의 주소와 전화번호 및 기타 연락처

휴대전화, 컴퓨터, 메모장에 정보를 범주별로 정리할 수 있도록 별도 공간을 마련하자. 정보가 하나의 장황한 목록에 뒤섞였을 때보다는 범주별로 분류되었을 때 그 정보를 기억하고 처리하기가 더 수월하다. 중요한 전화 통화에서 얻은 정보 등 하루 동안 발생한 일을 기록하는 메모 공간을 활용하는 것도 유용하다.

할 일을 마치면 완료 표시하기

끝마친 일에는 X 또는 다른 기호를 표시하자. 이렇게 하면 아직 끝마치지 않은 항목을 더욱 쉽게 파악할 수 있으며, 약 복용처럼 일상적인 일의 완료 여부가 헷갈리지 않게 된다. 이러한 과정을 생략해도 팬

찮을 만큼 기억력이 아직 좋다고 판단되더라도 다시 생각해 보길 권한다. 이 습관은 일찍부터 들이는 것이 현명하다. 그리고 작업 완료를 표시할 때는 성취감과 의욕 또한 얻을 수 있다.

시간이 지나면 자기만의 전략과 요령, 약어 등을 고안해 자신에게 가장 적합한 일정 관리 체계를 만들 수 있을 것이다. 전문가들은 일정이나 할 일 목록을 관리하는 데 정답은 없다고 말한다. 최고의 일정 관리 체계란 개개인의 필요에 가장 적합하며 유지 관리에 가장 적은 시간과 에너지가 투입되는 것이다.

잡동사니 정돈하기

요즘에는 수납용 통, 바구니, 상자, 용기, 고리, 걸이 등 정리 정돈을 돕는 용품이 시중에서 다양하게 판매되고 있다. 모든 서랍과 선반을 이름순으로 정리할 필요는 없지만, 주위 환경을 깔끔하게 정돈하면 주의가 산만해지는 현상을 최소화하며 기억력을 향상하는 데 도움이 된다.

우편함 정리부터 시작하자. 매주 도착하는 광고 전단, 청구서, 은행 명세서, 모임 안내문, 특별 공지문 등 끝없이 쏟아지는 우편물을 정리하는 일은 쉽지 않다. 종이 우편물이 잡동사니 더미에 쌓이도록 방치하지 말고, 우편물이나 기타 문서를 수령하면 곧장 분류한다. 분류하는 동안에는 자신에게 질문을 던지자. "이것이 다시 필요해질까?" 답이 '그렇다'라면 보관하고, '그렇지 않다'라면 버린다.

정해진 위치에 물건 두기

회사에서든 집에서든 자주 사용하는 물건은 정해진 위치에 보관한다. 자동차 열쇠나 집 열쇠는 사용할 때마다 동일한 위치, 이를테면 늘 같은 주머니나 핸드백에 두었다가, 사용하고 나면 정해진 장소에 다시 보관한다. 특정 작업에 쓰이는 주방 도구들은 사용하기에 편리한 장소에 함께 보관하고, 쓰고 나면 기존 보관 장소에 다시 둔다.

공구는 공구 상자를 활용해 수납하자. 공구를 다 쓴 후 제자리에 두면, 다음에는 그 공구가 어디에 있는지 쉽게 찾을 수 있다.

주의 집중하기

주의력은 일이나 사건 또는 타인과의 상호작용에 집중할 때 발생한다. 주의력은 특정 대상을 기억하는 과정에 핵심 역할을 한다. 기억 과정이 시작되었을 때 정보가 뇌에 들어와 적절하게 저장되고 필요 시 검색되려면 주의력과 집중력이 필요하다. 주의력을 유지하는 일은 나이가 들수록 어려워질 수 있다.

주의력을 유지하고 싶다면 현재에 집중하자. 대화나 일을 시작하기 전에는 심호흡을 몇 번 하고, 그런 다음 눈앞에 있는 사람이나 일을 자세히 살펴본다. 현재에 집중하는 데 도움이 되는 감각을 활용할 수도 있다. 주변의 냄새나 소리에 관해 생각하면 주위 환경을 인식하고 집중력과 기억력을 높이는 데 도움이 된다. 다음 수칙은 주의력 향상에 도움이 되는 것들이다.

- 방해 요소를 최소화하자. 대화하거나 지시 사항을 읽는 동안에는 텔레비전과 라디오 전원을 *끄고*, 이어폰을 귀에서 *뺀다*. 집중해야 할 때는 사무실 문을 닫아 두는 등 업무 환경을 통제하고 방해 요소를 줄인다. 휴대전화나 컴퓨터에서 나오는 벨 소리와 알람음은 어떻게 해야 할까? 매일 몇 시간, 적어도 업무를 진행하는 동안에는 기기를 무음으로 설정한다.

- 한 번에 한 가지 일 또는 활동을 수행한다. 가능하면 한 번에 한 가지 일만 하자. 정해진 시간 동안 집중한 뒤에는 휴식을 취한다.

- 선택을 한다. 선택적 주의력은 붐비는 식당에서 대화할 때 발휘하는 주의력의 유형이다. 우리는 주변 소음과 다른 대화를 차단한 채 선택한 대상, 이를테면 함께 저녁 식사하는 상대방의 말에 주의를 기울인다. 이와 동일한 능력을 활용하면 기억하고자 하는 내용에 선택적으로 집중할 수 있다. 가령 여러 새로운 사람을 동시에 만날 때는 몇몇 주요 인물의 이름만 기억하는 데 집중한다. 모든 사람을 기억하려다 혼란에 빠지는 것보다는 몇 사람을 확실히 기억하는 것이 바람직하기 때문이다. 뉴스 기사를 읽을 때도 기사 전체를 기억하려 하지 말고 가장 중요한 몇 가지 사실이나 아이디어를 선택해 기억한다.

'뇌 훈련'에 관하여

정신을 자극하도록 특별히 개발된 프로그램은 어떨까? 기억력, 언어 능력, 정보 처리 속도 등 특정 뇌 기능을 향상하는 수단으로 뇌(인지) 훈련이 주목받고 있다. 뇌 훈련을 목적으로 설계된 프로그램에는 기억력 및 추론 능력 향상을 위한 반복적인 연습이 포함된다. 이러한 뇌 훈련 프로그램은 컴퓨터로 진행되거나 일대일 또는 소규모 집단 훈련 형태로 수행된다.

연구자들에 따르면 뇌 훈련이 유용하다는 증거는 많지 않다. 이러한 프로그램이 추론, 의사 결정, 언어 능력 같은 특정 영역에서 단기적으로 효과가 있을 수는 있다. 그러나 단기적 효과를 뛰어넘는다거나 치매 예방에 도움이 된다는 증거는 현재까지 발견되지 않았다.

전문가들은 단기간의 프로그램에 참여하는 것보다는 뇌를 자극하는 활동을 꾸준히 하는 게 더 큰 효과를 얻을 수 있다고 말한다. 새로운 내용을 배우고, 뇌를 자극하는 활동을 하며, 정신을 몰입할 수 있는 취미나 사회활동을 하는 것 모두 바람직한 선택이다.

기억 기법 활용하기

연구에 따르면 기억 기법은 유용한 보조 도구로 쓰일 수 있다. 아래 소개할 전통적인 기억 기법을 활용하면서 어느 기법이 자신에게 가장 효과적인지 확인해 보자. 대부분의 기억 기법은 정보를 기억하기 쉬운 방식으로 부호화하는 과정이다. 즉, 정보를 처음 접했을 때 정신을 집중하며 그 내용을 기억하는 데 도움이 되는 방식으로 정보를 변환하는 활동이다. 마치 게임을 하듯 재미있게 기억 기법을 사용해 보자. 이러한 기법을 창의적으로(또는 기발하게) 활용하면 보다 효과적이다.

반복하고 복습하기

새로운 정보를 반복해 말하는 것은 주의력을 집중하고 정보를 적절히 부호화하는 데 유용하다. 이름이나 숫자처럼 사실에 기반한 정보를 처음 접했을 때는 여러 번 반복해서 말해 보자. 예컨대 새로운 사람을 만나면 기억에 도움이 되도록 그 사람의 이름을 곧장 대화에 활용하는 식이다. 이와 동일한 기법은 길 찾기에도 적용된다. 길 안내 사항을 큰 소리로 몇 번 반복해 말하며 관련 정보와 순서를 논리적으로 기억하자. 마찬가지로, 주요 개념이나 아이디어를 기억하고 싶은 경우에도 이를 주제로 다른 사람과 대화하도록 한다.

연계 활동으로 뇌를 자극하기

정신을 날카롭게 유지하는 한 가지 방법은 단순한 뇌 운동이다. 규칙적인 신체 활동이 심장과 폐의 능력을 향상하듯, 뇌 운동은 뇌 기능을 향상한다. 또한 뇌 활동은 인지 예비력을 높이는 데도 도움이 된다.

간단하게 시작하자. 생각이 필요한 십자말풀이나 숫자 게임 또는 일상 업무를 수행할 때, 뇌의 다양한 영역을 자극하는 활동을 연계시키면 된다. 예를 들어 직소 퍼즐을 맞추며 공간 관계를 파악하는 능력을 개발하는 것이다. 공연이나 강연에 참석해 소리를 처리하는 능력을 연마할 수도 있다. 뇌를 자극하는 활동 목록은 끝이 없다.

새로운 일에 도전하기

평생 지속되는 배움과 정신적 자극은 삶을 흥미진진하고 풍요롭게 만든다. 이러한 활동은 또한 기억력 감퇴와 알츠하이머병의 위험도를 낮출 수 있다.

노년기에는 청년기처럼 민첩하게 활동하지 못할 수 있지만, 나이가 새로운 분야 개척에 장애물로 작용하지는 않는다. 연구에 따르면 노인도 청년 못지않게 새로운 기술을 잘 습득하는 것으로 나타났다. 청년은 정보를 뇌에서 비교적 빠르게 처리하는 반면, 노인은 풍부한 지혜와 경험을 배움에 적용할 수 있다.

자신의 한계를 시험하는 일을 두려워하지 말자. 부시 전 미국 대통령은 스카이다이빙으로 75세 생일을 자축했다. 화가 조지아 오키프는 86세에 회화와 조각 작품 활동을 재개하고, 국가 예술 훈장을 받았다. 배우 베티 화이트는 88세 때 '새터데이 나이트 라이브'에 최고령 호스트로 출연하고, 그 공로를 인정받아 에미상을 수상했다. 간단히 말해서 최고의 작품을 만들기에 너무 늦은 나이는 없다.

나이가 들수록 쌓이는 경험은 기술을 개발하고, 변화를 수용하며, 새로운 지식을 삶에 적용하는 과정에 풍부한 밑거름이 된다.

뇌 건강 체크리스트

지금까지 읽은 내용을 되새기고 앞으로의 건강 계획을 수립하며, 다음 질문에 답해 보자.

• 현재 나의 뇌 건강에 대해 어떻게 생각하는가?
• 뇌 건강 측면에서 이미 실천하고 있는 바람직한 활동은 무엇인가?
• 뇌 건강 측면에서 앞으로 개선하고 싶은 사항은 무엇인가?
• 향후 가장 꾸준히 실천할 수 있는 변화는 무엇인가?

3장

감각기관의 변화가
의미하는 것들

시각, 청각, 후각, 미각, 촉각을 느끼는 다섯 가지 감각기관은 우리가 주변 세계에서 정보를 수집하고 환경을 이해하며 타인과 상호작용할 수 있도록 돕는 탐지 체계다. 감각은 의사소통하고, 지나치게 뜨거운 표면을 감지하며, 부패한 음식을 섭취하지 않는 등 기본적 생존 활동에 도움이 된다. 이뿐만 아니라 저녁 식사를 맛있게 먹고, 피아노 협주곡과 장엄한 일몰을 감상하며, 부드러운 스웨터의 편안한 감촉을 느끼는 등 삶의 즐거움을 제공하는 통로 역할을 한다.

···

감각기관이 받아들이는 자극은 뇌로 전달되고, 뇌는 이러한 자극들을 처리해 주변 환경으로 구성된 완벽한 그림을 그린다. 감각은 또한 기억 및 감정과 밀접하게 연결되어 있다. 다섯 가지 감각기관은 각각 독립적으로 기능하지만 긴밀하게 협력하며 때때로 서로를 보완한다.

감각기관은 나이가 들수록 변화한다. 그러므로 감각의 변화를 이해하고 가능한 한 감각 기능을 유지하기 위해 노력하는 것이 중요하다. 감각기관의 건강은 우리 몸을 안전하게 지키고, 감각이 제공하는 무수한 경험과 경이로움을 만끽하는 데 필수적이다.

시각은 어떻게 변하는가

사람들은 대부분 40대 초중반에 시력 변화를 느끼기 시작한다. 이러한 변화는 흔히 심각한 문제를 일으키지 않으며 수월하게 교정되는 경우가 많다.

읽기의 어려움

나이가 들수록 가까운 물체를 보는 능력을 상실하는 것은 흔한 현상이며, 이러한 질환을 노안이라 부른다. 노안이 생기면 작은 글씨를 읽기가 어려워져 돋보기가 필요해진다. 노안이 발생하는 원인은 눈이 형태를 변화시키는 능력과 탄력을 차츰 잃으면서 가까운 물체에 초점을 맞추기가 어려워지기 때문이다.

노안은 일반적으로 나이가 들수록 악화되며, 눈의 수정체는 65세 무렵이면 대부분 탄력을 잃는다. 이 질환은 안경이나 콘택트렌즈로 대부분 교정된다. 일부 질환자는 백내장 수술 시에 점안액이나 인공 수정체를 삽입하는 교정 방식을 선택하기도 한다.

색과 빛

나이가 들면 밝은 야외에서 어두운 실내로 이동하는 등 빛의 밝기가 변화할 때, 눈이 적응하는 데 더 많은 시간이 필요해진다. 또한 노화가 진행될수록 파란색과 검은색을 구별할 때 어려움을 겪게 된다. 색채 지각을 어렵게 만드는 요인으로는 동공 크기가 줄어들어 눈으로 들어오는 빛이 감소하는 현상, 눈 수정체에 황변이 발생하는 현상, 시각 경로(시각 정보를 망막에서 받아들여 시신경을 거쳐 뇌로 전달하는 경로-옮긴이)의 민감도가 저하하는 현상 등이 있으며, 이러한 변화는 모두 나이가 들면 흔히 발생한다.

안구 건조증

또 다른 주목할 만한 변화는 눈에서 느껴지는 느낌과 관련이 있다. 눈물 생성량은 나이가 들수록 감소한다. 눈물 생성량이 감소하면 눈물막이 불안정해져 안구 표면에 건조한 반점이 생기고 눈이 자극받게 된다. 몇몇 사람들은 눈물 생성량은 정상이지만 눈물의 질이 좋지 않으며 눈의 윤활 작용에 필요한 성분이 부족하다. 특정 약이 안구 건조증을 유발하는 경우도 있다.

눈물이 윤활 기능을 충분히 발휘하지 못하면 눈에서 따갑거나 화끈거리거나 긁히는 느낌이 든다. 안구 건조증은 또한 눈의 피로와 빛에 대한 민감도 증가로 이어질 수 있다. 의사의 처방 없이 구입할 수 있는 약이나 제품만으로도 눈물막을 정상으로 회복시키는 데 도움이 된다.

안구 건조증에 걸리지 않으려면 예방법을 실천하는 것이 중요하다. 그러한 예방법에는 헤어드라이어·에어컨·선풍기 바람을 눈에 직접 쐬지 않고, 안경을 착용해 바람에서 눈을 보호하며, 집안 습도를 30~50%로 유지하는 것이 포함된다. 또한 눈물샘이 눈물막 증발을 방지하는 기름을 분비할 수 있도록 눈곱을 제거하고 눈꺼풀 가장자리를 청결하게 유지하자.

비문증

나이가 들면 눈을 움직일 때마다 시야에 작은 반점이 이리저리 떠다니는 현상을 경험하게 된다. 때로는 거미줄이나 구불구불한 선처럼 보일 수도 있다. 이러한 시각적 증상을 비문증이라고 하는데, 일반적으로 나이가 들수록 발생률이 증가하는 흔한 증상이다. 이 증상은 밝은 햇빛 아래에서나 흰색 배경을 바라볼 때 가장 뚜렷하게 느껴지는 경향이 있다.

눈의 내부 공간은 유리체액이라 불리는 투명한 젤리 같은 물질로 채워져 있다. 유리체액은 나이가 들수록 농도가 변하고 부분적으로 액화되는 까닭에 수축을 일으키며 눈의 내부 표면에서 떨어져 나간다. 이러한 현상이 발생하면 유리체액에는 부유물이 생긴다. 시야에 보이는 작은 반점은 실제로 부유물이 망막에 드리운 그림자다. 갑자기 비문증 증상이 심해지면 가능한 한 빨리 안과 전문의에게 연락해야 한다. 문제가 심각할 수 있기 때문이다.

비정상적인 시각 관련 증상들

나이가 들면 시력에 여러 변화가 자연스럽게 발생하며, 특정 변화는 심각한 안과 질환의 징후일 수 있다. 흔히 발견되는 증상이라고 하더라도, 정상적인 노화 과정의 일부로 여겨져서는 안 된다. 치료하지 않고 방치하면 시력 소실로 이어질 가능성이 있기 때문이다. 이 같은 안과 질환을 조기에 발견해 쉽게 치료하는 방법은 안과 검진을 정기적으로 받는 것이다.

백내장

백내장은 보통 투명한 수정체가 혼탁해지면서 발생한다. 이 질환은 회복 가능한 시력 소실의 주요 원인으로 꼽힌다. 거의 모든 사람은 나이를 먹으면 어느 정도의 백내장을 경험한다. 미국에서는 80세에 접어든 인구의 약 절반이 백내장을 앓으며, 매년 수백만 건의 백내장 수술이 시행된다.

물론 나이가 들면서 눈의 수정체가 혼탁해지는 것은 정상이다. 우리는 모두 백내장이 발병하는 과정에 있을 가능성이 높다. 백내장은 대개 천천히 진행되며 발병 초기에는 시력을 저하시키지 않는다.

백내장에 대처하는 방법은 증상이 얼마나 심각한지 그리고 흐릿한 시야를 얼마나 잘 견디는지에 따라 달라진다. 밝은 조명과 안경은 백내장이 초래하는 시력 소실을 보완하는 데 도움이 된다. 하지만 시력이 심각하게 손상되어 삶의 질이 크게 떨어진 경우는 수술을 포함한 치료가 필요할 수 있다.

녹내장

녹내장은 눈과 뇌 사이에서 신호를 전달하는 신경 섬유 다발인 시신경의 손상으로 발생한다. 시신경 손상은 대부분 눈 내부의 압력이 비정상적으로 상승했을 때 나타난다. 시신경이 손상되면 시야에 암점이 생기며, 일반적으로 측면(주변) 시야부터 생성된다.

다행히도 녹내장 환자 가운데 시력을 완전히 잃는 사람은 극소수에 불과하다. 의학 발전으로 녹내장을 발견하고 치료하기가 쉬워졌기 때문이다. 조기에 발견되면 시력 결손이 눈에 띄게 발생하지 않을 수도 있지만, 추적 검사와 치료는 평생 지속해야 한다. 이 질병의 가장 주된 치료법은 약물 치료다. 경우에 따라 수술이 필요할 수도 있다.

황반변성

노인성 황반변성은 망막에서 중심 시력을 담당하는 조직인 황반이 손상되기 시작할 때 발병한다. 황반변성에 걸리면 시야가 흐려지거나 암점이 생성된다. 이 질병은 나이가 들수록 발병할 가능성이 증가하므로 명칭에 '노인성'이라는 단어가 붙는다.

황반변성은 중심 시력을 제외한 측면(주변) 시야에 영향을 미치지 않으므로 완전한 실명을 유발하지 않는다. 그러나 중심 시력은 세밀한 작업을 포함한 수많은 일상 활동에 필수적이라는 점에서, 또렷한 중심 시력을 잃으면 삶의 질과 독립성이 낮아지게 된다.

노인성 황반변성은 60세 이상 미국인에게 시력 소실을 일으키는 주요 원인이다. 그리고 노인 인구수가 늘어남에 따라 황반변성 환자 수도 증가할 것으로 예상된다. 좋은 소식을 전하자면, 황반변성은 몇 가지 치료법만으로 시력 소실 가능성이 가장 높은 단계의 진행을 효과적으로 늦출 수 있다. 또한 새로운 황반변성 치료법은 임상 시험에서 매우 유망한 결과를 나타냈다.

망막 혈관 폐쇄

눈의 망막은 동맥과 정맥으로 이루어진 복잡한 연결망이 지탱한다. 이러한 혈관의 연결망은 시신경을 통해 눈으로 들어가는 주요 혈관과 연결된다. 망막의 동맥과 정맥은 때때로 막힐 수 있는데, 이를 망막 혈관 폐쇄라고 부른다. 이 질환은 노인에게 흔히 발생하며 시력 감퇴 또는 시력 소실을 초래할 수 있다.

혈관을 막는 요인은 다양하다. 이를테면 혈전, 혈관 내 지방 침착물(죽상판atheromatous plaque)의 누적, 혈관 벽의 붕괴, 외부 압력의 혈관 벽 압박 등이다. 치료의 성공을 좌우하는 핵심 요인은 막힌 혈관 부위의 위치, 혈관 부종의 유무, 치료 전 경과 시간이다. 망막 혈관이 막히면 여러 질환이 발생할 수 있다.

시력을 보호하는 방법

시력 감퇴는 나이가 들면 피할 수 없는 현상일까? 반드시 그렇지는 않다. 모든 사람은 나이를 먹을수록 시력이 변화하지만, 시력을 보호하고 일부 질병의 위험성을 낮출 수 있는 대처 방법이 있다. 다음은 정기적인 안과 검진 외에 시력 문제를 예방할 수 있는 몇 가지 대처법이다.

보안경 착용하기

시력을 보호하는 한 가지 효과적인 방법은 눈을 다칠 수 있는 상황에서 보안경이나 고글을 착용하는 것이다. 집에서든, 직장에서든, 놀러 나가서든 보안경을 착용하면 도움이 된다.

선글라스 착용하기

태양이 방출하는 자외선은 피부뿐만 아니라 눈도 손상시킬 수 있다. 눈은 자외선에 장기간 노출되면, 특히 백내장과 노인성 황반변성 등 안과 질환에 걸릴 위험도가 증가한다. 선글라스를 고를 때는 자외선A와 자외선B를 99~100% 차단하는 제품으로 선택하자.

눈을 혹사시키지 않기

눈을 집중적으로 사용하는 모든 유형의 작업과 활동, 예컨대 운전,

독서, 컴퓨터 및 휴대전화 사용, 공예 등은 눈에 피로를 유발한다. 이런 활동이 눈에 영구적인 손상을 일으키지는 않지만, 평상시 시력에 악영향을 미칠 수 있다. 눈 피로의 징후와 증상으로는 피로감, 사물이 흐릿하거나 이중으로 보이는 현상, 두통, 목이나 허리의 통증, 눈부심, 빛 민감도 상승이 있다.

금연하기

담배 연기는 신체 기관 대부분에 해로우며, 이는 눈에도 마찬가지다. 담배 연기는 눈을 자극하고 충혈시킬 수 있다. 흡연은 백내장, 황반변성, 망막 혈관 폐쇄 등을 유발하는 위험 요인이다.

색이 선명한 과일과 채소 섭취하기

과학자들은 몇몇 비타민, 카로티노이드carotenoid, 지방을 포함한 특정 영양소가 부족하면 나이를 먹을수록 눈의 황반과 그 외 다른 부위가 손상될 수 있다고 말한다. 이러한 영양소 섭취를 늘리면 노인성 황반변성과 기타 질병으로부터 눈을 보호하는 데 도움이 된다. 가장 바람직한 영양소 섭취 방법은 다양한 과일과 채소, 특히 색이 선명한 과일과 채소를 먹는 것이다. 노란색, 주황색, 빨간색, 파란색, 진한 녹색 등 알록달록한 과일과 채소는 눈에 고농도로 존재하는 영양소를 함유한다.

오메가-3 지방산이 함유된 생선은 눈 건강에 중요하며 황반변성 위험도를 낮출 수 있다. 오메가-3 지방산은 아마씨, 치아씨, 호두, 카놀라유에도 소량 들어 있다.

시력 악화를 일으키는 질환관리

심혈관 건강을 관리하면 망막 혈관 폐쇄를 비롯한 안과 질환을 예방하는 데 도움이 된다. 당뇨병에 걸리지 않도록 조심하면 당뇨병망막병증을 방지할 수 있다. 당뇨병을 앓는 미국인 가운데 40% 이상은 눈의 혈관을 손상시키는 질환인 당뇨병망막병증을 앓고 있다. 당뇨병은 백내장이나 녹내장 같은 질병의 위험도 또한 상승시킨다.

청각은 어떻게 변하는가

청력은 의미 있는 대화를 나누고 주변 세상을 경험하게 해 준다. 청력 문제는 자신감과 의사소통 능력을 낮추며 삶의 전반적인 즐거움을 떨어뜨릴 수 있다. 그러한 까닭에 청력을 보호하는 일은 건강한 노화에서 매우 중요한 부분을 차지한다.

청력은 귀를 구성하는 세 가지 복잡한 부위인 외이, 중이, 내이가 서로 연결을 이루어 조율한다. 외이는 컵처럼 생긴 구조로 주위 환경에서 음파를 모은다. 음파는 외이도로 전달되어 고막을 진동시킨다. 중이는 고막 뒤에 있는 공기로 가득한 공간으로, 소골이라는 3개의 뼈가 자리한다. 소골은 고막과 막으로 덮인 내이 입구 사이에서 다리 역할을 한다. 각 소골은 작은 지렛대처럼 앞뒤로 움직이며 내이에 도달하는 소리의 크기를 증폭한다. 내이는 청각 경로에서 가장 정교한 부분으로, 달팽이처럼 생긴 구조에 체액이 채워진 달팽이관을 포함한다. 달팽이관은 들어오는 음파를 뇌가 이해할 수 있는 신호로 변환한다.

청력 소실은 나이가 들면 내이 구조의 점진적 퇴행으로 흔히 발생하지만 소음 노출, 외상, 유전적 특성, 질환으로 청력 감퇴가 생길 수도 있다. 65~74세 미국인 가운데 3명 중 1명, 75세 이상인 미국인 가운데 2명 중 1명은 청력 소실을 겪는다.

노인성 청력 소실

노인성 난청으로도 알려진 노인성 청력 소실은 신체에 자연히 나타나는 노화 현상과 누적된 신체적·환경적 요인의 영향으로 서서히 발생한다. 이는 노년층에 영향을 미치는 가장 흔한 문제로 꼽힌다.

노인성 청력 소실의 원인은 여러 가지가 있다. 가장 일반적인 원인은 내이의 변화이지만, 중이의 변화, 귀에서 뇌로 이어지는 신경 경로의 복잡한 변화, 장기간 소음에 노출되며 누적된 결과가 원인일 수도 있다.

노인성 청력 소실은 대개 양쪽 귀에 동시에 발생해 똑같은 영향을 미친다. 청력 소실은 알아차리기 어렵게 점진적으로 일어나므로, 청력이 일부 소실되었다는 사실을 인지하지 못할 수 있다.

청력 변화는 대체로 양쪽 귀에서 고음을 감지하는 데 어려움을 겪는 현상으로 시작되며, 증상이 진행되면 조용한 장소에서는 괜찮으나 시끄러운 장소에서는 자음 소리를 구별하고 말을 알아듣기가 어려워진다. 신체적 변화에는 외이도가 좁아지고, 귀지가 끈적끈적해지며, 소골이 경직되어 소리를 전달하기 어려워지는 현상이 포함된다.

청력 소실이 끼치는 심각한 영향

연구 결과에 따르면 청력 소실은 인지 기능 감퇴, 낙상, 우울증 등 다양한 건강 문제의 위험도를 높이므로, 청력을 보존하는 노력이 중요하다. 일반적인 청력을 보유한 사람과 비교하면 경도 청력 소실이 있는 사람은 치매에 걸릴 확률이 2배 높다. 중도 청력 소실이 있는 사람은 그 확률이 3배, 고도 청력 소실이 있는 사람은 5배로 증가한다.

청각과 치매의 연관성을 설명하는 여러 이론이 있다. 연구자들은 청력 소실이 있는 사람이 소리 해독에 어려움을 겪는 동안 뇌에 필요한 정신적 노력과 주의력(인지 부하cognitive load)이 증가하는 까닭에 치매 확률이 상승한다고 추정한다.

즉, 청력 소실은 뇌의 다른 기능을 희생시키며 뇌에 부담을 준다. 청력 소실의 영향으로 뇌가 더욱 빠르게 위축될 가능성도 있다. 청력 소실이 일어나면 사회적 자극이 부족해진다. 귀가 잘 들리지 않는 경우 외출을 자주 하지 못하므로, 지적 자극을 유지하는 데 중요한 뇌의 활동과 상호작용이 저하된다.

노인성 청력 소실은 정신 건강에도 영향을 미친다. 가족이나 친구와 쉽게 소통하며 말을 알아듣는 능력을 상실하면 고립 상태에 놓일 수 있다. 청력 소실은 또한 인간관계에서 느끼는 즐거움을 감소시킨다. 직장에서 일할 때 필요한 역량에 부정적 영향을 미치기도 한다.

연구에 따르면 청력 소실은 다른 건강 질환의 영향으로 발생 위험도가 상승하기도 한다. 심혈관 질환은 청력 감퇴를 한층 심화시킬 수 있다. 죽상경화증을 앓는 사람들은 혈관에 이상이 없는 사람보다 청력 장애의 위험도가 높다고 밝혀졌으며, 이는 청력 소실이 심혈관 질환을 알리는 초기 징후일 수 있음을 시사한다.

청력 소실은 당뇨병을 앓는 사람에게 더 흔히 발병하며, 이는 내이의 신경과 혈관에 일어나는 손상이 원인일 수 있다. 신장병을 앓는 사람도 청력 소실의 위험도가 비교적 높다고 여겨진다.

비정상적인 청력 관련 증상들

사람은 대부분 나이를 먹을수록 청력이 떨어진다. 그런데 모든 청력 소실이 단순히 노화에서 비롯하는 것은 아니다. 다음은 다소 흔하게 나타나는 증상들이지만, 정상적인 노화 과정의 일부는 아니다.

전음성 청력 소실

음파가 외이나 중이를 통과하는 도중 방해받으면, 소리가 희미하게 들리거나 전혀 들리지 않게 된다. 이를 전음성 청력 소실 혹은 전음성 난청이라고 부른다. 전음성 청력 소실의 일반적인 원인으로는 귀지 과다, 고막 파열, 감염으로 인해 중이에 고인 물 등이 있다. 그 밖의 원인으로는 낭종, 양성종양이 꼽힌다.

외이와 중이에 발생한 문제는 대체로 영구적인 손상을 일으키지 않는다. 전음성 청력 소실은 상당수가 치료를 통해 회복될 수 있으며, 간단한 자가 관리만으로 충분한 경우도 많다. 그 외의 경우는 약이나 수술이 필요할 수도 있다.

이명

이명은 외부에 물리적인 음원이 없는데도 귀에서 소리가 들리는 증상이다. 이러한 소리는 휘파람이나 새가 지저귀는 소리, 울리거나 윙윙거리는 소리, 쉿쉿거리거나 웅웅거리는 소리, 으르렁대거나 딸각대는 소리로 묘사된다.

많은 사람들이 극도로 큰 소음에 노출되거나 특정 약을 먹은 이후 귀에서 울리거나 쉿쉿거리는 소리를 짧게 경험한다. 이 같은 소리는 보통 몇 시간 또는 며칠이 지나면 사라진다. 그러나 이명이 있는 경우는 소리가 지속된다(만성). 미국인 중에서는 최대 2,000만 명이 만성 이명을 경험한다고 추정된다.

항상 그런 것은 아니지만, 이명이 청력 소실과 동반해 발생하는 경우가 있다. 이명이 사람들의 삶에 미치는 영향은 불쾌감 유발부터 신경 쇠약까지 다양하다. 이명을 앓으며 좌절을 경험하면 불안과 우울증의 위험도가 상승할 수도 있다. 좋은 소식은 이명이 일반적으로 청력을 심각하게 위협하거나 다른 건강 문제를 암시하지 않는다는 것이다. 이명은 치료법이 나와 있지 않지만, 증상을 관리하며 악영향을 줄이는 방법은 있다. 보청기를 사용하고, 복용 중인 약이 이명 증상을 악화시키는지 확인하는 일 등이 이에 해당된다.

메니에르병

메니에르병은 변동성 청력 소실, 이명, 귀가 막힌 느낌 등이 갑작스럽게 나타난다는 특징이 있다. 주위가 빙글빙글 도는 느낌(현기증), 메스꺼움, 구토가 이따금 동반되기도 한다. 이러한 증상들은 20분에서 몇 시간까지 지속될 수 있다.

메니에르병의 원인은 밝혀지지 않았지만, 과학자들은 메니에르병의 징후와 증상을 내이 내부의 체액량 변화와 연관시킨다. 내이 내부의 체액량이 증가하면, 내이의 막에 가해지는 압력이 상승해 막이 변형되며 때때로 파열될 수 있다. 이는 결과적으로 청력에 악영향을 미친다.

돌발성 난청

일순간 또는 며칠에 걸쳐 청력을 잃으면 돌발성 감각신경난청으로 간주된다. 이 질환은 거의 늘 한쪽 귀에만 영향을 미친다. 많은 사람들이 돌발성 감각신경난청이 발병하는 순간 픽 하는 소리를 듣는다. 또한 아침에 일어났을 때나 증상이 나타난 귀를 사용하려고 할 때 청력 소실을 감지한다. 어지럼증 또는 이명이 거의 같은 시기에 발생하는 경우도 있다.

돌발성 감각신경난청은 대부분 원인을 알 수 없지만, 바이러스성 내이 감염, 달팽이관으로 향하는 혈류의 갑작스러운 중단, 달팽이관 내부의 막 파열, 양성종양(청신경종) 때문에 발병할 수 있다. 이러한 원인에 따라 청력 소실은 영구적으로 지속되기도 한다. 돌발성 감각신경난청이 나타나면 즉시 의료진에게 진료를 받아야 한다.

청력을 보호하는 방법

청력 변화는 포착하기 어려우므로 건강검진의 표준 항목에 세밀한 청력 검사가 포함되지는 않지만 귀를 정기 검사하는 것은 매우 중요하다. 청력 소실이 염려되거나 청력 소실의 위험도가 증가하는 상황이라고 생각되면, 청력 검사를 진행하도록 하자. 다음은 청력 소실에 대처하는 다른 방법이다.

청취 장치 주의하기

많은 사람이 헤드폰이나 이어폰 같은 개인 기기를 사용해 음악과 다양한 미디어를 듣는다. 안타깝게도 일부 사용자는 소리를 크게 키우고 지나치게 오래 듣는다. 이는 소음성 청력 소실을 유발할 수 있으며, 사용자는 청력이 두드러지게 손상될 때까지 그러한 영향을 알아차리지 못할 수 있다. 개인 청취 기기를 사용할 때는 타인과 대화를 이어 갈 수 있는 수준으로 음량을 유지하자. 청취 기기의 소리가 지나치게 크다는 징후는 청취 후 소리가 잘 들리지 않거나 귀가 울리는 것이다.

청력 보호구 착용하기

산업, 군사, 오락 활동에서 발생하는 소음은 청력 소실의 위험도를 높인다. 이러한 환경에서는 플라스틱 귀마개나 글리세린으로 채워진 귀덮개를 사용하면 해로운 소음에서 귀를 보호할 수 있다. 잔디 깎기, 설상차 탑승, 전동 공구 사용, 사냥, 록 콘서트 관람과 같은 활동은 시간이 지날수록 청력을 손상시킨다. 사격장처럼 소음이 심한 장소에서는 특수 귀덮개를 사용하는 것이 바람직하다.

혈압 관리하기

심혈관이 건강하면 귀의 미세한 혈관에도 산소가 충분히 공급되므로, 귓속의 미세 구조가 손상되어 청력이 소실되는 것을 예방할 수 있다. 당뇨병은 귀의 혈관과 신경에 악영향을 미친다. 일부 추정에 따르면 당뇨병을 앓는 사람은 그렇지 않은 사람보다 청력 소실이 2배 더 흔하다.

골밀도 감소 막기

내이가 측두골에 자리한다는 점에서, 튼튼한 뼈는 청력에 무척 중요하다. 측두골의 골밀도 감소는 내이 손상으로 이어져 청력 소실을 초래할 수 있다. 골밀도 감소는 또한 음파를 뇌로 전달하는 내이 내부의 작은 뼈(소골)에 영향을 미친다. 골밀도가 감소하면 내이가 제대로 작동하는 데 필요한 화학적 과정에 변화가 생길 수 있다.

산소 공급을 늘리는 운동

신체 활동 부족은 노년층의 청력 소실로 이어진다. 다행스러운 점은 그 반대도 가능하다는 것이다. 신체 활동이 활발한 사람은 청력 소실의 발생 가능성이 낮다. 운동은 심장을 펌프질하게 만들어 체내에 산소 공급을 늘린다. 이는 귀의 혈관을 건강하게 유지하는 가장 좋은 방법이다. 매일 30분 이상 운동하는 것을 목표로 삼자. 짧은 시간 활동해도 건강에 도움이 된다.

콜레스테롤을 낮추는 식단

건강한 식단은 다양한 방식으로 청력 소실을 예방한다. 우선, 혈압과 콜레스테롤 수치를 낮춰 혈액이 잘 흐르도록 돕는다. 그러면 내이에도 혈액이 원활하게 공급된다. 바람직한 식단은 또한 뇌 기능을 건강하게 유지하며 뇌와 귀를 잇는 신경 경로를 보호한다. 소금, 포화 지방, 설탕이 제한되고 과일과 채소가 풍부한 저열량 식단은 청력 소실의 위험도를 낮추는 데 유용하다.

후각은 어떻게 변하는가

코는 호흡계로 가는 첫 관문으로, 공기가 폐로 이동할 수 있게 한다. 코는 후각과 미각에도 큰 영향을 미치는데, 맛을 느끼는 능력은 후각에 의존하기 때문이다.

후각은 작은 신경 섬유가 뇌와 코 사이의 경계를 관통하는 비강 윗부분에서 시작된다. 신경 섬유는 공기 중 분자와 반응하고 그보다 더 큰 후각 관련 신경에 신호를 생성해 후각 신호를 뇌로 전달한다.

후각은 음식을 맛보고 음미할 때뿐만 아니라 숲 산책, 봄꽃 다발, 모닝 커피를 즐길 때도 도움을 준다. 어머니의 향수나 좋아했던 빵집과 같은 기억을 떠올릴 때도 유용하다. 또한 연기, 유해가스, 상한 음식 등의 위험을 경고하며 우리를 안전하게 지킨다.

나이가 들면, 특히 70대가 되면 후각의 정밀도가 낮아지는 것을 인식하게 된다. 이는 후각에 관여하는 코의 내부 구조(후각망울)에서 신경 섬유가 감소하기 때문이다. 그 결과 냄새가 강하게 감지되지 않으며 여러 냄새를 구별하기가 다소 어려워진다.

후각 소실은 삶의 질에 큰 영향을 미친다. 식욕 감소와 영양 부족으로 이어지기도 하고, 이따금 우울증의 원인으로도 작용한다. 또한 후각 소실은 음식 맛을 높이기 위해 소금이나 설탕을 과도하게 사용하도록 만들 수 있다.

비정상적으로 찾아오는 후각 관련 증상들

후각 정밀도의 감퇴는 나이가 들수록 흔히 나타나지만, 후각 소실은 노화가 아닌 다른 이유로 발생하기도 한다. 갑자기 후각을 잃거나 후각 소실이 다른 증상과 동반하는 경우는 의료진과 상담해 기저 질환이 있는지 확인하자. 때때로 후각 소실은 경도 인지 장애, 알츠하이머병, 파킨슨병과 같은 심각한 장애의 징후일 수 있다.

감기, 독감, 알레르기 등 후각 소실을 유발하는 질환은 대부분 일시적이거나 치료가 가능하다. 다음은 후각에 영향을 미치는 다양한 질환이다.

• 코로나바이러스감염증-19(이하 코로나19): 중증급성호흡기증후군 코로나바이러스2로 알려진 바이러스에 감염되면, 일부 사람들은 후각을

잃을 수 있다. 대부분의 사람들은 며칠 뒤 증상이 호전되고 나면, 후각 능력을 회복한다.

- 용종: 콧속 점막이 부풀어 오르며 생성되는 진주 모양의 용종은 콧속 통로를 막아 후각에 영향을 줄 수 있다. 후각 영역이나 신경 섬유가 손상된 경우에도 후각 소실이 발생할 수 있다.

- 약: 일부 약, 이를테면 일반의약품으로 판매되는 아연zinc 함유 비강 스프레이는 후각 정밀도를 저하시킬 수 있다.

후각을 보호하는 방법

후각을 지키는 데 도움이 되는 몇 가지 방법이 있다. 운동하기, 과도한 음주와 흡연 자제하기, 독한 증기를 방출하는 세척제 사용하지 않기 등이다.

후각 치료 또는 후각 재활은 후각을 회복하거나 강화할 때 유용하다. 치료사는 향이 나는 오일을 사용해 냄새를 처리하고 구별하는 뇌의 능력을 재교육한다.

후각을 잃은 후 유해가스 냄새나 무언가가 타는 냄새를 맡지 못하고 부패한 음식을 알아차리지 못해 안전이 걱정된다면, 예방 조치를 취하자. 집에 연기 및 일산화탄소 감지기를 설치하고 제대로 작동하는지 확인한다. 음식이 더는 안전하지 않아 폐기해야 하는 시점을 파악할 수 있도록 음식 용기에 라벨을 붙인다.

미각은 어떻게 변하는가

미각과 후각은 복잡하게 연결되어 있다. 음식을 먹으면 단맛, 짠맛, 쓴맛, 신맛, 감칠맛 등 다섯 가지 기본 맛과 뜨거움, 차가움 등 감각을 바탕으로 그 음식 고유의 맛을 경험하게 된다. 음식 맛은 냄새에 영향을 받기도 한다.

미각의 정밀도와 변별력은 후각과 마찬가지로 나이가 들수록 변화한다. 입안의 혀, 목구멍, 입천장에 있는 작은 미뢰는 차츰 민감도를 잃는다. 그러면 맛이나 맛의 단계적 변화를 구별하기가 한층 어려워진다. 게다가 나이가 들어 침 분비량이 감소하면 입안이 건조해져서 맛을 느끼고 판별하는 능력이 떨어지게 된다.

미각 감퇴에 내재한 가장 큰 위험은 영양소 섭취에 문제가 생긴다는 것이다. 음식 맛을 느끼지 못하면 먹는 즐거움이 줄어들어 건강에 필요한 열량, 단백질, 탄수화물, 비타민, 무기질을 섭취하기가 더욱 어려워진다.

미각 감퇴의 또 다른 위험은 부족한 맛을 보충하기 위해 음식에 소금, 지방, 설탕을 더 많이 첨가하게 된다는 점이다.

비정상적으로 찾아오는 미각 관련 증상들

나이가 들면서 미각 정밀도가 감퇴하는 것은 흔한 현상이지만, 다른 이유로 미각이 소실될 수 있다. 갑자기 미각을 잃거나 다른 증상이 동반되는 경우, 의료진과 상담하며 기저 질환이 있는지 확인하자.

미각 소실을 유발하는 질환은 대부분 일시적이거나 치료 가능하다. 여기에는 특정 약이나 틀니 문제, 잇몸 질환도 포함된다. 미각의 변화는 다음과 같은 원인으로 발생할 수 있다.

- 코로나19: 미각 소실은 코로나19를 유발하는 바이러스의 영향일 수 있다. 대다수 사람들은 이 질병과 관련된 증상이 사라지면 미각도 되찾는다. 미각 능력이 회복되지 않으면 의료진에게 도움을 구하자.
- 침샘 장애: 입안에서 침이 충분히 분비되지 않으면 맛 구별이 어려워지고 음식의 풍미가 떨어지는 경향이 있다.
- 암 치료: 암 치료를 받거나 다른 약물 치료를 받는 사람들은 종종 음식 맛이 '이상하다'고 말한다. 몇몇 사람들은 음식에서 금속 맛이 난다고 불평하며, 이는 식욕에 악영향을 미친다. 보통 치료가 끝나면 정상으로 돌아온다.

미각을 보호하는 방법

미각이 변화하더라도 음식을 맛있게 만들고 즐겁게 먹는 방법은 여러 가지가 있다.

입안을 촉촉하게 유지하기

물을 충분히 마시고 침 분비에 도움이 되는 약용 목캔디를 빨아 먹어 보자. 침 분비를 촉진하는 일반의약품을 구입할 수도 있다. 일반적으로는 침이 많이 분비될수록 음식이 더 맛있게 느껴진다.

생리식염수로 입안 헹구기

알레르기나 감기가 후각 감퇴를 유발해 미각이 소실되었다면, 일반 의약품인 비강용 생리식염수를 사용해 보자. 이러한 제품으로 콧속 통로와 부비동을 헹구면, 후각과 미각을 개선하는 데 도움이 된다.

색과 향신료로 실험하기

음식 냄새를 맡고 맛을 보는 데 어려움이 있다면, 색이 알록달록하고 풍미가 강한 음식을 섭취하면 도움이 된다. 예컨대 색이 선명한 과일과 채소를 먹어 보자. 세이지, 타임, 로즈메리, 오레가노, 계피, 육두구와 같은 허브와 향신료를 써서 음식에 풍미를 더할 수 있다. 음식 맛을 돋우고 싶으면 겨자, 양파, 마늘, 생강 같은 향신료나 레몬, 라임즙을 추가한다. 이처럼 풍미를 강화하는 식재료들은 특히 고혈압을 앓는 경우 소금 대신 섭취하면 건강에 유익하다.

촉각은 어떻게 변하는가

피부는 몸의 표면을 덮는 놀라운 기관이다. 피부에는 다양한 유형의 감각을 느끼는 미세한 감각 수용기sensory receptor가 수백만 개 존재한다. 피부의 감각 수용기가 받아들인 감각이 신경을 거쳐 뇌로 전달되면, 뇌는 그 감각을 해석한다.

촉각은 자연환경에 관한 수많은 정보를 뇌에 제공한다. 이보다 더 중요한 것은 사랑하는 사람과의 포옹이 주는 기쁨과 편안함, 부드러운 스웨터의 따뜻함과 포근함, 산들바람이 선사하는 평온함과 여유로움 등 다양한 감정을 촉각으로 경험할 수 있다는 점이다. 이 모든 만족스러운 감정은 건강한 노화에 중요하다.

촉각은 우리 몸을 부상의 위험에서 보호할 때도 도움이 된다. 피부의 감각 수용기는 뜨거운 물체를 손으로 잡거나 날카로운 물체에 찔리는 등 통증을 유발하는 상황에서 벗어나도록 경고한다.

노인성 변화는 후각과 미각에 그렇듯 촉각에도 영향을 미친다. 촉각 정밀도는 나이가 들수록 약해지거나 변화한다. 촉각에 영향을 미치는 변화는 신경 말단이나 뇌로 향하는 혈류량 감소와 관련이 있는 경우가 많다.

비정상적인 촉각 관련 증상들

촉각의 변화는 정상적인 노화 과정에서 벗어난 심각한 건강 문제를 경고할 수 있다. 영양실조, 뇌 수술 또는 뇌 손상, 당뇨병 등 만성질환이 유발하는 신경 손상은 촉각을 변화시키거나 저하시킨다.

말초신경병증은 뇌와 척수의 바깥쪽에 자리한 신경(말초신경)이 손상되어 발병한다. 말초신경이 손상되면 보통 손과 발에서 통증, 저림, 쇠약 증상이 나타난다.

말초신경병증의 흔한 원인은 당뇨병이다. 일부 경우는 소화와 배뇨 및 혈액 순환의 변화와 관련되었을 가능성이 있다. 외상성 부상, 감염, 대사 문제, 유전 질환, 독성 물질 노출 때문에 발병할 수도 있다.

촉각을 보호하는 방법

촉각 감퇴를 막고 말초신경병증 위험도를 줄이려면, 신경을 건강하게 유지하는 것이 중요하다. 다음은 촉각 정밀도를 지키는 데 도움이 되는 방법이다.

비타민 B_{12} 충분히 섭취하기

식단에 과일, 채소, 통곡물, 저지방 단백질 식품을 풍부하게 포함하자. 이러한 식품은 비타민 B_{12}를 충분히 공급하므로 신경 손상을 방지하는 데 도움이 된다. 비타민 B_{12}는 신경을 보호하는 코팅 물질로 작용하며 감각 전달을 돕는 미엘린myelin의 합성에 필수적이다. 비타민 B_{12}가 함유된 다른 식품으로는 생선, 달걀, 저지방 유제품, 비타민 강화 시리얼 등이 있다.

말초신경 기능을 유지하는 활동하기

적절한 유산소 운동은 말초신경 기능을 유지하는 데 도움이 된다. 일주일에 3번 이상, 최소 30~60분씩 운동하자. 이와 더불어 신경을 손상시킬 수 있는 상황은 피한다. 여기에는 반복적인 동작, 신경을 압박하는 부자연스러운 자세, 독성 물질 노출, 흡연 및 과도한 음주 등이 포함된다. 당뇨병을 앓는 사람은 의료진과 상담해 혈당 조절을 개선하는 방법을 찾도록 한다.

감각은 나이가 들수록 변화하므로 제대로 작동하는 기능과 감각을 초기에 관리해서 보존하는 일이 중요하다. 몇 가지 사소한 대처 방법만 숙지해도 주변 세상을 변함없이 즐기는 데 도움이 될 것이다.

감각 기능 체크리스트 ————————————

지금까지 읽은 내용을 되새기고 앞으로의 건강 계획을 수립하며, 다음 질문에 답해 보자.

- 현재 나의 감각 건강에 대해 어떻게 생각하는가?
- 감각 건강 측면에서 이미 실천하고 있는 바람직한 활동은 무엇인가?
- 감각 건강 측면에서 앞으로 개선하고 싶은 사항은 무엇인가?
- 향후 가장 꾸준히 실천할 수 있는 변화는 무엇인가?

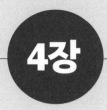

4장

심장과 폐는
통제 가능한 기관이다

심장은 신체에서 가장 강력한 기관으로, 매일 약 10만 번 박동하고 매시간 혈액을 약 300리터 펌프질해 신체의 모든 조직에 산소와 영양소를 공급한다. 심장의 복잡하고 필수적인 기능을 고려할 때, 심장 기능에 발생한 작은 문제가 건강 전반에 심각한 영향을 미칠 수 있다는 사실은 그리 놀랍지 않다.

● ● ● ●

심장과 혈관에 생기는 질병은 정상적인 노화 과정의 일부가 아니다. 그런데 심혈관 질환은 수명을 단축하는 가장 큰 요인 중 하나다. 미국에서는 심혈관 질환이 남성과 여성 모두의 사망 원인 1위로 꼽히며, 매년 약 70만 명이 심혈관 질환으로 사망한다.

전체 심혈관 질환 가운데 80% 이상은 식단, 운동, 금연으로 예방할 수 있다고 추정된다. 다른 건강 문제와 마찬가지로, 심혈관 질환의 예방은 청년기부터 시작된다.

천천히 진행되는 심혈관 질환

혈액은 복잡한 과정을 거쳐 심장과 순환계 circulatory system를 흐른다. 나이가 들면 심장의 내부와 외부에 변화가 일어날 수 있으며, 이는 다양한 질병으로 이어진다. 혈류가 중단되면 문제는 순식간에 발생해 몸의 나머지 영역으로 확산한다. 다양한 심혈관 질환은 심부전을 유발할 수 있는데, 심부전이란 심장이 혈액을 온몸으로 충분히 공급하지 못하는 상태를 의미한다.

다행히도 심혈관 질환은 대개 수년에 걸쳐 천천히 진행되므로 어릴 때부터 건강한 생활 습관을 들이고 작은 실천을 쌓아 가면, 나이가 들었을 때 심장 건강을 큰 폭으로 개선하거나 다양한 심혈관 질환을 완벽히 막을 수 있다. 심혈관 질환을 일으키는 몇몇 강력한 위험 요인은 통제가 가능하다는 점에서, 심장과 혈관의 건강은 생각보다 훨씬 철저히 예방될 수 있다.

심장 기능의 원리

심장은 주먹만 한 크기의 근육질 기관이다. 이 기관은 분리된 방 4개와 일방통행이 이루어지는 판막 4개로 구성되며, 심장 박동을 일으키는 자체 전기 체계가 있다.

심장은 폐와 서로 긴밀하게 작동한다. 심장의 오른쪽은 산소가 고갈된 혈액과 체내 조직에서 생성된 이산화탄소 등 노폐물을 모아 폐로 보내는 역할을 한다. 심장의 왼쪽은 폐에서 산소가 풍부한 혈액을 받아 온몸으로 내보내며 세포에 연료를 공급한다. 심장에서 나온 혈액은 동맥을 타고 전신으로 이동한 다음 정맥을 통해 다시 심장과 폐로 돌아간다. 심장의 혈액 공급은 심장을 감싼 동맥, 즉 관상동맥에서 이루어진다.

심장은 또한 뇌와 함께 작동한다. 뇌는 심장이 속도를 높이거나 늦추도록 신호를 보내고, 혈관을 수축시키거나 이완시켜 순환계 내의 압력을 조절할 수 있다. 혈액이 동맥과 정맥을 타고 이동하면서 발생하는 압력은 혈압이라 부른다.

심장과 순환계에는 노인성 변화가 흔히 발생하며 체계의 효율성이 낮아진다. 이러한 노인성 변화가 심각한 경우는 질병과 장애로 이어질 수 있다.

일반적인 노인성 변화 바로 알기

노화는 심장과 혈관에 자연스럽게 여러 가지 변화를 일으키는데, 일부 사람들은 이러한 변화를 다른 사람보다 더 일찍 겪기 시작한다.

동맥의 경직

가장 흔한 노인성 변화는 동맥벽이 딱딱해지는 현상이다. 건강한 동맥은 유연하고 탄력적이지만 시간이 지날수록 동맥벽이 굳어 탄력을 잃을 수 있다. 그러면 심장은 동맥을 통해 혈액을 내보내기 위해 더욱 열심히 작동하고, 혈액이 동맥을 타고 이동하는 동안 혈압은 상승하게 된다. 동맥벽이 두꺼워지고 딱딱해지는 변화는 의학 용어로 동맥경화증이라 불린다.

동맥의 좁아짐

동맥에는 시간이 지날수록 지방과 기타 물질이 축적되어 죽상판이라 불리는 침착물이 형성될 수 있다. 죽상판이 형성되면 동맥이 좁아지는데, 이 질환을 의학 용어로 죽상경화증이라 부른다.

죽상경화증은 혈관 안쪽을 감싸는 얇은 세포 내벽인 내피의 손상에서 시작된다고 여겨진다. 혈관 내피의 손상은 고콜레스테롤혈증, 흡연, 고혈압, 당뇨병, 염증 등 여러 원인으로 발생할 수 있다.

콜레스테롤의 증가

콜레스테롤은 혈액 속의 왁스 같은 지방 물질이다. 혈액에 콜레스테롤이 너무 많으면 죽상판 생성이 증가할 수 있다. 콜레스테롤 수치는 16세부터 60세까지 상승하는 경향이 있으며, 몇몇 사람들은 어린 나이에 콜레스테롤 수치가 올라가기도 한다. 20대에서도 죽상판과 지방 줄무늬fatty streak가 확인된 바 있다. 연구에 따르면 일부 사람들은 60세 이후 콜레스테롤 수치가 감소할 수 있지만, 여성은 일반적으로 완경 후 콜레스테롤 수치가 증가한다. 건강한 혈중 콜레스테롤을 유지하는 것은 심장병을 예방하는 가장 좋은 방법이다.

심장 판막의 비후화 및 약화

심장 판막은 심장에서 방 4개를 통과하는 혈류의 속도를 조절하는 단방향 셔터 역할을 한다. 판막은 하루에 수만 번 열리고 닫히는데, 나이가 들어 판막이 두꺼워지고 딱딱해지면 심장에서 나오는 혈액의 흐름이 제한될 수 있다(판막 협착증). 또한 심장 판막이 손상되어 제대로 닫히지 않으면 혈액이 뿜어져 나가지 못하고 방 안으로 역류할 수도 있다(판막 역류증). 심장 판막 협착증이나 역류증이 심해지면 폐, 다리, 발, 복부에 체액이 쌓이게 된다.

심장 리듬의 변화

심장은 박동 속도를 조절하는 천연 심박조율기 체계를 지닌다. 나이가 들면 이러한 전기 체계의 경로에 섬유 조직과 지방 침착물이 형성되며, 천연 심박조율기인 굴심방결절의 세포가 일부 소실될 수 있다. 이러한 변화는 심박수를 전보다 느리거나 불규칙하게 만든다. 비정상적인 심장 리듬(부정맥)도 나이를 먹을수록 흔히 발생한다. 많은 사람들이 특히 스트레스를 강하게 받거나 운동하는 도중 심장이 빠르고 불규칙하게 뛰는 현상을 종종 경험한다. 이는 심장 조직의 일부가 흥분하거나 자극받을 수 있기 때문이다. 부정맥은 여러 원인으로 발생하며 대개는 심각하게 걱정할 필요가 없다. 하지만 비정상적인 심장 리듬이 오래 지속되거나 불편함이 느껴지는 경우는 문제가 생길 수 있다.

비정상적인 치유 반응

흥미로운 사실은 심장이 다른 신체 부위와 동일하게 치유 반응을 나타내지 않는다는 점이다. 가령 손가락을 베이면 신체는 특정 분자 경로를 활성화해 세포가 더 많은 섬유 조직을 형성하고 상처를 치유하도록 유도하며, 이러한 결과로 베인 손가락에는 종종 흉터가 생긴다. 신체는 면역 세포를 끌어들여 통제된 염증 반응을 일으키고 감염을 퇴치한다.

신체는 심혈관계에도 다른 손상된 조직을 치유할 때와 동일한 방식을 적용한다. 그런데 이러한 치유 방식이 심혈관 조직에 적용될 때 언제나 유익한 반응으로 이어지는 것은 아니다. 바람직하지 않은 위치에 섬유 조직이 생성되거나 석회화가 일어나, 심장 근육과 관상동맥이 경직될 수 있기 때문이다. 이러한 측면에서 심장 조직의 손상은 연쇄적인 문제를 초래하는 요인이 될 수 있다.

혈압 조절 기능의 저하

일부 혈관 내 수용기(압력 수용기 baroreceptor)는 혈압을 감지하다가 신체 자세가 바뀌거나 특정 활동이 시작되면 혈압을 조정해 일정하게 유지한다. 압력 수용기는 나이가 들수록 일반적으로 민감도가 떨어지는데, 혈관이 부분적으로 딱딱해지기 때문이다. 그러한 까닭에 앉아 있다가 지나치게 빠르게 일어서면 혈압이 떨어져 약간 어지러울 수 있으며, 이를 기립저혈압이라 부른다. 혈압이 떨어지면 뇌로 가는 혈류량이 줄어들어 짧은 어지럼증이 발생한다.

혈액량의 감소

총 혈액량은 나이가 들수록 조금씩 변화한다. 정상적인 노화 과정은 총 체액량total body water의 감소를 유발하는데, 혈류의 체액량이 감소하면, 혈액량도 약간 줄어들게 된다.

심장과 순환계의 노인성 변화는 흔히 발생하긴 하지만, 모든 사람에게 나타나는 것은 아니다. 심장과 혈관에서 일어나는 몇 가지 노화 현상은 운동, 건강한 식단, 금연, 스트레스 조절 등 건강한 생활 습관으로 늦추거나 되돌릴 수 있다. 연구에 따르면 규칙적인 운동은 심장과 혈관 기능을 빠르게 개선하므로, 건강한 습관을 들이기에 너무 늦은 시기란 없다.

비정상적으로 찾아오는 심장 질환

심장과 혈관은 일반적으로 사소한 변화가 문제로 이어지지 않는다. 그러나 중대한 변화는 삶의 질에 영향을 미치는 심각한 심혈관 질환으로 진행된다. 게다가 당연하게도 변화는 또 다른 변화를 낳으며, 한 가지 질환의 발병이 다른 질환으로 이어지기도 한다.

다음은 가장 흔한 심장 관련 질환과 해당 질환의 위험도를 높이는 요인이다. 나이가 든다고 해서 이러한 질병에 반드시 걸리는 것은 아니지만, 위험 요인을 많이 지니는 경우 연령대가 올라갈수록 발병 확률이 상승한다.

관상동맥병

관상동맥은 심장을 둘러싼 형태를 띠고 있으며 혈액을 심장에 공급한다. 관상동맥이 일부분 또는 완전히 손상되거나 막히게 되면, 이러한 상태를 관상동맥병이라 부른다.

관상동맥병은 일반적으로 수년에 걸쳐 발생한다. 이 질병은 관상동맥 내벽에 작은 변화가 생겨서 세포가 손상되어 제대로 작동하지 않는 것으로 시작된다. 이 같은 손상을 일으키는 요인으로는 흡연, 고혈압, 고콜레스테롤혈증, 당뇨병, 감염, 노화 등이 꼽힌다.

세포 손상은 다른 모든 유형의 손상과 마찬가지로 염증을 유발하는 경우가 많다. 그러한 손상 부위에는 지방과 콜레스테롤이 포함된 침착물(죽상판)이 쉽게 축적된다. 죽상판이 형성되면 동맥벽이 두꺼워지기 때문에, 결국 혈관은 좁아지고 혈류는 감소한다.

관상동맥병이 발생한 심장은 앉거나 서서 일하거나 집안일을 하는 등 일상생활을 할 때는 혈액을 충분히 공급받을 수 있다. 그러나 더 많은 혈액을 필요로 하는 경우, 예를 들어 운동을 할 때와 같이 심장이 열심히 일해야 할 때는 관상동맥이 좁아지고 두꺼워진 탓에 심장에 필요한 만큼의 혈액을 공급할 수 없어서 문제가 된다. 심장으로 가는 혈류가 감소하면 가슴 통증(협심증)이 발생하거나 호흡곤란이 일어난다.

동맥의 죽상판은 때때로 갈라지거나 파열될 수 있다. 그러면 혈액 입자는 죽상판의 균열을 복구하기 위해 해당 부위에서 서로 뭉친다. 혈액 입자가 혈전을 형성해 동맥이 완전히 막히고 혈액 공급이 차단되면 심장마비가 일어난다. 몇몇 사람은 심장마비가 오기 전까지 자신이 관상동맥병을 앓고 있음을 인지하지 못한다.

심장마비를 암시하는 경고

심장마비를 경험하는 모든 사람이 똑같은 징후와 증상을 겪거나 동등한 정도로 느끼지는 않는다. 여성, 노인, 당뇨병 환자에게는 심장마비 증상이 비교적 덜 뚜렷하게 나타나고, 일부는 증상이 전혀 나타나지 않는다. 그러나 다음과 같은 징후는 분명 심장마비의 가능성을 암시한다.

- 가슴 중앙에서 압박감, 충만감, 쥐어짜는 듯한 통증이 몇 분 이상 지속됨
- 어깨, 팔, 심지어 턱과 치아에까지 통증이 확산됨
- 가슴 통증의 횟수가 증가함
- 복부 위쪽의 통증이 오래 지속됨
- 운동 중이나 휴식 중에 호흡곤란을 느낌
- 정상적인 활동 중에 비정상적인 피로감을 느낌
- 발한
- 가벼운 어지럼증 또는 실신
- 메스꺼움 또는 구토

심장마비를 경험한 많은 사람들이 몇 시간, 며칠 또는 몇 주 전부터 가벼운 경고 징후와 증상을 보인 바 있다.

보통의 근육이 격렬한 운동 중에 혈액을 충분히 공급받지 못하면 타는 듯한 감각을 느끼듯(이는 대사산물metabolite이라는 물질이 축적되기 때문이다), 심장 근육도 혈액 공급이 부족하면 대사산물이 축적되어 유사한 감각 경로가 활성화된다. 그런데 심장에서는 이것이 깊은 압박감이나 통증으로 느껴진다. 이처럼 운동 중에 나타났다가 휴식 중에 완화되는 반복적 가슴 압박감이나 통증, 다른 말로 협심증은 심장마비를 초기에 알리는 경고 신호일 가능성이 있다.

어떤 위험 요인이 있는가

관상동맥병의 위험도는 다양한 요인으로 상승한다. 그러한 요인에는 통제 가능한 것도, 통제 불가능한 것도 있다. 관상동맥병을 일으키는 통제 불가능한 위험 요인은 다음과 같다.

• 성별: 남성은 일반적으로 여성보다 심장병 위험도가 더 높다. 그런데 여성은 완경 이후 심장병 위험도가 상승한다. 이러한 차이점이 존재하긴 하지만, 심혈관 질환은 남성과 여성 모두에게 주요 사망 원인이다.

• 유전: 형제자매, 부모 또는 조부모가 관상동맥병을 앓았다면 여러분도 이 질병에 걸릴 위험이 있다. 어쩌면 여러분의 가족에게 혈중 콜레스테롤 수치를 상승시키거나 고혈압을 유발하는 유전 질환이 있을 수 있다. 심혈관 질환을 예방하기 위한 최선의 방법을 계획할 때는 가족력을 아는 것이 중요하다.

- 인종: 흑인, 라틴아메리카인, 아메리카 원주민, 하와이 원주민은 대개 백인보다 심장병과 고혈압의 위험도가 더 높다.
- 나이: 나이가 들수록 심각한 관상동맥병에 걸릴 위험도가 증가한다.

관상동맥병을 일으키는 통제 가능한 위험 요인은 다음과 같다.

- 흡연: 흡연하면서 연기를 비롯한 위험 요인에 노출되면 혈관이 손상되고 염증이 유발되며 관상동맥병의 위험도가 크게 증가한다.
- 고혈압: 나이가 들수록 고혈압은 죽상판 형성과 동맥벽 경직을 촉진하며 관상동맥을 손상시킬 수 있다.
- 고콜레스테롤혈증: 저밀도 지단백_{LDL low-density lipoprotein}(또는 나쁜) 콜레스테롤 수치가 높은 경우, 혈중 콜레스테롤 수치가 상승하면 관상동맥병의 위험도가 상승한다.
- 당뇨병: 당뇨병을 앓는 사람은 관상동맥병의 위험도가 증가하며, 혈당 수치가 잘 조절되지 않는 경우는 그 위험도가 더 높다.
- 비만: 과체중은 심장에 부담을 가하고, 혈압을 상승시키며, 혈중 콜레스테롤 수치를 올리고, 당뇨병 위험도를 높인다.
- 건강에 해로운 식단: 포화 지방, 트랜스 지방, 소금, 설탕이 많이 함유된 음식을 먹으면 질병 위험도가 상승한다.
- 신체 활동 부족: 신체 활동이 적을수록 관상동맥병의 위험도가 증가한다.

- 스트레스와 분노: 강한 감정은 질병 위험도를 증가시킨다. 특히 과식이나 흡연 같은 다른 위험 요인을 초래하는 경우 더욱 그렇다.
- 과도한 음주: 과도한 음주는 혈압 상승, 혈중 중성지방^{triglyceride} 증가, 염증 발생, 혈전 생성 등 관상동맥병의 위험도를 높이는 여러 요인으로 이어질 수 있다.

위험 요인은 서로 영향을 주고받는다. 이를테면 비만은 일반적으로 당뇨병과 고혈압으로 이어진다. 한 가지 요인이 조금만 증가해도 다른 요인과 결합하면 훨씬 위험해진다.

고혈압

심장이 펌프질을 하면 혈관에 압력이 발생하며, 그 결과 혈액이 온몸으로 이동하게 된다. 이러한 심장의 펌프 작용으로 발생하는 압력이 혈압이다. 혈액이 동맥벽에 가하는 압력이 오랜 기간 높게 지속되면, 동맥벽의 세포는 그러한 압력에 적응하려 한다.

혈관이 고혈압에 적응하는 한 가지 방법은 혈관 벽이 두꺼워지고 탄력이 떨어지는 것이다. 그러면 혈관이 부풀거나 파열되는 현상을 방지할 수 있지만, 심장으로 가는 혈액과 산소의 흐름은 감소하고 혈압은 더욱 상승하게 된다. 만약 뇌에 혈액과 산소를 공급하는 동맥이 손상되어 막히거나 혈압이 지나치게 올라가면 뇌졸중이 발생한다. 그 외에도 고혈압은 신체 전반에 걸쳐 다양한 질환을 유발할 수 있다.

혈압을 측정하면 숫자 2개가 나타난다. 첫 번째(위쪽) 숫자는 수축기 혈압으로 심장이 박동하는 순간 측정된 동맥의 압력이다. 두 번째(아래쪽) 숫자는 이완기 혈압으로 심장 박동 사이 휴식기에 측정된 동맥의 압력이다.

수축기 혈압이 120수은주밀리미터 mmHg 미만이고 이완기 혈압이 80mmHg 미만일 때, 혈압은 정상으로 간주된다.

혈압 기준 ──────────────────────

미국심장학회와 미국심장협회는 혈압을 네 가지 일반적인 기준으로 분류한다.

- 정상 혈압: 수축기 혈압 120mmHg 미만이고 이완기 혈압 80mmHg 미만
- 고혈압 전단계: 수축기 혈압 120~129mmHg이고 이완기 혈압 80mmHg 미만
- 1기 고혈압: 수축기 혈압 130~139mmHg이거나 이완기 혈압 80~89mmHg
- 2기 고혈압: 수축기 혈압 140mmHg 이상이거나 이완기 혈압 90mmHg 이상

어떤 위험 요인이 있는가

고혈압은 다양한 요인 때문에 위험도가 상승한다. 거듭 말하지만, 일부 요인은 통제 가능하고 다른 일부 요인은 통제 불가능하다. 통제 불가능한 위험 요인은 다음과 같다.

- 나이: 고혈압 위험도는 나이가 들수록 증가한다. 약 64세까지는 남성에게 고혈압이 더 흔하고, 65세 이후에는 여성에게 고혈압이 발병할 가능성이 더 높다.
- 인종: 고혈압은 특히 흑인에게 흔하며 다른 인종보다 더 이른 나이에 발병하는 경우가 많다.
- 가족력: 고혈압을 앓는 부모나 형제자매가 있는 경우 고혈압에 걸릴 가능성이 더 높다.

고혈압을 일으키는 통제 가능한 위험 요인은 다음과 같다.

- 비만 또는 과체중: 과체중은 혈관과 신장에 영향을 미치는 변화를 일으킨다. 이러한 변화는 종종 혈압을 상승시킨다.
- 신체 활동 부족: 신체 활동이 너무 부족하면 체중이 증가할 수 있다. 체중이 증가하면 고혈압 위험도가 올라간다. 신체 활동이 부족한 사람은 또한 심박수가 증가하는 경향이 있다.
- 흡연: 궐련형 담배를 피우거나 전자담배 또는 씹는 담배를 사용하면 단시간에 혈압이 급상승한다. 흡연은 혈관 벽을 손상시키고 동맥경화를 촉진하며 치료나 회복이 어려운 장기 고혈압의 원인이 된다.
- 과도한 염분 섭취: 염분(소듐 sodium)을 과도하게 섭취하면 몸은 체액을 유지하려 한다. 그러면 혈압이 상승한다.
- 낮은 전해질 수치: 포타슘potassium과 마그네슘magnesium은 체내 세포의 염분 균형을 조절하는 데 도움이 된다. 포타슘의 적절한 균형은

심장 건강에 중요하다. 포타슘 수치가 낮다면, 포타슘이 부족한 식단이나 탈수증 같은 특정 건강 문제가 원인일 수 있다.

- 과도한 음주: 과도한 알코올 섭취는 혈압 상승과 관련이 있다.
- 스트레스: 스트레스 수치가 높으면 일시적으로 혈압이 상승할 수 있다. 과식, 흡연, 음주와 같은 스트레스성 습관이 혈압을 높일 수도 있다.

부정맥

심장 리듬의 문제, 다른 말로 부정맥은 대체로 건강에 해롭지 않다. 하지만 심각한 심장 질환을 암시하는 징후일 수 있으므로 주의해야 한다. 부정맥은 심장 박동을 일으키기 위한 심장 전기 신호의 경로에 이상이 생기면 발병한다. 전기 신호에 문제가 생기면 심장이 너무 빠르게 뛰거나(빈맥tachycardia), 너무 느리게 뛰거나(서맥bradycardia) 불규칙하게 뛸 수 있다.

부정맥은 이따금 유전적 요인으로 발병한다. 심장 구조를 변화시키거나 심장 근육에 흉터를 유발하는 기저 심장병 때문에 발병하는 경우도 있다. 고혈압, 당뇨병, 갑상샘 질환, 수면 장애와 같은 다른 문제가 심장 리듬을 방해할 수도 있다. 심장을 자극하는 음료나 약 또한 비정상적인 심장 리듬을 초래한다.

어떤 위험 요인이 있는가

심장 부정맥의 위험도를 높이는 요인은 다음과 같다.

- 고혈압: 고혈압으로 심장에서 왼쪽 아래 심실(좌심실)의 벽이 딱딱하고 두꺼워지면, 심장을 통과하는 전기 신호의 경로가 변화할 수 있다.
- 기타 심장 질환: 심장 내 동맥이 좁아지면 심장 일부분으로 향하는 혈류가 감소하고 평소 심장 리듬이 빨라지거나 느려진다. 심장 판막 장애도 심장 리듬에 영향을 미칠 수 있다.
- 선천성 심장병: 선천성 심장 질환은 심장 리듬에 영향을 미쳐서 평생 부정맥에 걸릴 위험도를 높일 수 있다.
- 갑상샘 질병: 갑상샘 활동이 과도하거나 부족하면 불규칙한 심장 박동을 경험할 위험도가 상승할 수 있다.
- 폐쇄수면무호흡: 수면 도중 호흡이 중단되면 심장 박동이 느리고 불규칙해진다. 수면무호흡은 또한 낮 동안 고혈압을 경험할 가능성을 높인다.
- 전해질 불균형: 전해질이라 불리는 혈액 내 물질, 예컨대 포타슘, 소듐, 칼슘, 마그네슘은 심장에 전기 자극을 일으키고 전달하는 과정에 도움이 된다. 전해질의 불균형, 가령 수치가 너무 높거나 낮은 경우는 심장 신호를 방해하며 불규칙한 심장 박동을 초래할 수 있다.
- 특정 약 및 보충제: 일부 처방받은 약 그리고 처방전 없이 구입 가능한 특정 기침약과 감기약은 부정맥을 유발할 수 있다.
- 카페인, 니코틴, 불법 약물 사용: 카페인과 니코틴 및 기타 각성제는 심장을 더 빠르게 뛰도록 하며 심각한 부정맥을 일으킬 수 있다. 암페타민amphetamine이나 코카인 같은 불법 약물은 심장에 중대한 영향을

미치고 여러 유형의 부정맥이나 급사를 초래할 수 있다.

심장 판막 장애

판막 4개는 혈액이 심장의 방을 통해 끊임없이 흐르게 한다. 판막은 심장 박동마다 열리고 닫히는 튼튼하고 얇은 조직(첨판leaflet)으로 구성되어 있으며, 혈액이 심장 전체에서 한 방향으로 흐르도록 한다.

심장 판막 장애가 있는 경우는 대개 시간이 지날수록 조직이 약화, 경화 또는 손상되어 판막 중 하나가 제대로 열리거나 닫히지 않는다. 그러면 두 가지 문제가 발생할 수 있다. 첫째는 판막 입구가 좁아지는 문제(협착증)이고, 둘째는 판막 입구를 통해 혈액이 다시 누출되는 문제(역류증)다. 심장 판막 장애는 다음과 같은 다양한 요인으로 인해 발생한다.

- 칼슘 침착: 칼슘은 모든 세포와 혈류에 존재하는 무기물이다. 그런데 나이가 들어 혈압 상승, 고콜레스테롤혈증 또는 기타 위험 요인이 생기면 심장 판막에 칼슘이 침착되어 심장(대동맥판막)에서 혈액이 누출될 수 있다. 이러한 칼슘 침착물은 판막 첨판을 두껍고 딱딱하게 만들어 판막 입구를 좁히고, 심장 밖으로 나가는 혈액 흐름을 제한한다. 이를 대동맥판막 협착증이라고 한다.
- 손상: 판막은 매일 수천 번 열리고 닫히는 까닭에 시간이 지나면 약화 또는 손상될 수 있다. 판막이 꽉 닫히지 않아 혈액이 잘못된 방향으로 흐르는 상태를 판막 역류라고 부른다.

- 감염: 류마틱열은 치료하지 않은 연쇄상구균 인두염의 합병증으로, 심장 판막을 손상시킬 수 있다. 심장 내막에 생기는 감염(심내막염)도 심장 판막 질병을 유발할 수 있다.
- 선천성 결함: 일부 사람들은 심장 판막의 수가 비정상적이거나 판막이 제대로 작동하지 않는 심장 판막 결함을 지니고 태어난다.

어떤 위험 요인이 있는가

심장 판막 장애의 위험도를 높이는 요인은 다음과 같다.

- 나이: 특히 건강에 해로운 생활 습관이 있는 경우는 나이를 먹을 수록 심장 판막 장애의 위험도가 상승한다. 연령 증가는 대동맥판막 협착증 발병의 가장 강력한 위험 요인이다.
- 가족력: 일부 판막 장애는 가족력이 있다. 관상동맥병과 심장 판막 질병은 동일한 위험 요인을 공유한다는 점에서, 관상동맥병의 조기 발병 가족력이 있으면 심장 판막 질병의 발병 위험도가 상승한다.
- 생활 습관: 다른 유형의 심장병 위험도를 높이는 요인, 이를테면 건강에 해로운 식단, 흡연, 비만은 심장 판막 질병의 발병이나 진행을 촉진할 수 있다.
- 기타 질환: 루푸스 등의 자가면역질환, 고혈압, 당뇨병 및 기타 심장 질환은 심장 판막 질병의 위험도를 상승시킬 수 있다.
- 방사선 치료: 암을 치료하는 보편적인 방법 중 하나인 흉부 방사선 치료는 심장 판막을 두껍게 하거나 좁아지게 할 수 있다.

조기에 적절히 대응하는 법

심혈관 질환을 예방하는 가장 중요한 방법은 위험 요인을 조기에 해결하는 것이다. 배경이나 병력과 상관없이 자신의 심장병 위험도와 심장 건강을 위한 생활 습관에 관해 의사와 상담하면 좋다.

나이에 따른 혈중 콜레스테롤과 혈압의 변화 및 동맥벽 경직은 자연스럽게 심혈관 질환의 위험도를 높인다. 이러한 작은 변화를 이따금 내리는 폭설에 비유했을 때, 눈송이 하나하나를 두고 걱정할 필요는 없다. 그러나 문제는 눈송이가 쌓여서 형성된 눈덩이가 내리막길로 굴러가기 시작할 수 있다는 점이다. 목표는 눈덩이 형성을 최소화하는 것이고, 눈덩이가 이미 형성된 경우라면 내리막길을 따라 눈덩이가 계속 굴러 내려가면서 크기가 커지고 추진력을 얻지 못하도록 막는 것이다.

혈중 콜레스테롤 수치가 어느 정도 증가하거나, 혈압이 상승하거나, 당뇨병 전단계인 경우는 우선 심혈관 질환에 조기 대응해야 한다. 심혈관 질환은 진행될수록 치료하기가 더욱 어려워지며, 질환의 후기 단계에서는 수술이 필요할 수도 있다. 또한 질환을 오래 방치할수록 심장마비나 뇌졸중의 발병 위험도가 커지므로, 신체 독립성을 상실하며 삶의 질이 크게 저하될 수 있다.

심장병을 예방하고 관리하는 최고의 전략은 심장에 건강한 생활 습관을 들이고, 의료진을 정기적으로 만나 필요한 건강검진을 받는 것이다.

심장 건강을 해치는 추가 위험 요인

의료진은 검진 도중 심장 건강에 영향을 미친다고 알려진 다양한 사항에 관해 질문할 수 있다. 심혈관 질환 위험도를 높이는 요인들 대부분은 그리 새롭지 않다. 이를테면 흡연, 과도한 음주, 운동 부족, 건강에 해로운 식단, 수면무호흡 등이다.

심장과 순환계에 영향을 미치지만 많은 사람이 인식하지 못하는 추가 위험 요인으로는 만성 스트레스, 야간 근무, 환경 오염 물질 등이 있다. 이러한 위험 요인은 심장마비나 뇌졸중의 위험도를 증가시킨다.

심장 건강 추적하기

다음은 심장과 순환계의 건강 상태를 추적하는 과정에서 가장 흔히 활용되는 검진 항목과 검진 주기이다.

검진 항목	검진 주기
혈압	건강검진 때마다 검진. 혈압이 120/80mmHg 미만인 경우 1년에 1번, 120/80mmHg 이상인 경우 1년에 1번 이상.
혈중 콜레스테롤	심혈관 질환의 위험도가 정상 수준인 경우 4~6년에 1번. 심장병과 뇌졸중의 위험도가 높은 경우 4~6년에 1번 이상.
혈당(포도당)	검진 결과가 정상인 경우 3년에 1번. 당뇨병 전단계나 당뇨병인 경우 3년에 1번 이상.
체중/체질량지수(BMI)	건강검진 때마다 검진. 건강한 체중인 경우 1년에 1번, BMI가 과체중 또는 비만인 경우 1년에 1번 이상.

흡연및신체활동및 식단평가	매년

만성 스트레스

지속적이거나 극심한 스트레스는 수많은 이유로 발생한다. 만성 스트레스는 심박수 증가, 혈압 상승 등 여러 신체적 변화를 초래하는 복잡한 생리적 반응과 관련이 있다. 스트레스를 지속해서 받으면 심장과 동맥에 만성 염증이 생길 수도 있다.

스트레스는 또한 간접적인 경로로 심혈관 건강에 악영향을 준다. 걱정이 있거나 불안하면 잠을 제대로 못 자고, 건강에 해로운 음식을 먹고, 알코올을 과도하게 섭취하며, 담배를 피우게 된다. 이는 모두 심장병을 유발하는 위험 요인으로 알려져 있다.

야간 근무

연구에 따르면, 야간 근무자는 야간 근무를 하지 않는 사람과 비교해 관상동맥병의 위험도가 약간에서 중간 정도로 증가한다고 밝혀졌다. 이뿐만 아니라 야간 근무가 많을수록 질병 위험이 증가하며 특히 야간 교대 근무자, 즉 주간과 야간을 번갈아 가며 근무하는 사람들 사이에서 질병 위험이 큰 폭으로 증가하는 것으로 나타났다.

교대 근무가 초래하는 생체 리듬(일주기 리듬 circadian rhythm) 장애, 수면 문제, 비정상 섭식 패턴은 심장 건강을 해치는 주요 원인으로 여겨진다. 일부 연구에 따르면 야간 교대 근무자는 전통적인 주간 교대 근무자보다 체중이 더 많이 나가는 경향이 있다고 한다. 또한 야간 근무자는 사회 활동이 저조해진다는 몇 가지 징후가 있는데, 이는 사회적 연결의 감소로 이어지며 스트레스와 고립감을 증가시킬 수 있다.

환경 오염 물질

공기 중 미세한 오염 입자는 폐 기능을 해치며 심장에 간접적인 영향을 준다. 오염 물질은 자동차와 공장, 발전소와 산불 현장은 물론 요리에 쓰이는 화목 난로에서도 발생할 수 있다. 가장 흔한 실내 오염원 중 하나는 흡연으로, 흡연자와 더불어 주변 사람들에게도 위험을 초래한다. 환경 오염 물질에 노출되는 상황을 인지하고 이를 피하기 위해 최선을 다하는 것은 장기 심혈관 건강에 중요하다.

심혈관 질환 위험 요인에 대응하기

심혈관 질환의 위험 요인을 파악하면 판도를 뒤집을 수 있다. 지난 40년간 심장병 사망자 수는 크게 줄었다. 이는 사람들이 위험 요인을 조기에 파악하고 생활 습관을 효과적으로 변화시켰을 뿐만 아니라, 의사가 그러한 위험 요인에 대응하는 데 필요한 도구가 40년간 급격히 증가한 덕분이다.

심혈관 위험도를 낮추는 다양한 방법은 건강과 수명, 삶의 질을 전반적으로 향상한다. 예를 들어 심장 건강 관리는 암, 당뇨병, 신장병,

실명 등 다른 수많은 질병의 위험도를 감소시킨다.

다음은 심혈관 질환을 예방하고, 나이가 들어서도 심장과 순환계를 건강하게 유지하는 데 도움이 되는 방법이다. 심장병이 있는 경우는 이러한 방법을 활용해 병세가 악화되지 않도록 예방할 수 있다. 덧붙여 이 책의 2부에서는 건강한 생활 습관 변화와 이를 일상생활에 적용하는 방법을 자세하게 다룰 예정이니 참고하기 바란다.

흡연 및 간접흡연 피하기

담배는 심혈관계에 강력한 영향을 미친다. 흡연은 죽상경화증의 발병을 촉진하고, 심장 혈관을 좁히며, 혈압과 혈전 위험도를 높인다. 니코틴은 혈관을 수축시키고 심장에 부담을 주며, 담배를 피울 때 흡입하는 일산화탄소는 혈액 내 산소 농도를 떨어뜨리고 혈관 내벽을 손상시킨다. 간접흡연에 노출될 때도 비슷한 영향을 받는다.

무연담배나 전자담배를 사용하는 경우도 니코틴이 온몸에 빠르게 전달되어 고혈압, 혈전, 암의 위험도가 상승한다. 여러분이 듣거나 읽은 바와 다르게, 전자담배는 궐련형 담배의 안전한 대안이 아니다.

담배를 끊으면 건강이 전반적으로 빠르게 개선되며, 금연에 도움이 되는 약과 프로그램이 정책적으로 준비되어 있다. 이전에 금연을 시도했으나 성공하지 못했다면 주저하지 말고 다시 시도해 보자.

신체 활동하기

과학과 몸의 작동 방식에 따르면, 심장 건강을 최적화하기 위해서는 두 가지 유형의 신체 활동이 필요하다. 첫째는 일상에서 활발히 움직이는 것이고, 둘째는 규칙적으로 운동하는 것이다.

책상이나 텔레비전 앞 또는 자동차 안에 앉아 장시간 생활하는 방식은 심장병으로 사망할 위험도를 높인다. 사람들 대부분은 업무를 하거나 여가를 즐기기 위해 지나치게 긴 시간을 앉아서 보낸다.

운동은 심박수를 올리고 호흡을 거칠게 하며 땀을 흘리게 만드는 활동을 포함한다. 활발한 활동은 신체 건강으로 이어진다. 운동은 건강한 체중을 유지하고 당뇨, 콜레스테롤, 혈압을 관리하며 심혈관 질환을 예방하는 데 도움이 된다.

평소 매일 최소 30분간 적당한 강도로 운동하는 것을 목표로 삼자. 이는 사람들이 깨어 있는 16시간 중에서 3% 미만에 해당한다. 운동 시간은 길면 길수록 좋다!

작은 것부터 시작해 달성 가능한 단기 목표를 설정하고, 목표를 달성하면 스스로 축하하도록 한다. 시간이 흐를수록 기분이 좋아지고 심혈관 위험도가 낮아지며 삶의 질이 향상될 것이다. 운동 절차에는 유산소 운동과 근력 운동을 모두 포함하는 것이 중요한데, 근력 운동은 나이가 들면 보편적으로 발생하는 근육량 손실을 예방하고 향후 삶의 질을 유지하는 데 도움이 된다.

심장에 이로운 식품 섭취하기

포화 지방과 콜레스테롤을 지나치게 많이 섭취하면 심장으로 이어지는 동맥이 좁아질 수 있다. 과도한 염분은 혈압을 높인다. 초가공식품highly processed food에는 고함량의 염분과 포화 지방이 종종 숨겨져 있으므로, 영양 성분표를 확인하는 것은 건강한 식품 선택으로 향하는 훌륭한 첫걸음이다.

생선과 같은 저지방 단백질 식품과 채소, 과일, 통곡물, 콩, 견과류, 불포화 지방으로 구성된 식물성 식단으로 전환하면 심장 건강에 유익하며 죽상경화증의 위험도를 크게 낮추는 것으로 나타났다(몇몇 사례에서는 심지어 죽상경화증이 개선되었다). 식물성 식단은 또한 혈압과 콜레스테롤 수치를 떨어뜨리고 관상동맥병의 위험도를 낮출 수 있다.

채소와 과일은 염증을 줄이고 심장 근육과 관상동맥 및 기타 혈관의 손상을 예방하는 항산화물질, 비타민, 무기질을 함유한다는 점에서 중요한 식품이다.

현미, 퀴노아, 야생 쌀, 파로, 오트밀 같은 통곡물과 통곡물로 만든 시리얼은 혈중 LDL 콜레스테롤 수치를 낮추는 데 도움이 된다. 최근 메타 분석에 따르면 통곡물을 가장 많이 섭취한 사람들은 통곡물을 가장 적게 섭취한 사람들보다 심혈관 질환으로 사망할 확률이 13% 낮은 것으로 나타났다.

생선은 심장과 동맥에 유익한 식품으로, 혈중 콜레스테롤 수치를 개선하고 혈전을 예방하는 데 효과적인 오메가-3 지방산을 함유하기 때문이다. 올리브유와 견과류에 함유된 단일 불포화 지방monounsaturated fat은 심혈관 건강에 오메가-3와 같은 효과를 보인다.

불포화 지방이 함유된 아보카도 또한 심장에 좋은 식품이다.《미국 심장협회》지에 발표된 대규모 연구에 따르면, 일주일에 아보카도를 2

인분 이상 먹은 사람들은 아보카도를 거의 먹지 않거나 전혀 먹지 않은 사람들에 비해 뇌졸중 또는 심장마비에 걸리거나 이러한 질병으로 사망할 확률이 16% 감소하는 것으로 나타났다. 단, 아보카도는 지방 함량이 많아 열량이 높다는 점을 유념하자.

결코 늦지 않았다

심장을 관리할 때는 모든 변화가 영원히 지속되지 않는다는 점을 명심해야 한다. 심장병 진단을 받았더라도 남은 심장 기능을 보존하는 방법을 실천할 수 있으며, 이미 심장에 발생한 손상 가운데 일부를 회복시킬 수도 있다.

이번 장에서 언급된 내용은 심혈관 질환을 예방할 뿐만 아니라 심장병을 치료하고 심장 기능을 보존하는 과정에도 무척 중요하다. 기억하자. 심장 건강은 여러분이 상상하는 것보다 훨씬 높은 수준에서 통제될 수 있다.

건강한 체중 유지하기

건강한 체중을 달성하고 유지하는 것(9장 참고)은 심장을 지키는 가장 바람직한 방법이다. 체중 증가는 혈중 콜레스테롤 상승, 고혈압, 당뇨병과 관련이 있으며 이러한 질환은 관상동맥병으로 이어질 수 있다.

오늘날 연구자들은 과도한 체지방이 전신 염증의 주요 원인이며 혈액에 화학적 변화를 일으켜 심장과 혈관을 손상시킬 수 있다고 여긴다. 과체중인 경우, 수 킬로그램을 감량하면 그러한 손상을 크게 줄일 수 있는데, 체중의 5~10%만 감량해도 심혈관 질환의 위험도를 낮출 수 있다.

수면을 우선시하기

숙면이란 무엇일까? 이는 방해받지 않고 수면을 충분히 취한 뒤 상쾌한 기분으로 깨어나는 것이다. 수면은 심혈관을 비롯한 모든 건강에 필수적이다. 충분한 휴식이 심장과 혈관 건강에 중요하다는 사실은 많은 증거가 뒷받침한다.

수면 장애는 혈압 변화로 이어진다. 총 수면 시간이나 잠드는 시각이 바뀌는 것, 즉 규칙적인 수면 일정을 따르지 않는 것은 고혈압, 비정상적인 콜레스테롤 수치, 당뇨병의 요인인 인슐린 저항성과 관련이 있다. 수면 부족은 또한 심장마비의 위험도 증가로 이어진다. 일부 추정에 따르면, 하룻밤에 1시간만 더 자면 심장마비 위험도를 20% 낮출 수 있다고 한다. 수면 부족은 만성 염증을 촉진한다는 점에서, 심혈관 질환과도 연관되었을 가능성이 높다.

스트레스 관리하기

스트레스는 혈압과 심박수를 높이고 심장을 더욱 강하게 수축시킨다. 또한 심장에 혈액을 공급하는 동맥에 염증을 촉진한다. 심혈관 질환의 위험도를 낮추려면 스트레스 관리법을 익혀야 한다.

오늘날 세상에는 스트레스 요인이 적지 않으며, 사람들 대부분은 스트레스를 지나치게 많이 받는다고 느낀다. 좋은 소식은 과도한 스트레스를 방지하는 일상 습관을 실천하면서 스트레스 해결법을 익힐 수 있다는 점이다.

이완 요법, 긍정적인 자기 대화, 영성 수련, 매일 감사 연습 등 다양한 요법과 접근 방식이 스트레스 조절에 도움이 될 수 있다. 이에 관한 자세한 내용은 16장에서 다룰 예정이다.

운동은 스트레스 관리에 효과적인 도구다. 신체 활동은 스트레스성 긴장을 해소하는 데 효과적이다. 동료와 함께 운동하면 정서적 지지도 얻을 수 있다. 스트레스를 관리하는 또 다른 전략은 스트레스를 초래하는 상황과 사건을 피하는 것이다. 억눌린 에너지를 발산하며 위로와 즐거움을 얻는 활동에 매일 시간을 할애하는 것 또한 좋은 스트레스 관리 전략이다.

폐는 어떻게 변하는가

이 장의 앞부분에서 설명했듯 심장과 폐는 서로 긴밀하게 작동한다. 정맥은 몸에서 산소가 고갈된 혈액과 이산화탄소 등 노폐물을 모아 심장의 오른쪽으로 돌려보낸다. 심장 오른쪽에 도착한 혈액과 노폐물은 폐동맥이라는 큰 혈관을 통해 폐로 간다.

폐에서 혈액은 약 3억 개의 작고 탄력적인 공기주머니, 즉 폐포alveoli로 이동한다. 폐포에서는 이산화탄소가 혈액에서 제거되고 산소가 추가된다. 산소가 풍부한 혈액은 심장의 왼쪽으로 다시 이동한 다음 온몸으로 뿜어져 나가 세포에 연료를 공급한다.

폐는 부드러운 형태를 지니며, 스펀지처럼 미세한 구멍이 많다. 폐는 확장하며 공기를 빨아들였다가 수축하며 공기를 배출한다. 이는 흉강과 복부를 구분하는 강력한 근육 벽인 횡격막의 도움으로 이루어진다. 갈비뼈는 폐, 심장, 흉강을 지지하고 보호한다. 호흡이 일어나는 동안 갈비뼈는 폐가 확장하고 수축하는 데 도움이 되도록 조금씩 움직인다.

일반적인 노인성 변화 바로 알기

신체의 다른 부위와 마찬가지로, 폐도 시간이 지날수록 변화한다. 폐는 유년기와 청소년기에 계속 발달하다가 청년기에 완전히 성숙한다. 그러다가 약 35세 이후에는 폐 기능이 서서히 저하되는 경향이 있는데, 이러한 현상은 다양한 이유로 발생한다.

심장과 혈관은 나이가 들면 조직이 점차 딱딱해지지만, 폐는 그와 반대 현상이 일어난다. 폐는 딱딱해지는 대신 차츰 연약해진다(유연해진다).

이는 폐에 있는 수백만 개의 작은 폐포와 기도를 열어 두는 구조물이 탄력과 형태를 잃기 때문이다. 그 결과 폐에서는 공기가 빠져나가기 어려워진다. 횡격막 또한 시간이 지날수록 약해져 숨을 완전히 들이마시는 능력이 떨어질 수 있다. 이러한 변화는 호흡곤란을 일으킨다. 그런데 운동을 하지 않으면 호흡곤란이 인식되지 않을 수도 있다.

폐에서 일어나는 구조적 변화 외에, 기침을 유발하여 이물질을 제거하는 폐 기도 신경의 민감도가 낮아져 이물질이 폐에 쌓일 수 있다. 이는 잠재적으로 기도를 차단하고 폐 조직을 손상시킨다. 면역 체계가 약화되어 폐가 감염에 더욱 취약해질 수도 있다(8장 참고).

비정상적으로 찾아오는 폐 관련 증상들 ▬▬▬

폐에서 나타나는 모든 변화가 질병의 불길한 징후는 아니다. 젊은 시절과 비교해 수영이나 달리기를 하는 도중 숨이 더 쉽게 차더라도 걱정하지 말자. 그렇다고 심각한 문제를 암시할지도 모르는 징후와 증상을 간과해서는 안 된다. 노년층에게 영향을 미치는 폐 질환은 다음과 같다.

감염

호흡기에는 이물질이나 미생물이 폐로 유입되는 것을 방지하는 다양한 방어 체계가 있다. 이물질이 폐로 들어오면 강한 기침이나 섬모cilia라는 작은 구조물이 그 이물질을 '쓸어내' 밖으로 배출하는데, 그럴 수 없는 경우에는 발생 가능한 감염과 싸우기 위해 면역 체계가 작동한다.

기침을 유발하거나 점액을 분비하며 감염과 싸우는 신체의 방어 체계는 때때로 약해진다. 세균, 바이러스, 균류(곰팡이 등)가 폐에 침입해 자리를 잡으면, 감기부터 인플루엔자, 폐렴, 코로나19 같은 심각한 감염에 이르기까지 여러 질병을 초래할 수 있다.

폐를 손상시키거나 폐 감염의 위험도를 높이는 요인으로는 특정 화학물질이나 오염 물질 등 독성 기체에 노출되는 것과 흡연 및 간접흡연이 있다. 감염 위험도를 상승시키는 추가 요인으로는 65세 이상의 나이, 면역 체계 약화, 또 다른 폐 질환(천식 또는 만성폐쇄폐질환), 과체중 등이 있다.

감기, 인플루엔자, 코로나19 같은 감염을 일으키는 바이러스는 대개 작은 비말 형태로 공기 중을 이동한다. 비말은 바이러스에 감염된 사람이 기침, 재채기를 하거나 말을 할 때 생성되며, 직접 흡입하거나 전화기, 컴퓨터 키보드 같은 물체 접촉을 통해 눈, 코 또는 입으로 옮겨간다.

호흡기 감염에 걸린 사람들 대부분은 경증에서 중증 수준의 증상을 경험하며, 이처럼 흔한 감염이 심각한 의학적 합병증을 유발하거나 일부 사람들을 사망에 이르게 할 수 있다. 특히 노인이나 기저 질환이 있는 사람들은 인플루엔자, 코로나19 같은 호흡기 감염으로 심각한 질병에 걸릴 위험도가 더욱 높다.

호흡기 감염의 일반적인 증상으로는 발열과 피로가 있다. 호흡기 감염 바이러스는 또한 호흡곤란, 근육통, 오한, 인후통, 기침, 콧물, 두통, 소화 장애, 발진을 일으킬 수 있다. 호흡기 감염이 초래하는 심각한 합병증은 다음과 같다.

- 숨쉬기 어려움
- 피부, 입술, 손발톱의 색이 창백해지거나 회색 또는 푸른색으로 변화함(변화한 색은 본래 피부색에 따라 다름)
- 지속적인 어지럼증
- 가슴 통증
- 극심한 쇠약 또는 근육통

- 탈수
- 다른 바이러스 및 세균에 2차 감염

매년 독감 예방 주사를 맞으면 인플루엔자 위험도를 낮출 수 있다. 폐렴 백신 또한 최신 지침을 기준으로 언제 맞아야 하는지 의료진과 상담하도록 하자.

호흡기 감염의 위험도를 낮추는 다른 방법으로는 공공장소에서 마스크 착용하기, 사람이 많거나 환기가 잘 되지 않는 실내 공간 피하기, 물과 비누로 자주 손 씻기, 알코올 함량이 60% 이상인 손 소독제 사용하기 등이 있다.

만성폐쇄폐질환

만성폐쇄폐질환COPD은 폐 기도를 막는 만성 폐 질환을 통틀어 일컫는 용어이다. 흔히 염증의 영향으로 폐 조직에 흉터가 생기고 작은 폐포에서 입으로 공기가 이동하는 통로가 좁아지는 질환이다. COPD는 서서히 진행되는 경향이 있으며 초기에는 증상이 거의 나타나지 않는다.

COPD는 과거 또는 현재 흡연자에게 자주 발생하며, COPD 관련 사망자 10명 가운데 8명은 흡연 경력이 있다. COPD는 또한 곡물, 면, 목재, 석탄 등에서 발생한 먼지나 분진에 노출되는 업무를 하다가 발병할 수 있다. 스모그 같은 독성 기체와 대기 오염 물질도 COPD의 원인이 된다.

감염과 COPD를 비롯한 기타 폐 질환을 예방하는 가장 중요한 방법은 위험 요인을 조기에 해결하는 것이다. 어린 나이에 담배를 끊으면 평생 COPD에 걸릴 위험도를 거의 정상 수준으로 낮출 수 있으며, 15년 넘게 흡연한 사람도 금연하면 COPD 위험도를 50% 이상 줄일 수 있다.

폐 질환 위험도를 낮추고 폐 기능 악화를 예방하거나 지연시키는 생활 습관에 관해서는 의료진과 자주 상담하면 좋다. 폐 건강을 정확히 평가받고 싶다면 폐활량 측정 검사를 받자. 이 검사는 튜브로 숨을 세게 불어넣는 간단한 검사다. 이는 의사가 폐 질환 위험이 있는 사람의 폐 기능을 판단하는 과정에 도움이 된다. 예를 들어 40세인 사람이 검사를 받은 결과 예상 폐활량의 75% 수준으로 호흡하고 있다면, 폐 기능을 개선하거나 더 이상 기능 저하가 발생하지 않도록 대응할 수 있다.

천식

천식은 기도가 좁아지고 부어오르며 점액이 과다하게 분비되는 질환이다. 천식에 걸리면 숨쉬기 어려워지고, 기침이 나며, 숨을 내쉴 때 쌕쌕거리는 소리(천명음)가 동반되고, 호흡곤란이 발생할 수 있다.

천식은 일부 사람들에게 사소한 골칫거리다. 하지만 어떤 사람에게는 일상 활동을 방해하고 발작을 유발해 생명을 위협하는 중대한 문제가 될 수 있다. 천식의 징후와 증상으로는 호흡곤란, 가슴 답답함이나 통증, 천명음, 수면 장애, 호흡기 바이러스로 악화되는 기침 발작 또는 천명음 발작 등이 있다.

일부는 천식에 걸리고 다른 일부는 천식에 걸리지 않는 이유가 명확히 밝혀지지는 않았지만, 아마도 환경 요인과 유전 요인이 복합적으로 작용하기 때문일 것이다.

65세 이상 연령대의 천식 환자 비율은 다른 연령대의 천식 환자 비율과 거의 같다. 65세 이상 환자 가운데 일부는 유년기에 처음 천식을 앓았고, 다른 일부는 성인이 되어서 천식을 진단받았다. 천식의 발병 가능성을 높이는 몇 가지 요인은 다음과 같다.

- 부모나 형제자매 등 혈족이 천식을 앓은 경우
- 건초열이나 아토피피부염 등 다른 알레르기 질환이 있는 경우
- 과체중인 경우
- 흡연자이거나 간접흡연에 노출되는 경우
- 배기가스와 기타 유형의 오염 물질에 노출되는 경우
- 미용업, 농업, 제조업 등 일적으로 빈번하게 화학물질에 노출되는 경우

폐 질환 위험 요인에 대응하기

폐를 보호하고 우수한 폐 기능을 평생 유지하는 데 도움이 되는 몇 가지 방법을 소개한다. 좀 더 구체적인 생활 습관에 대해서는 2부에서 자

세하게 다룰 예정이다.

- 담배를 피우지 않는다. 흡연은 폐를 손상시키고 노화 현상을 촉진하며 악화시킨다.
- 대기 오염에 주의한다. 실내와 실외의 대기 오염 물질은 폐를 손상시킬 수 있다. 간접흡연, 실외 대기 오염 물질, 가정과 직장 내 화학 물질, 라돈radon 노출은 모두 폐 질환을 유발하거나 악화시킬 수 있다. 주변 공기를 깨끗하게 유지하는 방법을 실천하고 필요한 경우 마스크를 착용하자.
- 운동을 한다. 규칙적인 운동은 폐 건강에 매우 중요하다. 운동으로 가슴 근육을 튼튼하게 유지하면 호흡 개선에 도움이 된다.
- 건강한 체중을 목표로 삼는다. 복부 지방이 너무 많으면 횡격막이 폐를 완전히 확장하는 데 방해가 될 수 있다. 과체중인 사람이 운동과 건강한 식단을 병행하면 폐에 바람직한 효과를 2배로 늘릴 수 있다.
- 정기 검진을 받는다. 건강한 사람도 정기 검진을 받으면 질병 예방에 도움이 된다. 특히 폐 질환은 심각한 상태가 될 때까지 발견되지 않는 경우가 많다. 폐 염증을 줄이고 만성 기도 개형을 예방하는 약이 있다. 이러한 약은 질병 초기에 복용해야 가장 효과적이다.
- 예방 접종에 관한 최신 정보를 확인한다. 폐 감염 예방을 위해 매년 독감 예방 주사를 맞고, 대상자에 해당하는 경우 폐렴 및 코로나19 백신을 맞는다. 권장 예방 접종에 관한 자세한 내용은 17장을 참고하자.

심장과 폐 건강 체크리스트 ━━━━━━━━━

지금까지 읽은 내용을 되새기고 앞으로의 건강 계획을 수립하며, 다음 질문에 답해 보자.

• 현재 나의 심폐 건강에 대해 어떻게 생각하는가?
• 심폐 건강 측면에서 이미 실천하고 있는 바람직한 활동은 무엇인가?
• 심폐 건강 측면에서 앞으로 개선하고 싶은 사항은 무엇인가?
• 향후 가장 꾸준히 실천할 수 있는 변화는 무엇인가?

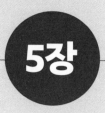

5장

뼈, 근육, 관절 관리로
신체 독립성을 확보하라

인간 근골격계는 역학의 경이로운 산물이다. 근골격계는 뼈, 근육, 인대, 힘줄로 구성되어 있으며 다양한 방식으로 움직일 수 있다. 우리는 사고, 질병, 노화에 따른 손상으로 근골격계가 고장나기 전까지 일상적인 움직임을 당연하게 여기기 쉽다. 하지만 자유롭고 편안하게 움직이는 능력은 독립적인 삶을 유지하는 데 필수적이다.

•••

　은퇴 후 등산을 하고 강에서 급류 타기를 하는 것이 꿈이든, 공원에서 산책을 즐기고 손주들과 시간을 보내는 것이 꿈이든, 근골격 건강을 지키는 법을 이해하면 그러한 꿈을 실현하는 과정에 도움이 된다.

　대다수 성인은 나이를 먹을수록 운동성이 떨어진다. 나이가 들어서도 운동 능력을 유지하면, 신체 독립성을 확보하여 적극적으로 노년의 삶을 누릴 수 있다.

뼈는 변화하는 조직이다

뼈는 살아 있고 변화하는 조직이다. 뼈의 기본 구조인 내부 골격은 주로 단백질 콜라겐collagen으로 구성된 섬유의 그물망이다. 이 골격 안에는 무기질인 칼슘, 인phosphorous과 소량의 소듐, 마그네슘, 포타슘이 축적되어 있다. 이러한 무기질은 물과 혼합되어 시멘트처럼 단단한 물질을 형성해 뼈를 강하고 튼튼하게 만든다.

　뼈의 단단한 외층인 피질골은 얇은 막(골막)으로 덮여 있다. 이 얇은 막은 뼈에 영양소를 공급하는 혈관과 더불어 부상이나 질병이 발생하면 뇌에 통증 메시지를 전달하는 신경을 포함한다.

　뼈 내부의 해면질 층(해면골)은 골수라는 일종의 조직을 포함한다. 골수는 뼈 내부의 구멍과 통로를 채우는 부드러운 물질이다. 이 물질은 생명에 필수적인 산소를 운반하는 적혈구, 세균과 싸우는 백혈구, 혈전을 생성하는 혈소판을 생산한다. 젊은이의 골수는 대부분 적색골수인데, 골수에서 적혈구가 생성되기 때문이다. 그런데 나이가 들면 골수에 지방 조직이 더 많아지면서 적색골수가 황색골수로 대체된다.

뼈 재형성

뼈의 골격 형성은 끝없이 집을 수리하는 작업과 유사하다. 뼈는 평생 뼈 재형성bone remodeling이라는 과정을 통해 지속적으로 제거되고 새로운 뼈로 대체된다. 뼈 표면의 작은 영역 수백만 개에서는 동시에 뼈 재형성이 이루어진다.

뼈 재형성은 몇 가지 중요한 이유로 발생한다. 첫째는 마모에 따른 손상을 단순히 복구하는 것이다. 둘째는 무기질에 의존하는 신체 기능을 수행하기 위해 충분한 칼슘과 기타 무기질이 혈류를 타고 순환하도록 돕는 것이다. 마지막으로, 뼈 재형성은 신체 활동에 대한 반응으로 일어난다. 골격은 새로운 뼈를 형성해 더 무거운 무게와 강한 압력에 적응한다.

뼈 재형성은 두 가지 기본 단계로 이루어진다. 첫 번째 단계는 뼈의 분해(골흡수bone resorption)이고, 두 번째 단계는 골형성bone formation이다. 대다수의 집수리 작업에서도 그렇듯, 철거 단계는 일반적으로 재건 단계보다 빠르게 진행된다. 따라서 골격 유지를 위해 골흡수보다 골형성이 더 많은 영역에서 진행된다. 35세 성인의 경우 골격의 약 1%에서는 골흡수가 일어나고 약 4%에서는 골형성이 일어난다. 이러한 속도로 골격은 약 8~10년마다 완전히 재형성된다.

뼈를 구성하는 핵심 요소

무기질은 비타민과 마찬가지로 신체가 정상적으로 성장하고 기능하려면 일정량 필요한 물질이다. 인체는 무기질과 비타민을 거의 생성하지 못하므로 섭취하는 음식이나 보충제를 통해 섭취해야 한다.

무기질은 뼈의 발달과 유지를 포함하여 신체에서 다양한 주요 기능을 수행한다. 뼈는 칼슘, 인, 마그네슘을 비롯한 특정 무기질의 저장고 역할도 하기 때문에, 식단에서 무기질이 부족하면 뼈의 저장고에서 추출된다. 임신부 또는 침대에 누워 장기간 몸을 고정하거나 요양하는 사람은 뼈 은행에서 다량의 무기질이 인출되므로, 골격의 정상적인 기능이 떨어질 수 있다.

칼슘은 뼈 건강에 가장 중요한 무기질이다. 인체의 거의 모든 칼슘은 골격에 저장되어 있다. 뼈와 치아를 튼튼하게 유지하고, 심장·근육·신경이 제대로 기능하며, 혈액이 정상적으로 응고되기 위해서는 칼슘이 필요하다.

뼈 건강과 유지를 돕는 다른 무기질로는 인과 마그네슘, 그 외 몇 가지 미량 무기질이 있다. 균형 잡힌 식사를 하거나 무기질이 함유된 표준 종합비타민제를 복용하면, 대부분 이러한 무기질을 충분히 섭취할 수 있다.

골밀도

어린 시절에는 유년기, 청소년기, 청년기의 발달 과정에 맞추어 골격이 성장한다. 이 기간에는 뼈의 크기와 밀도가 커지며 골질량bone mass이 증가한다. 골질량은 골밀도라고도 부르며, 일반적으로 20대 후반 또는 30대 초반에 최대치(최대 골밀도)에 도달한다. 최대 골밀도는 사람마다 다르다. 다음은 최대 골밀도에 영향을 주는 요인이다.

- 유전: 개인별 최대 골밀도 차이의 약 75%는 유전적 요인에서 나온다.
- 성별: 남성은 일반적으로 최대 골밀도가 여성보다 높은데, 남성의 뼈가 더 크기 때문이다.
- 인종과 민족: 백인과 아시아인은 일반적으로 흑인, 라틴아메리카인, 아메리카 원주민보다 골밀도가 낮다.
- 식단: 칼슘과 비타민D를 충분히 섭취하는 사람들은 그렇지 않은 사람보다 최대 골밀도가 더 높다. 비타민D는 인체의 효과적인 칼슘 흡수를 위해 필요하다.
- 신체 활동: 운동과 일상 활동, 특히 체중 부하 운동을 하면 뼈가 신체 활동에 반응해 밀도가 상승하고 강해진다는 점에서 골격에 좋은 영향을 미친다.
- 호르몬 생성: 에스트로겐estrogen, 테스토스테론testosterone 및 기타 호르몬은 뼈 형성과 골격 유지를 돕는다.
- 생활 습관: 흡연과 과도한 음주는 골밀도에 부정적 영향을 준다.
- 만성질환: 류마티스관절염 등 만성 염증과 관련된 질환은 골밀도 감소로 이어질 수 있다.

일반적인 노인성 변화 바로 알기

인체의 다른 체계에서와 마찬가지로, 뼈에서 일어나는 모든 변화가 질병의 징후는 아니다. 키가 조금 줄었거나 아침에 일어났을 때 몸이 약간 뻣뻣한 느낌이 들더라도 걱정하지 말자. 이보다는 더욱 심각한 문제를 암시하는 징후와 증상에 유의할 필요가 있다.

나이가 들면 뼈의 분해 속도가 형성 속도를 추월하기 시작하며, 골흡수가 일어나는 영역의 수가 증가한다. 이러한 변화가 발생하면, 골밀도는 점차 감소하고 뼈에 작은 구멍이 많아져 부서지기 쉬운 상태가 되면서 골절 위험이 상승한다.

뼈가 유지되는 상태에서 손실되는 상태로 변화하는 과정은 서서히 진행된다. 뼈는 10년에 걸쳐 약 3~5% 손실될 수 있다. 여성은 완경 후 뼈 손실 속도가 급격히 빨라진다. 이처럼 뼈 손실이 촉진되는 이유는 주로 에스트로겐 호르몬 수치가 감소하기 때문이다.

나이가 들면 골밀도가 낮아질 뿐만 아니라, 척추를 구성하는 뼈(척추뼈) 사이의 젤리 같은 디스크가 수분을 잃어 얇아지는 경우도 많다. 척추뼈는 또한 무기질 함량이 저하되어 제각각 얇아진다. 이러한 현상의 일반적인 결과는 키가 어느 정도 줄어든다는 것이다. 평균적으로 사람은 평생 키가 3.8~7.6센티미터 줄어든다.

척추 디스크가 얇아지면 바른 자세 유지를 돕는 근육이 약화될 수 있다. 그러면 서 있거나 앉아 있는 자세가 젊었을 때보다 꼿꼿하지 않게 된다. 나이가 들수록 자세가 약간에서 중간 정도로 변화하는 현상은 흔하지만, 심하게 구부정하거나 '등이 굽은' 자세(척추후만증)가 나타나는 것은 노화의 정상적인 결과가 아니다.

뼈에 나타나는 또 다른 노인성 변화는 흔히 뼈돌기bone spur라고 불리는 구조가 자라는 것이다. 뼈돌기는 뼈 가장자리를 따라 자라는 돌출부다. 이는 관절에서 뼈와 뼈가 만나는 부위에 종종 형성된다. 척추뼈에도 생길 수 있다. 뼈돌기는 대부분 징후나 증상을 보이지 않는다. 다른 질환으로 엑스선 사진을 촬영해 뼈가 자란 것을 발견하기 전까지는 뼈돌기가 있다는 사실을 인지하지 못할 수도 있다. 하지만 경우에 따라서는 뼈돌기가 관절에 통증과 운동성 저하를 유발할 수 있다.

비정상적으로 찾아오는 뼈 질환 ▬▬▬▬▬

노인에게 가장 흔한 뼈 질환은 골다공증이다. 골다공증은 몸에서 뼈가 너무 많이 손실되거나, 너무 적게 형성되거나, 이러한 현상이 둘 다 일어나는 경우 발생한다. 골다공증이 발병하면 뼈가 약해지고 부서지기 쉬워져 골절 위험이 상승한다. 골다공증이 있는 사람은 대부분 고관절, 팔뚝, 손목, 척추에서 뼈가 부러질 가능성이 높다. 고관절, 손목, 팔뚝 골절은 대체로 낙상이나 기타 외상의 결과인 경우가 많다. 최근까지만 해도 골다공증은 노화의 자연스러운 과정으로 여겨졌지만, 그렇지 않다는 게 밝혀지고 있다.

좋은 소식은 골다공증이 흔한 만큼 예방도 가능하다는 점이다. 골다공증을 예방하는 열쇠는 젊었을 때 튼튼한 골격을 만들고 노화에 따른 뼈 손실 속도를 늦추는 것이다.

골다공증을 일으키는 위험 요인

골다공증에 걸릴 가능성을 높이는 요인은 나이, 인종, 생활 습관, 특정 질환 및 치료 등 다양하다. 이러한 요인 가운데 일부는 통제할 수 없지만, 다른 요인은 통제 가능하다. 통제 불가능한 위험 요인은 다음과 같다.

- 성별: 골다공증이 유발하는 골절은 남성보다 여성에게 약 2배 더 흔하다. 그런데 70세가 되면 남성과 여성은 거의 같은 비율로 골질량을 잃게 된다.
- 나이: 뼈는 나이가 들수록 약해진다. 여성은 70대나 80대에 이르면 골질량을 최대 3분의 1까지 잃을 수 있다. 반면 남성은 골질량을 최대 5분의 1까지 잃을 수 있다.
- 인종: 백인 또는 아시아인이 골다공증 위험도가 높다.
- 가족력: 골다공증이 있는 부모나 형제가 있으면 골다공증 위험도가 상승한다.
- 체격: 체격이 작거나 유난히 마른 사람은 골격이 작고 골질량이 낮아 골다공증 위험도가 더 높다.
- 에스트로겐 노출: 에스트로겐 호르몬에 평생 노출되는 양이 많을수록 골다공증 위험도는 낮아진다. 여성은 조기 완경을 경험하거나 평

균보다 늦게 월경을 시작한 경우 골다공증 위험도가 더 높다.

골다공증을 일으키는 통제 가능한 위험 요인은 다음과 같다.

- 칼슘과 비타민D 부족: 특히 어린 시절에 뼈를 구성하는 영양소를 충분히 섭취하지 않으면 최대 골질량이 낮아져 나중에 골절 위험도가 상승한다.
- 기타 호르몬 문제: 남성의 테스토스테론 수치를 낮추는 전립샘암 치료와 여성의 에스트로겐 수치를 낮추는 유방암 치료는 뼈 손실을 촉진할 수 있다. 이와 마찬가지로, 갑상샘호르몬이 과다 분비되면 뼈 손실이 발생할 수 있다. 골다공증은 또한 부신 및 부갑상샘의 항진증과 관련이 있다.
- 섭식 장애: 음식 섭취를 과도하게 제한하거나 저체중인 경우는 남성과 여성 모두 뼈가 약해진다.
- 좌식 생활 습관: 앉아 있거나 누워 있는 시간이 많은 사람은 활동적인 사람보다 골다공증에 걸릴 위험도가 더 높다. 뼈 건강은 어린 시절부터 시작된다. 신체적으로 활동적인 어린이는 성장한 뒤 골밀도가 비교적 높은 경우가 많다.
- 과도한 음주: 과도한 알코올 섭취는 뼈 형성을 저하하고 신체의 칼슘 흡수 능력을 방해한다.
- 흡연: 담배가 골다공증 발병에 어떤 역할을 하는지는 명확히 밝혀지지 않았지만, 분명한 건 뼈를 약화시킨다는 것이다.

- 약: 스테로이드 약을 장기간 사용하면 뼈가 손상된다. 갑상샘저하증을 치료하기 위해 호르몬 분비 약을 과도하게 섭취하면 뼈 손실을 유발할 수 있다. 일부 이뇨제는 신장이 더 많은 칼슘을 배설하게 할 수 있다. 의약품인 메토트렉세이트methotrexate, 혈액응고 억제제인 헤파린heparin, 일부 소독제와 알루미늄 함유 제산제를 장기간 사용하면 뼈 손실을 촉진할 수 있다. 뼈 손실과 관련된 약은 아주 많다. 의료진과 정기적으로 상담하며 사용 중인 약을 검토하고 골밀도 저하와 골다공증 위험이 있는지 확인하자.

뼈를 보호하는 방법

골다공증 및 기타 뼈 질환과 맞서 싸우기에 너무 이른 시기란 없다. 균형 잡힌 영양 섭취, 규칙적인 운동 및 기타 건강한 생활 습관은 평생 뼈를 건강하게 유지하는 데 필수적이다.

충분한 칼슘 섭취

18세에서 50세 사이의 남성과 여성은 하루에 칼슘 1,000밀리그램이 필요하다. 이러한 칼슘 일일 필요량은 여성이 50세, 남성이 70세가 되면 1,200밀리그램으로 증가한다. 아직 성장 중인 젊은이는 하루에 1,000밀리그램 이상, 임산부는 하루에 최대 1,500밀리그램 필요하다. 칼슘의 좋은 공급원은 다음과 같다.

- 저지방 유제품
- 짙은 녹색을 띠는 잎채소
- 뼈가 포함된 연어 또는 정어리 통조림
- 두부와 같은 콩 제품
- 칼슘 강화 시리얼과 오렌지주스

식단에서 칼슘을 충분히 섭취하기 어렵다면, 칼슘 보충제 복용을 고려해 보자. 그런데 다른 건강 문제를 예방하기 위해서는 칼슘 보충제를 너무 많이 먹지 않도록 주의해야 한다. 전미과학공학의학한림원 보건의학과는 50세 이상인 경우 식단과 보충제를 합한 총 칼슘 섭취량이 하루 2,000밀리그램을 넘지 않도록 권장한다.

비타민 D 잊지 않기

비타민 D는 신체의 칼슘 흡수 능력을 향상하며 뼈 건강을 개선한다. 비타민 D는 햇빛을 통해 얻을 수 있다. 다만 자외선 차단제의 자외선 차단 효과가 피부에서 비타민 D 합성을 방해하며 햇빛에서 얻는 비타민 D의 양을 줄이거나 완전히 없앨 수 있음을 유의하자.

비타민 D의 식품 공급원으로는 대구 간유, 송어, 연어가 있다. 하지만 이러한 식품들은 매일 풍부하게 섭취하기 힘들므로, 비타민 D의 유일한 공급원이 될 수 없다. 그래서 우유와 시리얼, 일부 오렌지주스 같은 식품에는 비타민 D가 강화되어 있다.

사람들 대부분은 하루에 비타민 D가 600IU International Unit (미네랄이나 비타민 등이 생물학적 효능을 나타내는 국제 단위-옮긴이) 이상 필요하다. 70세 이후에는 비타민D 권장량이 하루 800IU로 증가한다. 비타민D의 다른 공급원이 없는 경우, 특히 햇빛 노출이 제한된 사람들은 보충제가 필요할 수도 있다. 대부분의 종합 비타민제에는 비타민D가 600~800IU 함유되어 있으며, 보통의 성인들은 비타민D를 하루에 최대 4,000IU까지 섭취해도 안전하다.

운동으로 뼈 강도 높이기

운동은 뼈를 튼튼하게 하고 뼈 손실을 늦추는 데 도움이 된다. 운동은 나이와 상관없이 뼈 건강에 좋지만, 어렸을 때부터 규칙적인 운동을 시작해 평생 지속하면 큰 효과를 얻을 수 있다.

뼈를 형성하고 낙상 위험을 줄이기 위해서는 근력 운동, 체중 부하 운동, 균형 운동을 병행하면 좋다. 근력 운동은 팔과 상부 척추의 근육 및 뼈를 강화하는 데 유용하다. 체중 부하 운동은 발로 체중을 지탱하며 중력에 맞서는 운동으로 걷기, 천천히 달리기, 달리기, 계단 오르기, 줄넘기, 스키 등 다양한 충격을 발생시키는 스포츠가 포함된다. 이러한 운동은 주로 다리와 엉덩이 그리고 하부 척추의 뼈에 영향을 준다. 태극권과 같은 균형 잡힌 운동은 특히 노년기의 낙상 위험도를 낮춘다.

나이가 들어서는 근력 운동과 체중 부하 운동에 더욱 집중하도록 운동 절차를 바꾸면 근골격계 건강을 개선할 수 있다. 이러한 운동을 일주일에 2회 이상 시도해 보자. 헬스장에서 프리웨이트free weight(아령이나 역기 등 일정한 중량을 지닌 도구-옮긴이) 또는 웨이트머신 weight machine(어깨, 가슴 등 특정 부위를 집중적으로 단련하는 기구-옮긴이)을 사용해 운동하는 것을 좋아하지 않는다면 창의력을 발휘해 보자. 프리웨이트를 들고 걷거나, 자신의 체중을 이용해 스쾃squat 또는 팔굽혀펴기를 하거나, 요가 동작을 하는 것도 가능하다. 또한 걸을 때 무게가 있는 조끼를 착용하면 척추에 도움이 되는데, 조끼에 무게가 일정한 추를 대칭으로 배치하고 그 무게를 서서히 늘리는 것이 바람직하다.

뼈를 강화하는 활동 외에 허리 근육을 강화하고 자세를 개선하는 활동 또한 포함하면 좋다. 균형 감각은 낙상 예방에 무척 중요하며, 올바른 자세는 등이 지나치게 굽지 않도록 예방할 수 있다.

뼈 건강에 도움이 되는 운동은 14장에서 자세히 살펴볼 예정이다.

금연하기 그리고 알코올 섭취 제한하기

담배를 피우는 사람은 금연하는 방법에 관해 의료진과 상담하자. 술을 마시는 경우 여성은 하루에 1잔 이하, 남성은 하루에 2잔 이하로 섭취를 제한한다.

의료진과 약물 치료에 관해 상담하기

골다공증 위험이 있는 경우, 골다공증 예방에 도움이 되는 약을 처방받을 수 있다. 골밀도가 낮지만 골다공증으로 규정할 만큼 뼈 손실이 일어나지 않은 사람(골감소증), 골절 위험이 있는 사람, 골밀도를 낮춘다고 알려진 약을 복용하는 사람은 약물 치료 대상이 될 수 있다.

골밀도 검사를 받아야 할까

골밀도 검사는 뼈 손실이 있는지, 뼈 손실량이 골다공증에 부합하는지 확인하는 데 활용된다. 이 검사는 엑스선을 사용해 뼈 한 조각에 칼슘과 기타 뼈 무기질이 몇 그램이 들어 있는지 측정한다. 보편적으로 척추와 엉덩이뼈, 간혹 팔뚝뼈를 검사한다.

건강한 젊은이는 대부분 골밀도 검사가 필요하지 않다. 그런데 나이가 들수록 골다공증 위험도는 증가한다. 이는 특히 여성에게 해당한다. 완경 후 여성이라면 골밀도 검사를 받는 것이 권장된다. 검사 결과 뼈 건강이 양호하다고 밝혀지더라도, 이 검사는 훗날 받게 될 검사의 기준이 될 수 있다.

골절을 경험하지 않은 남성의 경우는 답이 명확하지 않다. 미국 질병예방특별위원회는 남성에게 정기적인 골밀도 검사를 권장하지 않는다. 남성은 여성보다 골질량이 높고 뼈 손실 속도가 느리기 때문에 골절 위험도가 낮다. 하지만 골밀도를 낮춘다고 알려진 약을 복용하는 등 위험 요인이 있는 남성은 뼈 손실 상태를 검사받아야 한다. 다음과 같은 요인이 있으면, 의사는 성별과 상관없이 골밀도 검사를 권장할 수 있다.

- 키가 크게 줄어듦: 키가 3.8센티미터 이상 줄어든 사람은 척추에 조용한 압박 골절이 생겼을 수 있다. 이 질환의 흔한 원인이 골다공증이다.
- 골절: 취약성 골절은 뼈가 너무 연약해져서 예상보다 훨씬 쉽게 부러질 때 발생한다. 심지어 강한 기침이나 재채기로 발생할 수도 있다. 대부분은 서 있는 자세에서 넘어지며 발생한다.
- 특정 약 복용: 프레드니손 prednisone 같은 스테로이드 약을 장기간 사용하면 뼈 형성이 억제되어 골다공증으로 이어질 수 있다.
- 호르몬 수치 감소: 완경 후 발생하는 호르몬의 자연 감소 외에 유방암, 전립샘암과 같은 암의 치료는 골다공증 위험도를 높일 수 있다.
- 고칼슘혈증 발생: 고칼슘혈증은 부갑상샘이 과하게 활성화되어 뼈에 저장된 칼슘이 빠져나가는 상태다.

근육과 관절은 어떻게 변하는가

근육 건강은 수명과 노년기 삶의 질을 결정하는 굉장히 중요한 요소다. 근육이 튼튼해야 일과를 꾸려 나가며 독립성을 유지할 수 있다. 또한 알려진 바에 따르면, 우수한 근육 건강은 다른 기관계 건강의 향상으로 이어질 수 있다. 건강한 노화의 열쇠는 적절한 근육량을 만들고 유지하는 것이다.

우리 몸에는 몸을 움직이는 데 도움이 되는 근육이 약 650개 있다. 근육은 근섬유muscle fiber라고 불리는 큰 세포로 이루어졌으며, 근섬유는 수축을 일으켜 짧아지거나 길어지면서 움직임을 만들어 낸다. 힘줄은 골격근과 뼈를 연결하고, 인대는 뼈와 뼈를 연결한다.

골격근(가로무늬근육)은 골격을 고정하고, 체형을 유지하며, 걷기나 씹기처럼 제어 가능한 자발적 움직임을 돕는다. 민무늬근(제대로근육)은 신경계에 의해 자동으로 제어되며, 위벽으로 향하는 혈류를 조절해 소화를 촉진하거나 혈압을 유지하는 등의 기능을 수행한다.

골격근은 힘줄 및 인대와 함께 관절 구조를 지지한다. 관절은 뼈 2개가 맞닿는 지점이다. 일부 관절은 연골로 덮여 있는데, 연골이란 움직임을 원활하게 하는 고무 같은 조직으로, 활동 중 발생하는 충격이나 무게를 흡수한다. 관절에는 또한 원활한 움직임을 돕는 액체가 들어 있다.

일반적인 노인성 변화 바로 알기 ▬▬▬▬

근육량과 관절 기능은 뼈와 마찬가지로 노인성 변화가 생길 가능성이 높다.

근육량

사람들 대부분은 일생에 걸쳐 근육량의 약 30%를 잃는다. 이러한 손실은 일반적으로 40대 초반에 시작되어 평생 지속된다. 근섬유의 수와 크기도 감소한다. 근육 손실의 영향으로, 50대에는 20대 시절보다 일부 작업이 좀 더 어렵게 느껴질 수 있다. 이를테면 악력이 감소해 병 뚜껑을 여는 등의 작업이 더욱 어려워진다.

흥미롭게도 연구자들은 근육량과 근력의 감소가 나이 못지않게 신체 활동 부족과도 관련이 있음을 발견하고 있다. 신체 활동이 적을수록 근육의 더 큰 손실이 발견되며 일상 활동을 수행하는 과정에 더 많은 어려움을 겪을 수 있다. 안타깝게도 미국인의 60%는 신체 활동을 충분히 하지 않거나 거의 하지 않는다.

근육 손실은 신진대사에도 영향을 미친다. 인체에서 무게 기준으로 가장 큰 기관인 골격근은 매우 중요한 신진대사 기관이다. 하루 동안 섭취하는 탄수화물의 대부분은 단순한 당(포도당) 형태로 근육에 전달된다. 당은 글리코겐glycogen이라 불리는 저장 형태로 근육에 남는다. 글리코겐은 신체 활동과 움직임을 지원하고 근육 조직 내 섬유를 유지 및 복구하는 연료 공급원으로 쓰인다. 근육은 신진대사가 활발하다는 점에서 휴식 시간을 포함해 하루 동안 소비하는 에너지의 양(열량)을 결정하는 주요 요인이 된다. 근육량 손실은 에너지 소비 감소, 즉 열량 소모 감소를 의미한다.

근육량 손실과 신체 활동 감소는 노년기에 접어들어 경험하는 체중 증가의 주요 요인이다. 따라서 나이가 들수록 근육량을 유지하는 것은 무척 중요하다.

관절의 유연성과 기능

나이가 들수록 근육과 관절, 힘줄은 유연성을 잃는다. 힘줄은 또한 수분 함량이 감소한다. 그러면 이러한 움직임을 담당하는 조직은 딱딱해지고 내구성이 낮아지게 된다. 이와 더불어 관절을 감싸고 있는 연골이 얇아져 관절 표면이 예전처럼 부드럽게 미끄러지지 않게 된다. 이 같은 변화가 생기면 바닥에 앉거나, 골프채를 휘두르거나, 신발 끈을 묶기 위해 허리를 숙이는 등 특정 동작을 예전처럼 쉽게 하지 못할 수도 있다.

골관절염

골관절염은 상당히 흔한 질환으로 장애의 주요 원인 중 하나다. 미국인은 5,000만 명 이상이 어떤 형태로든 이 질환을 앓고 있다.

흔히 관절염이라고도 불리는 골관절염은 일반적으로 뼈끝에서 충격을 흡수하는 미끄러운 윤활 물질인 연골이 손상되면서 발생한다. 연골이 손상되면, 관절의 내막(활막)에 염증이 생기며 연골 손상이 더욱 악화된다. 연골 손상으로 뼈끝이 노출되면 뼈가 두꺼워지고, 뼈돌기가 생성되며, 뼈와 뼈가 충돌해 통증이 발생한다.

골관절염은 신체의 모든 관절에 영향을 미친다. 무릎이나 엉덩이 같은 관절 하나에만 발병할 수도 있고, 또는 손가락 같은 부위의 여러 관절에 발생하기도 한다. 이 질환의 주요 특징으로는 통증 외에 관절의 움직임 감소가 꼽힌다.

어떤 위험 요인이 있는가

골관절염의 가장 흔한 요인은 연골 마모지만, 다른 여러 요인으로도 발생할 수 있다. 골관절염 위험도를 높이는 다양한 요인은 다음과 같다.

- 나이: 골관절염은 나이가 들수록 더 흔해진다.
- 성별: 65세 이상 골관절염 환자 가운데 75%가 여성이다.
- 특정 유전 질환: 일부 사람들은 관절이 서로 맞물리는 방식 또는 연골에 약간의 결함을 지니고 태어난다. 나이가 들면 이러한 결함의 영향으로 조기에 연골이 파괴될 수 있다.
- 관절 부상: 스포츠, 업무 활동 또는 사고로 관절을 다친 경우, 골관절염 위험도가 상승하며, 특히 무릎이 이에 해당한다.
- 비만: 과체중은 척추, 무릎, 엉덩이에 불필요한 압력을 가해 골관절염을 유발할 수 있다.
- 기타 질환: 연골의 정상 구조와 기능을 변화시키는 질병 또한 골

관절염의 발병 위험도를 높인다.

비정상적으로 찾아오는 근육과 관절 증상 ▬▬▬

인체 근골격계는 내구성이 상당히 뛰어나지만 근육과 관절은 부상을 입기 쉽다. 사고나 낙상이 발생하면, 근육이 과도하게 늘어나거나 관절이 정상적인 운동 범위를 넘어설 수 있다. 근육과 관절의 마모가 부상으로 이어지기도 한다.

요통은 흔한 질환이다. 매일 허리가 하는 모든 일, 즉 일상 활동을 수행하는 동안 끊임없이 구부리고 비틀리는 일을 고려하면 허리에 문제가 발생하는 것은 그리 놀랍지 않다. 미국 성인의 80% 이상이 평생 1번 이상 요통을 경험하는 것으로 추정된다.

나이가 들면서 보통 40세에서 60세 사이에 요통을 느끼는 것은 정상이다. 연령대가 높아질수록 요통이 생기거나 허리 관련 질환이 발생할 가능성은 상승한다.

요통은 너무 흔한 까닭에 피하지 못한다고 생각할 수 있지만 그렇지 않다. 특정 요인은 요통의 위험도를 크게 높인다. 그러한 요인에는 흡연, 과체중, 신체 활동 부족, 스트레스, 불안, 우울증 등이 있다. 신체적으로 힘든 작업, 특히 무거운 물건을 들거나 몸을 불균형하게 구부리거나 특정 동작을 반복하는 작업은 요통의 위험도를 증가시킨다. 마지막으로, 당연한 이야기지만 나이가 들어 근육과 인대와 뼈가 마모되어도 요통 위험도가 올라간다.

요통의 원인

요통과 관련이 있는 질환은 보통 다음과 같다.

- 근육 또는 인대 긴장: 무거운 물건을 반복해 들거나 갑자기 어색한 동작을 하면 근육과 척추 인대가 긴장할 수 있다. 몸 상태가 좋지 않은 사람이 허리 근육을 계속해서 긴장시키면 고통스러운 근육 경련이 일어날 수 있다.
- 디스크 돌출: 디스크는 척추뼈 사이에서 쿠션 역할을 한다. 디스크 내부의 작은 구멍이 많은 젤리 같은 물질이 부풀어 오르면 척추 신경을 자극해 심각한 요통을 초래할 수 있다. 부풀어 오른 디스크는 척추의 여러 척추뼈에 영향을 미칠 수 있으며, 이를 치료하지 않으면 퇴행성 디스크로 발전할 가능성이 있다. 부풀어 오른 디스크가 항상 요통을 유발하는 것은 아니며, 디스크 질환은 종종 다른 이유로 진행한 영상 검사에서 발견된다.
- 디스크 파열: 디스크가 파열되는 것은 대개 부상의 결과다. 디스크 파열은 일반적으로 특정 지점(척추뼈)에서만 문제를 일으키며, 모든 연령대에서 발생할 수 있다.
- 관절염: 골관절염은 허리에 영향을 미칠 수 있다. 일부 경우는 척추 관절염 때문에 척수 주변 공간이 좁아질 수 있으며, 이러한 질환을 척추관협착증이라고 한다. 허리에서 30분 미만 지속되는 아침 강

직 morning stiffness은 골관절염과 관련되었을 가능성이 있다. 아침 강직이 30분 이상 지속되는 경우는 류마티스 질환의 결과일 수도 있다.

- 골다공증: 척추를 구성하는 뼈(척추뼈)가 작은 구멍이 많아져 부서지기 쉬운 상태가 되면 고통스러운 골절이 발생할 수 있다.

- 척추관협착증: 척추 내 공간이 좁아져 척수와 신경 뿌리가 압박을 받으면 발병한다. 이 질환은 허리와 목 아래에서 자주 발생하며, 발병 원인이 관절염과 관련된 마모인 경우가 많다.

류마티스관절염과 골관절염은 다르다

류마티스관절염은 관절에 통증과 부종을 유발하며 심신을 가장 쇠약하게 하는 관절염으로 꼽힌다. 골관절염은 대부분 수년간 진행된 마모로 발병하지만, 류마티스관절염은 자가면역질환이다. 이 질환은 면역 체계가 관절을 감싸고 있는 조직(활막)을 적으로 오인해 공격할 때 발생한다. 류마티스관절염은 골관절염과 달리 나이가 들수록 더 흔해지지 않는다.

류마티스관절염은 대체로 골관절염보다 더 어린 나이에 발병하며, 남성보다 여성 환자가 3배 더 많다. 골관절염은 뼈와 연골에 주로 영향을 미치지만, 류마티스관절염은 전신을 표적으로 삼을 수 있다. 심장, 폐, 눈등 예상치 못한 기관에 영향을 미치기도 한다. 그러나 류마티스관절염이 가장 흔히 영향을 미치는 부위는 관절이다.

과학자들은 류마티스관절염을 유발하는 면역 반응의 원인이 무엇인지 정확하게 알지 못하지만, 특정 요인이 이 질환의 위험도를 높인다고 추정한다. 이러한 요인에는 특정 유전자, 감염, 호르몬 영향, 흡연 등이 있다. 과체중인 사람은 류마티스관절염에 걸릴 위험도가 다소 상승하는 것으로 보인다. 류마티스관절염 치료에는 염증과 통증을 조절하고 관절 손상을 늦추는 약이 주로 쓰인다.

근육과 관절을 보호하는 방법

근육과 관절에 영향을 미치는 질환을 예방하려면 조기에 대응하는 것이 중요하다. 건강한 생활 습관을 일찍이 실천하면 유연한 관절과 튼튼한 근육을 지킬 수 있다. 다음은 관절과 근육의 건강을 개선하는 방법이다. 이와 관련된 자세한 내용은 2부에서 다룰 예정이다.

건강한 체중 달성하기

과체중은 허리와 엉덩이, 무릎과 발의 관절에 압박을 가하고 허리 근육에 부담을 준다. 건강한 체중을 달성하고 유지하는 가장 바람직한 방법은 규칙적인 운동과 건강한 식단이다.

지속 가능한 활동 계획하기

척추를 포함한 전신의 근력과 관절 운동 범위를 유지하기 위해서는 균형 잡힌 활동 계획을 따르는 것이 중요하다. 활동 계획은 또한 골관절염이나 요통 같은 질환을 관리하는 데 효과적이다. 이러한 질환의 경우, 물리치료사 같은 의료 전문가가 환자의 필요에 맞춰 적절한 활동 프로그램을 계획할 수 있다.

일주일간 활동에는 유산소 운동, 근력 운동, 균형 운동, 유연성 운동이 포함되어야 한다. 활동 프로그램의 효과를 극대화하고 싶다면, 일주일에 150분간 중간 강도의 운동 또는 일주일에 75분간 고강도의 운동을 목표로 정하자.

저강도 유산소 운동은 근력과 지구력을 향상하며 근육이 더욱 원활히 기능하도록 돕는다. 걷기, 자전거 타기, 수영은 좋은 선택이다. 근력 운동은 관절 건강을 유지하고, 허리를 지탱하는 중심 복부 근육을 비롯한 다양한 근육을 키우는 데 도움이 된다. 균형 운동은 자세와 협응력coordination(복합적인 운동을 효과적으로 수행하기 위해 신체 여러 기관을 조화롭게 움직이는 능력-옮긴이), 중심 근력을 개선할 때 효과적이다. 유연성 운동은 관절과 주변 근육의 운동 범위를 향상한다.

심신 수련하기

요가와 태극권 같은 심신 수련은 근육의 긴장을 완화하고 근력과 유연성, 균형 감각을 개선한다. 심신 수련은 근골격계 건강을 비롯한 건강 전반에 유익하다.

요가는 신체 자세와 호흡 조절, 명상과 이완이 결합된 운동이다. 태극권은 심호흡을 하면서 정신을 집중하고 일련의 동작을 천천히 수행하는 우아한 운동이다. 연구에 따르면 태극권과 요가 모두 근육과 관절을 아우르는 전신의 웰빙에 도움이 되는 것으로 나타났다.

올바른 식단으로 건강한 체중 유지하기

건강한 체중을 달성하고 올바른 영양 섭취에 따른 효과를 얻고 싶다면 채소와 과일, 통곡물, 저지방 유제품, 저지방 살코기, 식물성 단백질 식품, 견과류와 올리브유 등 건강한 지방 위주로 구성된 식단을 따르자.

충분히 자고 스트레스 관리하기

편안한 밤은 허리와 관절을 비롯한 신체가 낮 동안의 활동과 도전에서 회복할 수 있도록 돕는다. 과도한 스트레스는 건강 전반에 악영향을 미치며 근육을 긴장시킬 수 있다. 이러한 긴장은 허리 문제의 원인이 되기도 한다. 스트레스는 또한 과식과 운동 부족으로 이어지며 건강한 체중을 유지하기 어렵게 만들 수도 있다.

올바른 신발 신기

체중을 적절히 지탱하는 편안한 신발을 구입해 신자. 이는 체중을 지지하는 관절과 허리의 건강을 유지하는 데 특히 중요하다.

바른 자세 유지하기

하루를 보내는 동안 자세는 아마도 가장 마지막에 생각나는 대상일 것이다. 그런데 서 있거나, 앉아 있거나, 물건을 들어 올리는 자세는 근골격계 중에서도 특히 허리의 건강에 큰 변화를 불러올 수 있다. 자세가 좋지 않으면 체중이 고르게 분산되지 않아 인대와 근육에 부담을 주게 된다. 바른 자세를 유지하고 싶다면 다음을 연습하자.

- 영리하게 서 있자. 구부정하게 서지 않도록 한다. 장시간 서 있을 때는 한쪽 발을 낮은 발판에 올려 허리에 가해지는 하중을 일부분 덜어 주도록 하고, 발을 교대로 발판에 올린다. 바른 자세는 허리 근육이 받는 압박을 줄일 수 있다.

- 영리하게 앉아 있자. 허리 받침대와 팔걸이가 있고 회전 가능한 의자를 선택한다. 적어도 30분마다 1번씩 자세를 바꾼다.
- 영리하게 물건을 들어 올리자. 무거운 물건은 가능하면 들지 않도록 하고, 들어야 할 일이 있을 때는 다리를 활용한다. 허리를 비틀지 않은 채 곧게 펴고 무릎만 구부린 다음, 물건을 몸에 바짝 붙이고 들어 올린다. 물건이 너무 무겁거나 잡기 불편한 경우 동료를 찾는다.

근골격계 건강 체크리스트 ─────────────

지금까지 읽은 내용을 되새기고 앞으로의 건강 계획을 수립하며, 다음 질문에 답해 보자.

- 현재 나의 근골격계 건강에 대해 어떻게 생각하는가?
- 근골격계 건강 측면에서 이미 실천하고 있는 바람직한 활동은 무엇인가?
- 근골격계 건강 측면에서 앞으로 개선하고 싶은 사항은 무엇인가?
- 향후 가장 꾸준히 실천할 수 있는 변화는 무엇인가?

6장

소화기 건강
제대로 챙기는 법

소화는 우리 몸이 생존하고 성장하려면 반드시 작동해야 하는 중요한 기능이다. 여러분이 먹는 음식과 마시는 음료에 함유된 필수 영양소는 세포에 필요한 물질과 에너지로 공급되며, 이를 바탕으로 신체는 스스로 발달하고 유지하며 회복한다.

···

소화계의 작동 원리는 이해하기 쉬워 보일 수 있다. 입에 음식을 넣는다. 소화기관이 음식을 분해한다. 음식의 영양소가 장에서 흡수된다. 나머지는 노폐물로 제거된다.

꽤 간단해 보이지 않는가? 그러나 실제 인간의 소화계는 놀랄 만큼 복잡하다. 때로는 소화계에 문제가 발생하며, 나이를 먹을수록 소화 과정의 효율이 떨어지기도 한다.

인체가 영양소를 얻고 노폐물을 제거하는 복잡한 방법은 나이가 들면 여러 방식으로 변화하기 시작하는데, 그 가운데 일부는 통제 불가능하다. 하지만 소화계를 건강하게 유지하기 위한 대처 방법은 있다.

치아와 구강에 나타나는 변화

나이에 따른 치아와 잇몸의 변화는 수년 동안 얼마나 건강하게 관리했느냐에 달렸다. 그런데 양치질과 치실질을 꼼꼼히 하더라도 젊었을 때보다는 입안이 건조해지는 현상을 느낄 수 있으며, 이는 약이나 식단과도 관련이 있을 수 있다. 나이가 들면 잇몸이 무너지고, 치아는 착색되며 깨지기 쉬워진다.

노년층은 치아 상실로 어려움을 겪기도 하지만, 다행히 지난 20년 동안 미국인의 구강 건강은 크게 개선되었다. 잇몸 질환 치료법이 개선되는 등 예방적 치과 진료에 많은 관심이 집중된 덕분에, 노년층의 지아 발치 횟수가 줄어들고 틀니가 필요한 사람도 적어졌다. 또한 과거 세대보다 담배를 피우는 사람이 줄어들면서 치아 건강을 유지하는 노년층이 늘어나고 있다.

치과에 방문해 정기 검진과 권장 치료를 받는 것은 치아 상실을 예방하고 구강 건강을 지키는 열쇠다.

비정상적인 증상 구별하기

나이가 들어 치아와 구강에 변화가 생기는 것은 흔한 현상이지만, 심각한 문제의 징후와 증상이 간과되어서는 안 된다. 구강 건강은 다음과 같은 다양한 질병과 질환의 원인이 될 수 있다.

잇몸 질환

잇몸염(치은염)은 치아 아랫부분인 잇몸에 과민, 발적, 부종(염증)을 일으키는 흔하고 가벼운 잇몸 질환이다. 그러나 잇몸염은 심각하게 받아들이고 신속히 치료하는 것이 중요하다. 이 질환이 이주위염(치주염)과 치아 소실이라는 심각한 잇몸 질환으로 이어질 수 있기 때문이다. 잇몸 질환은 광범위한 만성 염증의 지표가 되는 동시에, 심혈관 질환의 예측 인자가 될 수 있다. 일부 연구에 따르면 잇몸 질환이 있는 사람은 심장마비와 뇌졸중의 위험도가 2배 높을 수 있다고 한다.

건강한 잇몸은 연한 분홍색이고, 단단하며, 치아 주위를 빈틈없이 감싼다. 잇몸염의 징후와 증상으로는 잇몸이 부어오르거나 검붉어지는 현상, 양치질이나 치실질을 할 때 잇몸에서 쉽게 피가 나는 현상, 잇몸이 많이 무너지고 구취가 나는 현상 등이 있다.

잇몸염의 가장 흔한 원인은 구강 위생 불량으로 치아에 형성된 치태가 주변 잇몸 조직에 염증을 유발하는 것이다. 잇몸 질환은 또한 당뇨병이 있는 사람들 사이에서 더욱 흔하며 심각하다고 추정된다. 연구에 따르면 잇몸 질환을 앓는 사람은 혈당 수치를 조절하는 과정에 더 어려움을 겪는 것으로 나타났다.

구강 건조증

구강 건조증은 침샘이 침을 충분히 분비하지 않아 입안을 촉촉하게 유지하지 못하는 증상을 말한다. 입안이 건조하면 말하기, 삼키기, 맛보기가 더 어려워질 수 있다. 한때는 구강 건조증이 정상적인 노화 과정의 일부로 여겨졌지만, 현재는 다른 원인이 있을 수 있음이 밝혀졌다. 진통제, 알레르기 약, 혈압 약, 항우울제 등 수백 가지 약이 구강 건조증을 일으킨다. 특정 질환, 예컨대 쇼그렌 증후군Sjogren's syndrome(눈물샘이나 침샘 등 점액을 분비하는 샘에 영향을 미치는 만성 자가면역질환-옮긴이), 효모 감염(구강칸디다증), 요붕증diabetes insipidus(항이뇨호르몬의 분비 또는 작용에 이상이 생겨 소변량이 증가하는 질환-옮긴이)이 구강 건조증을 유발할 수도 있다.

충분한 침 분비는 건강에 중요하다. 침은 세균이 생성하는 산을 중화하고, 세균 성장을 제한하며, 음식물 찌꺼기를 씻어내 충치 예방에 도움이 된다. 침은 또한 맛을 보는 능력을 향상하고 음식물을 씹고 삼키기 쉽게 한다. 이와 더불어 침의 효소는 소화를 돕는다.

위험 요인에 대처하는 법

치과 및 구강 질환은 대부분 모든 연령대에서 예방과 치료가 가능하다.

- 양치질을 하루에 2번 이상 한다. 솔이 부드러운 칫솔과 불소 치약으로 치아의 모든 면을 닦는다. 치아와 잇몸의 안쪽과 바깥쪽 표면을 깨끗이 닦는다.
- 치실질을 매일 한다. 치실질을 꼼꼼히 하면 칫솔이 닿지 않는 부분의 치태와 음식물을 제거해 잇몸을 건강하게 유지할 수 있다. 치실질을 한 뒤 입안을 헹군다. 손가락으로 치실을 다루는 데 어려움이 있는 경우는 치실 걸이를 쓰면 유용하다.
- 구강 청결제로 입안을 헹구자. 양치질과 치실질을 한 뒤에는 구강 청결제로 남은 음식물 찌꺼기를 제거한다.
- 치과에서 정기 검진을 받자. 1년에 1번 이상 치과를 방문해 치석 제거 시술과 검진을 받는다. 치과 의사가 충치, 잇몸 질환, 구강암 여부를 검사할 것이다.
- 담배 제품을 사용하지 않는다. 엽궐련, 파이프 담배, 씹는 담배를 포함한 모든 형태의 담배는 잇몸 질환과 구강암 및 후두암의 위험도를 높인다.

소화관에 나타나는 변화

나이가 들어 소화 과정에 변화가 생기는 것은 정상이다. 시간이 지날수록 소화관의 근육은 딱딱해지고 약해지는 경향이 있다. 위는 탄력이 떨어지고 음식을 많이 담을 수 없게 된다. 소화된 음식물이 장을 통해 이동하는 속도가 느려진다. 장의 표면적이 다소 감소해 특정 영양소를 흡수하는 소장의 능력이 낮아질 수 있다.

위, 간, 췌장, 소장이 분비하는 분비물의 흐름 또한 감소할 수 있다. 간은 크기가 작아져 간에서 생성되는 효소의 효과가 낮아질 가능성이 있다. 그러면 약물과 기타 물질을 분해하는 데 시간이 오래 걸리게 된다. 이는 약물의 효과가 더욱 오래 지속될 수 있음을 의미한다.

이뿐만 아니라 나이를 먹으면 장내 산성 수치가 감소하고, 음식을 분해하는 효소와 대장에 자연적으로 존재하는 세균이 변화하며 소화 문제에 더 취약해질 수 있다.

장내 미생물군과 건강

'당신이 먹는 음식이 곧 당신이다'라는 말을 들은 적 있을 것이다. 오래전부터 우리는 우리 몸에 넣는 음식이 건강에 영향을 미칠 수 있음을 알았다. 그런데 과학이 발전하면서, 건강은 체내에 존재하는 수조 마리의 미생물로 정의될 수도 있음이 점차 분명해지고 있다.

인체의 여러 부위, 예를 들어 입과 피부, 질과 호흡기에는 다양한 미생물이 존재한다. 그런데 이러한 미생물의 수와 다양성이 일반적으로

장이라 불리는 위장관계gastrointestinal system만큼 풍부한 부위는 없다. 다양성이란 위에 얼마나 많은 종류의 미생물이 존재하는지, 그리고 얼마나 고르게 분포되어 있는지를 의미한다. 다양성은 건강한 장의 특징이므로 매우 중요하다.

대부분의 경우 장에는 신체의 거의 모든 부위와 소통하며 건강 전반에 도움이 되는 미생물이 적절한 종류와 양으로 존재한다. 그런데 때로는 이러한 미생물의 균형이 깨져서 좋은 세균은 줄어들고 잠재적으로 해로운 세균은 증가할 수 있다. 장 불균형은 여러 질병과 질환의 발생에 어느 정도 영향을 미친다고 여겨진다.

지난 수년간 장내 미생물군에 관한 정보가 많이 발표되어 다방면으로 해당 주제가 연구되고 있다. 부분적으로, 이는 시험 방법이 개선되어 장내 미생물군을 깊이 분석할 수 있게 된 덕분이기도 하다. 연구자들은 소화기관 질환처럼 그리 놀랍지 않은 증상부터 자폐증처럼 예상치 못한 장애에 이르기까지, 질병 발병과 장 불균형 사이에 어떤 연관이 있는지 계속 탐구하고 있다.

자연분만 아기의 장내세균

장내 미생물군은 특정 미생물과 그 미생물의 유전적 구성 요소뿐만 아니라 주변 환경까지 아우르는 장 내부의 총체적인 환경이다. 아이슬란드 생태계가 브라질 생태계와 다르듯, 장내 환경도 사람마다 다르다.

이러한 미생물 생태계의 형성은 일찍부터 시작된다. 연구에 따르면 태어나기 전 인간의 소화관은 거의 백지상태와 같으며, 태어난 후에는 수많은 외부 영향이 장내 미생물군의 형성을 돕는다.

가령 자연분만으로 태어난 영아와 제왕절개로 태어난 영아를 비교하면 장내세균이 다르다. 이는 어머니가 자연분만 중에 장내세균을 영아에게 전달하기 때문이다. 모유 수유를 받는 영아는 분유를 먹는 영아와 비교하면 장내세균의 구성이 다르다. 영아는 유아기에 접어들 때쯤이면 어른만큼 다양한 장내 미생물을 지니게 된다. 인체에는 세균 수백 종을 비롯한 장내 미생물 약 100조 개가 서식하고 있다.

장내 미생물군은 대부분 안정적으로 유지된다. 하지만 약이나 식단 변화 같은 특정 요인이 장내 미생물군을 변화시킬 수 있다. 나이가 들면 미생물군의 다양성이 낮아지는 경향이 있다는 점에서, 노화 또한 장내 미생물군을 변화시키는 요인이다. 항생제 복용도 건강한 장내 미생물군을 파괴할 수 있다. 그렇게 되면 클로스트리디오이데스 디피실Clostridioides difficile, C. diff. 감염 등 장내 미생물 다양성 감소가 초래하는 질환에 걸릴 가능성이 상승한다. 장내 미생물군의 불균형은 과민대장증후군 같은 위장관 질환뿐만 아니라 알레르기, 비만, 신경계 문제와도 관련이 있을 수 있다.

건강한 장 가꾸기

장내 미생물군 연구자들은 장 질환의 원인이 장내 미생물의 불균형인지, 아니면 다른 질병이거나 해당 질병의 치료제인지 확실히 규명하는 단계에 이르지 못했다. 그런데 특정 음식과 생활 습관은 장 건강을 증진하는 데 도움이 된다는 것을 밝혀냈다. 이를테면 중간 강도에서 고강도의 유산소 운동은 장내 미생물 구성을 개선한다고 알려졌다.

이와 더불어 과일과 채소, 통곡물, 완두콩과 강낭콩 같은 식물성 식품을 먹으면 위장관계에 이로운 세균이 증식한다는 연구 결과도 있다. 이러한 식품은 복합 탄수화물을 함유한다. 인체는 복합 탄수화물을 소화할 수 없으므로, 장내세균이 이를 섭취하며 번성할 수 있다. 요구르트, 김치, 콤부차 등 활성 발효균이 함유된 식품도 장에 유익한 세균을 공급한다.

장내 미생물군이 소화 건강에만 영향을 미치는 것은 아니라는 증거가 점점 늘어나고 있다. 장내 미생물군은 건강 전반을 변화시키며, 장이 건강하면 실제로 수명이 늘어날 수 있다.

미래에는 이로운 장내 미생물을 증식시키기 위한 개인별 맞춤 식단이 등장할 것이다. 그날까지 우리가 실천할 수 있는 가장 좋은 전략은 운동을 하고, 균형 잡힌 식단을 섭취하며, 장 건강을 지키는 것이다. 항생제 사용에도 주의를 기울이는 것이 중요하다. 항생제 남용으로 장내 미생물의 섬세한 균형이 깨지지 않도록, 의사의 처방이 있을 때만 항생제를 복용하자.

일반적인 노인성 변화 바로 알기

소화 과정에 생기는 노인성 변화는 미세해서 알아차리지 못하는 경우가 많다. 하지만 이러한 변화는 흔히 발생한다. 일부 사람들은 위산 역류와 복부 팽만감을 경험하거나, 특정 음식을 소화하기가 힘들어진다. 약물 대사에 문제가 생기거나 변비에 걸리는 사람도 있다. 나이가 들면 생기는 일반적인 소화 질환은 다음과 같다.

간헐적 속쓰림

속쓰림은 보통 식후에 느껴지는 흉부의 타는 듯한 통증으로, 나이가 들수록 증상이 뚜렷해지며 발생 빈도가 증가한다. 이유는 소화 근육의 반응성이 낮아지기 때문이다. 음식물은 위로 운반되는 동안 식도와 위 사이에서 관문 역할을 하는 근육인 아래식도조임근을 통과한다. 이 근육은 나이가 들수록 수축이 약해지므로 위 내용물이 식도로 역류할 수 있다.

간헐적 속쓰림은 흔하다. 그런데 잦은 속쓰림은 위식도역류병과 관련이 있다.

장과 뇌의 연결 ─────────

두렵거나 긴장되어 속이 울렁거린 적 있는가? 많은 사람이 경험한 적이 있을 텐데, 이는 뇌와 위장관계가 긴밀하게 연결되어 서로 많은 '대화'를 나누기 때문이다. 소화 기능을 조절하는 세포와 뇌의 감정 중추를 조절하는 세포 사이의 연결을 '장-뇌 축 gut-brain axis'이라고 부른다.

나이가 들어 질병과 장애가 증가하면 불안과 스트레스가 상승해 장과 뇌 사이의 소통이 더욱 활발해질 수 있다. 그러면 불안, 걱정 또는 스트레스가 많아지는 경우 음식을 제대로 소화하지 못하게 된다. 당연한 이야기지만 많은 위장 장애가 스트레스 및 불안과 관련이 있다.

몸은 스트레스를 받으면 마치 위험에 빠진 것처럼 반응한다. 공격에 맞서 싸우거나 도망칠 수 있는 에너지를 더 많이 확보하기 위해 근육에 혈액을 추가로 공급한다. 이렇게 되면 소화를 돕는 혈액의 양이 감소한다. 소화 근육은 활동량이 줄어들고, 소회를 돕는 효소의 분비량은 적어지며, 음식물과 노폐물이 소화관을 통과하는 속도는 느려진다. 이는 속쓰림, 복부 팽만감, 변비 같은 증상을 유발한다.

때로는 스트레스가 정반대로 작용하기도 한다. 스트레스는 음식의 장 통과 속도를 높여 복통과 설사를 일으킨다. 또한 궤양, 과민대장증후군, 궤양대장염 등 소화기관 질환의 증상을 악화시킨다.

뇌 관련 질환이 장에 영향을 줄 수도 있다. 우울증이나 불안을 겪는 사람은 식욕을 잃어 결과적으로 체중이 줄어드는 경우가 드물지 않다. 불안장애가 있는 사람은 또한 설사나 위식도역류병을 많이 경험하는 편이다. 따라서 정신 건강을 돌보는 것은 소화 건강의 개선으로 이어질 수 있다.

젖당 내성 감소

일부 사람들은 나이가 들면 우유에 함유된 당(젖당)을 소화하는 데 필요한 효소인 젖당분해효소를 몸에서 적게 생성한다. 그러면 유제품을 소화하는 과정에 어려움을 겪을 수 있다. 일반적으로 젖당분해효소는 젖당을 포도당과 갈락토스galactose라는 두 가지 단순당으로 전환한 다음 장 내벽을 통해 혈류로 흡수시킨다. 젖당분해효소의 수치가 낮더라도 유제품을 소화시킬 수는 있다. 하지만 수치가 너무 낮으면, 젖당불내증이 생기게 된다.

배변의 어려움 증가

소화되지 않은 음식물이 결장을 통해 느리게 이동하는 동안 많은 수분이 결장에 흡수되면, 대변이 건조해져 변비가 생길 수 있다. 칼슘과 철이 함유된 약이나 보충제 등 다양한 요인이 변비를 악화시킨다. 일반적으로는 신체 활동 부족과 수분 섭취 부족이 가장 흔한 변비의 요인이다. 다른 요인으로는 식이섬유가 부족한 식단, 식단의 변화, 질병, 배변을 미루는 행동 등이 있다. 완하제, 특히 식이섬유 성분의 완하제를 충분한 양의 물과 함께 복용하지 않으면 만성 변비로 이어질 수 있다.

비정상적으로 찾아오는 소화기 질환

소화기관 건강에 일어나는 변화는 노화의 불가피한 과정일 수 있지만, 심각한 문제의 징후와 증상이 간과되어서는 안 된다. 미국인 수백만 명이 특정 유형의 소화 장애를 겪는다. 이를 뒷받침하는 증거는 약국과 식료품점 통로에 전시된 소화 관련 의약품과 보충제다. 증상이 경미하고 간헐적으로 발생하는 수준을 넘어서면, 의료진과 상담하자.

만성 변비

노년층에게 흔히 발생하는 소화기관 질환 중 하나가 변비다. 변비에 걸리면 배변 횟수가 줄고 배변 과정이 힘들며 고통스러워질 수 있다. 변비 증상이 몇 달간 지속되면 만성 변비로 간주된다. 만성 변비는 미국 성인의 최대 20%가 경험하며, 남성보다 여성에게 더 많이 발생한다고 알려졌다. 이 질환은 나이가 들수록 더 흔해져 65세 이상 인구의 최대 3분의 1에게 나타난다.

변비는 보통 배변 횟수가 일주일에 3번 미만인 경우로 설명되지만 증상은 다양하다. 변비 원인은 수분 또는 식이섬유 섭취 부족, 활동량 부족 등 다양하다. 골반저 질환, 장 수술 또는 방사선 치료, 복용하는 약 등 기타 질환과 치료법이 문제를 일으킬 수도 있다.

식단과 생활 습관의 변화는 만성 변비를 예방하거나 치료하는 데 효과적일 수 있다. 이러한 방법으로도 해결되지 않는 경우는 변비 치료에 도움이 되는 약을 사용한다.

만성 설사

설사는 장 내벽에 염증이 생겨 영양소와 수분을 흡수하는 기능이 방해받을 때 발생한다. 감염이나 특정 음식 섭취와 관련 있는 경우가 많고 지속 시간이 짧지만, 때때로 만성화되기도 한다.

만성 설사는 염증을 유발하는 질환 또는 장의 흡수장애 및 과다운동성 같은 증상과 관련이 있을 수 있다. 만성 설사의 흔한 원인은 과민대장증후군이다.

때로는 소화되지 않는 당분이 문제가 되기도 한다. 이것이 원인이라면, 소위 포드맵 탄수화물FODMAP(포드맵이란 발효성 올리고당, 이당류, 단당류, 당알코올의 영어 앞 글자를 따서 만든 단어로, 포드맵 탄수화물은 장에서 잘 흡수되지 않고 남아 장운동을 변화시키거나 다량의 가스를 생성한다-옮긴이)을 섭취하지 않는 것이 가장 좋다. 포드맵 탄수화물은 유제품, 밀로 만든 식품, 강낭콩과 렌틸콩, 아스파라

거스·양파·마늘 등 일부 채소, 사과·체리·배·복숭아 등 일부 과일에 함유되어 있다. 만성 설사는 또한 식품이나 식품 성분에 대한 불내증 또는 과민증으로 발생할 수 있다. 카페인이나 알코올이 함유된 음료도 특정 약물과 마찬가지로 과도하게 섭취하면 만성 설사를 일으킬 수 있다.

식단과 생활 습관의 변화는 만성 설사를 완화하는 데 도움이 된다. 이 문제가 염증성 질환과 관련이 있는 경우는 약물 치료가 필요할 수도 있다.

젖당불내증

식품 불내증과 민감증은 특정 식품 성분을 소화하기가 어려울 때 나타나는 징후와 증상을 설명하는 용어다. 이는 장에 가스가 차는 현상과 복통, 설사 같은 문제로 이어질 수 있다. 식품 불내증에는 여러 유형이 있는데, 가장 흔한 유형이 젖당불내증이다.

앞서 언급했듯 젖당불내증이 있는 사람은 체내에서 젖당분해효소가 충분히 생성되지 않아 유제품에 함유된 당(젖당)을 소화하는 과정에 어려움을 겪는다. 젖당은 흡수되지 않으면 결장으로 이동해 발효된다. 발효 과정에서 세균이 젖당을 액체와 기체 물질로 전환하면 경련, 설사, 복부 팽만감이 발생하며 장에 가스가 찬다.

젖당불내증은 개인마다 다르게 나타난다. 유제품을 소량 섭취할 경우엔 대개 문제가 없지만, 한 번에 여러 유제품을 먹거나 젖당이 포함된 음식을 다량 섭취할 때 문제가 발생한다. 그중에 젖당불내증이 심각한 사람은 유제품을 먹기만 하면 고통스러운 증상을 경험하게 된다.

인체의 젖당분해효소 생성을 촉진하는 방법은 없다. 젖당불내증을 관리하는 가장 바람직한 방법은 문제를 유발하는 식품 섭취를 피하고, 유제품을 섭취할 때 젖당분해효소가 함유된 제품을 선택하는 것이다. 이러한 제품은 젖당을 분해하고 흡수할 수 있도록 돕는다.

요구르트나 치즈 같은 발효 유제품은 발효 과정에서 젖당이 대부분 분해되므로 젖당 함유량이 가장 적다. 유제품에 함유된 젖당은 유청에서 대부분 발견되는데, 유청은 단단한 치즈를 만드는 과정에서 제거된다. 따라서 치즈는 오래 숙성되고 단단할수록 젖당을 함유할 가능성이 낮다. 또한 염소 치즈는 젖당 함량이 낮은 편이다.

위식도역류병

거의 모든 사람은 간헐적 속쓰림을 경험한다. 속쓰림이란 위산이 식도로 역류해 가슴이나 목이 뜨겁고 타는 듯한 느낌을 경험하는 것이다. 간헐적 속쓰림은 대체로 염려할 필요가 없지만 일부 사람들에게는 위산 역류가 자주, 심지어 매일 발생한다.

위산의 지속적 역류는 식도 조직을 손상시킬 수 있다. 그 결과 흉터 조직이 형성되면, 식도가 좁아져 음식물을 삼키기가 더욱 어려워지게 된다. 위식도역류병은 또한 식도암 위험도를 상승시킨다.

누구나 위식도역류병에 걸릴 수 있지만, 특정 요인이 있으면 발병 위험도가 증가한다. 그러한 요인에는 비만, 틈새탈장, 임신 등이 있다. 다음과 같은 요인도 위산 역류를 악화시킬 수 있다.

- 흡연
- 과식 또는 야식 섭취
- 고지방 음식 또는 튀긴 음식 등 특정 식품(유발 요인) 섭취
- 알코올 음료 또는 카페인 음료 등 특정 음료 섭취
- 아스피린 등 특정 약물 복용

건강한 체중을 유지하면 위산 역류를 예방하거나 발생 빈도를 줄이는 데 도움이 된다. 식사 후 3시간 이상 기다렸다가 눕거나 잠자리에 드는 것, 역류를 유발하는 음식을 섭취하지 않거나 섭취량을 줄이는 것 또한 효과적이다. 일반적인 유발 요인으로는 알코올, 초콜릿, 카페인, 지방이 많은 음식, 페퍼민트가 있다.

그리고 담배를 피운다면, 금연하자. 흡연은 식도와 위 사이에서 관문 역할을 하는 근육인 아래식도조임근의 기능을 떨어뜨린다.

소화기 질환 위험 요인에 대응하기

식탁에 올리는 음식이 소화에 많은 영향을 준다는 사실은 분명하다. 그런데 먹는 음식의 종류만 중요한 것은 아니다. 음식을 섭취하는 양과 방식(느긋하게 또는 급하게, 집중해서 또는 산만하게) 또한 중요하다.

매일 선택하는 음식과 식습관은 소화기관을 튼튼하고 건강하게 유지하는 데 도움이 될 수 있다. 물론 건강한 생활 습관을 단순히 따른다

고 해서 모든 소화 문제가 예방되거나 관리되는 것은 아니다. 일부 소화기관 질환은 유전적이거나 알 수 없는 이유로 발생한다.

하지만 소화기관 질환은 건강한 식단을 선택하고, 천천히 먹고, 스트레스를 관리하며, 규칙적인 신체 활동을 하면 대부분 예방하거나 완화할 수 있다. 이러한 변화를 꾸준히 실천하면 점차 습관으로 굳는다. 습관은 차츰 일상이 되며, 일상은 마침내 새로운 생활양식이 된다. 이점은 많다. 건강한 습관은 소화 건강을 개선할 뿐만 아니라 질병 위험도를 낮추고 외모에 자신감이 생기며 기분을 북돋는 데 도움이 된다.

식이섬유와 영양소에 주목하기

과일, 채소, 통곡물을 충분히 섭취한다. 이러한 식품은 식이섬유가 풍부한데, 이는 건강한 식단의 핵심 요소이며 특히 소화에 중요한 역할을 한다.

식이섬유가 풍부한 식단을 섭취하면 변비를 예방하며 치핵 등 다른 소화기관 질환의 위험도를 낮출 수 있다. 식이섬유는 또한 장내에 다양하고 건강한 세균의 성장을 촉진하는 데 효과적이다.

식이섬유는 식물성 식품의 성분으로 소화가 되지 않아 체내로 흡수되지 않는다. 식이섬유는 수용성과 불용성의 두 가지 형태로 나뉘는데, 보통은 두 형태가 모두 포함되어 있다. 수용성 식이섬유는 소화관을 통과하는 동안 다량의 물을 흡수해 음식물의 부피를 늘린다. 반면 불용성 식이섬유는 소화관 내 음식물의 이동 속도를 높이고 노폐물의 이동을 도와 변비를 예방하는 데 도움을 준다.

또한 비타민과 무기질을 권장량만큼 섭취하고 있는지 확인하자.

노인성 식욕 부진

사람들은 나이가 들수록 소화 과정에 생기는 변화의 영향으로 식사량을 줄이고 식사 속도를 늦추는 경향이 있다. 그 결과 일부 사람들은 일일 섭취 열량이 최대 25%까지 감소한다.

만약 체중을 감량하는 중이라면, 이런 자연스러운 변화는 축하할 만한 현상일 것이다. 건강한 체중 유지는 건강의 핵심 요소이기 때문이다. 하지만 일부 사람들은 섭취 열량이 감소하면서 의도치 않게 저체중이 되는데, 이러한 증상은 노인성 식욕 부진으로 알려져 있다.

노인성 식욕 부진은 큰 주목을 받지 않지만 심각한 문제가 될 수 있다. 노인성 식욕 부진이 생기면 영양 부족과 근력 및 에너지 수준의 저하를 겪고 노쇠해질 수 있다(11장 참고).

노인성 식욕 부진은 때때로 기저 질환이나 사회적 문제를 나타낸다. 알코올 중독, 우울증 같은 정서적 문제, 노년기 편집 장애 또는 인지 장애를 의미할 수도 있다. 일부 사람들은 나이가 들어서 음식을 너무 많이 먹으면 몸에 해가 될까 염려하거나, 단순히 먹는 행위를 잊어 버리기도 한다. 노인성 식욕 부진은 진단되지 않은 악성 종양, 치아 또는 삼키는 기능에 발생한 문제, 쇼핑이나 요리와 관련된 도움의 필요성을 시사할 수도 있다.

건강한 체중을 유지하는 데 어려움을 겪거나 체중이 지나치게 줄어든다고 생각되면, 의료진과 상담하도록 한다.

식단에 식이섬유를 추가해야 할까

다음은 일반적인 식품에 함유된 식이섬유의 양이다. 하루에 여성은 21~25그램 이상, 남성은 30~38그램 이상 식이섬유를 섭취하는 것이 좋다.

식품명	1회 섭취량	총 식이섬유량(그램)
껍질 벗긴 삶은 완두콩	1컵	16.0
삶은 렌틸콩	1컵	15.5
삶은 검은콩	1컵	15.0
베이크드빈 통조림	1컵	10.0
치아씨	약 30그램	10.0
삶은 콩깍지	1컵	9.0
라즈베리	1컵	8.0
조리된 통밀 스파게티면	1컵	6.0
조리된 보리쌀	1컵	6.0
배	중간 크기 1개	5.5
밀기울 시리얼	4분의 3컵	5.5
삶은 브로콜리 다진 것	1컵	5.0
조리된 퀴노아	1컵	5.0
귀리기울 머핀	중간 크기 1개	5.0
조리된 인스턴트 오트밀	1컵	5.0
껍질이 있는 사과	중간 크기 1개	4.5
삶은 방울양배추	1컵	4.0
껍질째 구운 감자	중간 크기 1개	4.0

프로바이오틱스가 함유된 식품 섭취하기

프로바이오틱스probiotics는 흔히 우호적인 세균 또는 유익한 세균으로 불린다. 프로바이오틱스가 함유된 식품은 소화계에 이롭다고 여겨지는데, 장내에 숨어 있을 수 있는 나쁜 세균을 퇴치하는 데 도움이 되는 유익한 미생물을 포함하기 때문이다. 프로바이오틱스 식품은 변비와 설사를 해소하고 장 건강 전반을 개선하는 데 도움이 될 수 있다.

프로바이오틱스는 활성 발효균, 다른 말로 살아 있는 발효균이 함유된 요구르트에서 찾을 수 있다. 요구르트는 우유를 다양한 세균으로 발효시켜서 제조하며, 그 세균은 요구르트 제품에 남는다. 프로바이오틱스의 다른 공급원으로는 치즈, 발효유 음료 중 하나인 케피르, 한국의 채소 발효 식품인 김치, 콤부차 등이 있다.

충분한 수분 섭취

식이섬유가 풍부한 식단과 함께 수분을 섭취하면, 노폐물이 소화관을 수월하게 통과하여 소화 문제를 예방하는 데 도움이 된다. 물을 매일 2리터, 즉 250밀리리터짜리 컵 8잔을 섭취하도록 노력하자. 물이 가장 좋다. 채소와 과일도 대부분 80% 이상의 수분을 함유하고 있다.

필요한 수분 섭취량은 건강, 거주 지역, 활동량, 땀을 흘리는 양 등 다양한 요인으로 결정된다. 일부 사람들에게는 8잔 미만이 적당할 수 있다. 다른 일부 사람들, 이를테면 신장 결석이나 신부전 병력이 있는 사람은 8잔보다 더 많은 수분이 필요할 수도 있다. 단, 심장병 같은 특정 질환이 있는 경우는 수분 섭취를 제한해야 할 수도 있음을 명심하

자. 얼마나 많은 수분을 섭취해야 하는지 확신이 들지 않는다면, 의료진과 상담하는 것이 좋다.

아침 식사 거르지 않기

아침은 결장 내에서 일어나는 규칙적인 근육 수축을 이용하기에 가장 좋은 시간으로, 이를 위 결장 반사gastrocolic reflex라고 부른다. 위 결장 반사는 노폐물을 결장에서 직장으로 이동시키는 과정에 도움을 주며, 배변하고 싶은 충동을 유발한다.

아침 식사는 소화계를 음식물, 궁극적으로 음식물에서 비롯한 노폐물로 가득 채워 규칙적인 배변 활동을 촉진하는 데 효과적이다. 배변이 임박했다는 느낌이 들면 곧장 화장실에 가자. 화장실에 가지 않고 참으면 변비에 걸릴 수 있다.

식사량 제한하기

과식은 소화계에 부담을 준다. 우리 몸은 소화액을 일정량만 생성할 수 있으며, 너무 많이 먹으면 음식물을 소화하기에 소화액이 충분하지 않을 수도 있다. 이는 속쓰림의 위험도를 높인다. 한편, 적당량을 식사하면 음식물이 더욱 편안하게 소화된다. 또한 소식을 하면 건강한 체중을 유지하는 데 도움이 될 수 있다.

정해진 시간에 식사하기

소화계는 하루 세 끼를 정해진 시간에 먹는 등 규칙적인 일정을 따를 때 가장 효과적으로 기능한다. 규칙적으로 식사하면 소화계는 식사 사이에 휴식 시간을 갖는다.

급하게 식사하지 않기

바쁜 일정으로 식사를 급히 하거나 이동하는 도중 음식을 먹는 경우가 있다. 식사를 서둘러 하면, 배가 부르다는 신호를 받기 전에 과도하게 먹는 경우가 많아 과식과 체중 증가로 이어진다. 또한 음식을 충분히 씹지 않게 되므로, 소화계가 더욱 열심히 일해야 한다. 음식을 급히 삼킬 때는 천천히 먹을 때보다 더 많은 공기를 삼킨다. 그러면 트림과 복부 팽만감 그리고 장에 가스가 차는 현상이 발생할 수 있다.

음식을 제대로 소화하고 식도로 위산이 역류하지 않게 하려면, 누워서 먹어선 안 된다. 그리고 식사 후에 바로 눕지 않도록 한다. 식사를 마치고 3시간 이상 기다렸다가 눕거나 잠자리에 들어야 한다.

신체 활동 지속하기

신체 활동은 소화에 매우 중요하다. 운동은 음식물이 소화관을 통해 이동하는 속도를 높이고, 장을 움직이게 하며, 규칙적인 배변을 촉진한다. 또한 운동은 건강한 체중을 유지하는 데 도움이 된다. 구체적인 운동과 운동 프로그램에 관한 자세한 내용은 14장을 참고하자.

소화기 건강 체크리스트 ——————————
지금까지 읽은 내용을 되새기고 앞으로의 건강 계획을 수립하며, 다음 질문에 답해 보자.

- 현재 나의 소화 건강에 대해 어떻게 생각하는가?
- 소화 건강 측면에서 이미 실천하고 있는 바람직한 활동은 무엇인가?
- 소화 건강 측면에서 앞으로 개선하고 싶은 사항은 무엇인가?
- 향후 가장 꾸준히 실천할 수 있는 변화는 무엇인가?

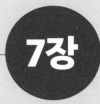

7장

질환 관리로 위험도를 낮추는 비뇨기 건강

이전 장에서 살펴보았듯, 우리 몸은 섭취한 음식을 분해하고, 분해된 물질은 혈류로 흡수된다. 혈액이 순환하는 동안 체내 세포는 혈액에서 수분과 영양소를 흡수하고, 노폐물을 다시 혈액으로 배출한다. 비뇨계가 하는 일은 혈액에서 과다한 체액과 노폐물을 여과하고 모으고 저장한 다음, 배뇨 작용을 통해 몸 밖으로 배출하는 것이다.

비뇨계에는 신장, 신장에서 방광으로 소변을 운반하는 긴 근육관(요관), 방광, 방광에서 몸 밖으로 소변을 배출하는 가느다란 배액관(요도)이 포함된다. 비뇨기 문제는 정상적인 노화 과정의 일부가 아니지만, 나이가 들수록 더 흔히 발생할 수는 있다.

일반적인 노인성 변화 바로 알기

40세 무렵이면 신장은 신장단위nephron(네프론)라는 주요 여과 장치를 잃기 시작한다. 신장단위 소실은 신장 기능의 일부 상실로 이어질 수 있다. 그러면 인체는 탈수가 더 빠르게 진행되거나, 체액이 더 쉽게 쌓이게 된다.

그러나 건강한 성인 가운데 3분의 1은 나이가 들어도 신장 기능에 변화가 없다. 신장은 예비 용량을 지니기 때문에, 신장단위가 소실되더라도 정상적으로 기능한다. 고혈압이나 당뇨병 같은 만성질환이 있는 경우 신장에 일어나는 변화는 큰 위험을 초래할 가능성이 있으므로 복용하는 약을 조정해야 할 수도 있다.

방광도 나이가 들면 변화한다. 방광 벽의 탄력이 떨어져 소변을 예전만큼 많이 담을 수 없다. 그래서 화장실에 더 자주 가게 될 수 있다.

나이를 먹을수록 방광 근육은 약해지고 더욱 빈번히 수축한다.

이러한 변화의 한 가지 결과는 방광에서 소변이 쉽게 누출되는 것이다. 다른 한 가지 결과는 소변을 볼 때 방광이 완전하게 비워지지 않아 요로감염의 위험도가 상승하는 것이다.

비정상적으로 찾아오는 비뇨기 질환

비뇨기에 일어나는 경미한 변화는 일반적으로 문제가 되지 않지만, 심각한 변화는 질병으로 이어져 일상생활에 지장을 줄 수 있다. 다음과 같은 비뇨기 질환은 나이가 들면 더 흔하게 나타난다.

요로감염

사람들은 일반적으로 나이가 들수록 요로감염에 취약해진다. 이는 방광 및 골반저 근육의 약화와 관련이 있는데, 이러한 근육 약화가 요폐(방광에 고인 소변을 배출하지 못하는 상태-옮긴이)나 소변 누출로 이어지기 때문이다. 소변이 요로에 머무르는 동안에는 대장균과 같은 세균이 증식해 감염을 일으킬 가능성이 상승한다.

요로감염은 남성보다 여성에게 흔한데, 해부학적 구조상 여성의 요로에 세균이 더 쉽게 침입할 수 있기 때문이다. 여성은 또한 완경 이후 에스트로겐 수치가 떨어지면 요로감염을 더욱 자주 경험한다. 에스트로겐이 감소하면, 질의 산성도가 낮아져 나쁜 세균이 번식하기 쉬워질 수 있다. 이뿐만 아니라 질 벽이 전반적으로 얇아져서 비뇨기 조직의 염증과 자극이 증가할 수 있다. 나이가 들수록, 특히 완경 이후에는 요도와 방광의 조직이 건조해져 자극과 감염의 위험도가 상승한다. 남성의 경우는 전립샘이 비대해지면 요로감염 위험도가 증가할 수 있다.

요로감염은 수분을 충분히 섭취하며, 올바른 화장실 및 위생 습관을 지키고, 감염 위험을 높이는 요인을 해결함으로써 발생 빈도를 낮추거나 예방할 수 있다.

요실금

흔히 알려진 바와 다르게, 방광의 조절 능력 상실(요실금)은 정상적인 노화 과정의 일부가 아니다. 하지만 나이가 들수록 요실금은 흔해진다. 이 증상은 남성과 여성 모두에게 발생하지만 여성에게 더욱 흔하다.

여성의 경우 요실금을 일으키는 원인은 근육의 지지력 상실, 얇아지고 건조해지는 조직, 에스트로겐 수치 감소 등 요로감염과 거의 유사하다. 자연분만을 여러 번 경험하거나 비만한 여성은 복압요실금의 위험도가 높을 수 있다. 복압요실금은 기침이나 재채기를 하거나, 운동하거나, 무거운 물건을 들어 올릴 때 방광에 압력이 가해져 소변이 새는 증상을 말한다.

남성의 경우는 비암성(양성) 전립샘비대, 전립샘암, 전립샘 수술이 요실금을 일으키는 흔한 원인이다. 남성과 여성 모두에게 해당하는 요실금 원인으로는 감염, 과체중, 잦은 변비, 만성 기침 등이 있다.

특정 음료와 음식, 약물은 이뇨제 역할을 하면서 방광을 자극하고 소변량을 증가시켜 요실금 위험도를 상승시킬 수 있다. 여기에는 알코올, 카페인, 탄산음료, 인공 감미료, 초콜릿, 향료를 많이 함유한 식품, 우울증·고혈압·심장병 치료에 쓰이는 약물을 비롯한 여러 약물이 해당한다. 변비와 흡연도 요실금을 일으키는 위험 요인이다.

좋은 소식은 요실금이 적절한 치료법으로 관리될 수 있으며, 때에 따라서는 예방이 가능하다는 점이다. 요실금 위험도를 줄이는 전략으로는 건강한 체중 유지, 골반저 근육 운동, 방광 자극 요인 피하기, 변비 예방을 위한 식이섬유 섭취, 금연 등이 있다.

만성 신장병

만성 신장병은 만성 신부전이라고도 불리며, 신장 기능이 점진적으로 상실되는 상태를 가리킨다. 신장은 혈액에서 노폐물과 과도한 체액을 여과한 다음 소변으로 배출하는데, 신장이 손상되면 노폐물이 쌓인다. 만성 신장병이 진행되면 체액, 전해질, 노폐물이 체내에 위험한 수준으로 축적된다.

만성 신장병은 초기 단계에서 징후나 증상이 거의 나타나지 않을 수 있다. 신장은 대개 상실된 기능을 보완할 수 있으므로, 질병이 진행될 때까지 징후와 증상이 눈에 띄지 않을 수 있다.

신장의 기능 상실은 전해질 문제를 유발하거나 체액 또는 신체 노폐물 축적으로 이어질 수 있다. 신장 기능 상실은 진행 정도에 따라 메스꺼움과 구토, 식욕부진, 피로와 쇠약, 배뇨 변화, 발과 발목의 부종 등 다양한 증상을 일으키게 된다.

만성 신장병의 위험도를 높이는 질환에는 당뇨병, 고혈압, 심혈관 질환, 비만 등이 있다. 흡연하거나, 신장병 가족력이 있거나, 신장에 영향을 주는 약물을 복용하거나, 흑인·아메리카 원주민·아시아인인 경우 위험도가 증가한다.

만성 신장병의 치료는 일반적으로 원인을 조절하여 신장 손상의 진행을 늦추는 데 초점을 맞춘다. 하지만 원인을 조절한다고 해서 신장 손상이 말기 신부전으로 진행되는 것을 막기는 힘들다. 말기 신부전 상태에서는 인공 여과(투석) 또는 신장 이식을 하지 않으면 목숨이 위험할 수 있다.

방광 자극 요인

다음과 같은 식품은 방광 과민성과 관련이 있다. 일부 식품은 소변을 산성화시켜 방광에 악영향을 미치고, 매운 음식을 비롯한 일부 식품은 방광 내벽에 염증을 일으킬 수 있다. 카페인이 함유된 식품은 방광 조직을 자극할 뿐만 아니라 비자발적 방광 수축을 일으키며, 이는 갑작스럽고 강렬한 요의를 느낀 후 비자발적으로 소변을 배출하는 증상, 즉 절박요실금을 유발할 수 있다.

아래에 나열된 모든 식품을 피할 필요는 없다. 하지만 일부 항목이 문제를 일으킨다고 여겨진다면 섭취를 제한하거나 중단하는 것이 바람직하다.

탄산이 주입된 음료
• 탄산음료 • 탄산수 sparkling water

알코올
• 맥주 •증류주 • 포도주, 와인 쿨러 wine coolers

카페인
- 커피
- 차
- 초콜릿

감귤류 과일과 주스
- 오렌지
- 자몽
- 레몬
- 라임
- 망고
- 파인애플

토마토 및 토마토가 첨가된 식품
- 토마토 주스
- 토마토소스
- 바비큐 소스
- 칠리

양파와 매운 음식
- 고추나 기타 매운 향신료가 첨가된 음식

식초가 첨가된 식품
- 절인 음식
- 샐러드 소스
- 특정 조미료

아스파탐과 사카린이 첨가된 식품
- 다이어트 탄산음료
- 무설탕 아이스크림, 코코아 가루, 사탕

일부 비타민, 보충제, 약에는 카페인과 감귤류 즙 및 인공 감미료 같은 성분이 포함되어 있다는 점을 유의하자.

신장결석

신장결석은 소변의 수분, 염분, 무기질 및 기타 물질이 이루는 정상적인 균형에 변화가 생겼을 때 형성된다. 소변의 칼슘, 옥살산염oxalate, 인 수치가 정상보다 높으면 크기가 다양하고 딱딱한 조약돌 같은 물질이 생성될 수 있다.

미국 남성은 약 11%, 미국 여성은 약 6%가 평생 적어도 1번은 신장결석을 경험한다. 결석은 신장부터 방광에 이르기까지 요로의 어느 부위에서나 발생할 수 있다. 대부분은 소변이 농축되어 무기질이 결정화될 때 형성된다.

신장결석은 일반적으로 명확한 단일 원인이 없으나 여러 요인이 위험도를 상승시킬 수 있다.

- 가족 또는 개인 병력: 신장결석이 있는 가족 구성원이 있으면 신장결석 위험도가 상승한다. 이미 1개 이상의 신장결석이 있는 경우 새로운 결석이 발생할 위험도가 올라간다.
- 탈수: 매일 물을 충분히 마시지 않으면 신장결석 위험도가 증가한다. 따뜻하고 건조한 기후에 사는 사람과 땀을 많이 흘리는 사람은 신장결석 위험도가 다른 사람보다 더 높을 수 있다.
- 특정 식단: 단백질, 소듐(소금), 설탕이 풍부한 식단을 섭취하면 특정 유형의 신장결석이 발생할 위험도가 상승할 수 있다. 이는 특히 소금이 과다한 식단에서 두드러진다. 식단에 소금이 지나치게 많이 첨가되면 신장이 여과해야 하는 칼슘의 양이 증가해 신장결석의 위험도가 크게 올라간다. 옥살산염이라는 화합물이 풍부하게 함유된 식품, 이를테면 대황, 사탕무, 오크라, 시금치, 적근대, 고구마, 견과류, 차, 초콜릿, 후추, 콩 제품 등은 다양한 유형의 신장결석 위험도를 상승시킬 수 있다.

- 비만: 높은 체질량지수BMI, 굵은 허리, 체중 증가는 신장결석의 위험도 증가와 관련이 있다.
- 특정 보충제 및 약: 비타민C, 보충제, 완하제(과다 복용 시), 칼슘 성분의 제산제, 편두통이나 우울증 치료에 쓰이는 특정 약물은 신장결석의 위험도를 높일 수 있다.

양성전립샘비대

양성전립샘비대는 나이가 든 남성에게 흔히 발생하는 질환이다. 전립샘비대는 방광에서 소변이 나오는 흐름을 막는 등 불편한 비뇨기 증상을 유발한다. 또한 방광, 요로, 신장에 문제를 일으킬 수 있다.

남성은 40세가 지나면 전립샘, 그중에서도 전립샘의 이행 부위가 비대해지기 시작하는데, 이는 때때로 2차 급성장기라고 불린다. 60~70대 남성의 약 70%, 80세 이상 남성의 거의 90%가 어느 정도의 전립샘비대를 겪는 것으로 추정된다.

전립샘이 비대해지면 전립샘 내 조직이 울퉁불퉁해지면서 고르지 않은 세포 덩어리들이 특징적으로 생성된다. 이에 대한 반응으로, 전립샘의 민무늬근은 요도 주변부를 조이고 수축시켜서 방광에서 나오는 소변의 흐름을 방해한다.

이 질환은 일부 남성들에게는 심각하지만, 다른 일부 남성들에게는 거의 문제를 일으키지 않을 수 있다. 전립샘비대의 징후와 증상은 정도가 다양하며, 그 내용은 다음과 같다.

- 빈번하게 또는 급하게 소변이 마렵다.
- 밤에 소변을 자주 본다(야간뇨).
- 배뇨를 시작하기가 힘들다.
- 소변 줄기가 약하거나, 소변 줄기가 끊겼다가 다시 시작된다.
- 배뇨가 끝난 뒤에 소변 방울이 떨어진다.
- 방광을 완전히 비울 수 없다.

전립샘비대의 정확한 원인은 알려지지 않았고, 여러 요인이 이 질환의 발생에 영향을 준다고 추정된다. 나이 외에도 가족력이 있으면 발병 확률이 상승하며, 이는 유전적 연관성이 있음을 암시한다. 그러나 유전적 요인은 극히 일부 사례에만 작용하는 것으로 여겨진다. 비만은 전립샘비대의 위험도를 높이는 반면, 운동은 그 위험도를 낮출 수 있다는 몇 가지 증거가 있다. 연구에 따르면 당뇨병과 더불어 심장병과 베타 차단제라는 약물도 전립샘비대 위험을 증가시킨다고 한다.

전립샘비대 위험도를 줄이며 문제를 조기에 발견하는 방법은 건강한 식단을 섭취하고, 규칙적으로 운동하며, 병원에서 정기 검진을 받는 것이다.

비뇨기 질환 위험 요인에 대응하기

비뇨기 문제 가운데 유전자나 나이를 비롯한 일부 요인은 통제 불가능하다. 하지만 생활 습관 등 다른 요인은 통제할 수 있다.

수분을 적당량 섭취하기

수분은 너무 많이 섭취하면 소변을 자주 보게 된다. 그런데 수분 섭취가 충분하지 않으면 소변에 노폐물이 농축되어 방광을 자극할 수 있다. 성인의 하루 수분 권장 섭취량은 2리터로 250밀리리터 컵 8잔에 해당한다.

요로감염이 걱정된다면 크랜베리 주스를 수분 권장 섭취량에 포함해 마시는 것을 고려할 수 있다. 이 분야에 관한 연구 결과는 일관성이 없지만, 크랜베리 주스가 요로감염 재발을 예방하는 데 효과가 있다는 몇몇 증거가 있다.

일부 사람들은 수분을 권장 섭취량만큼 많이 먹으면 문제가 된다고 생각한다. 온종일 화장실을 들락거리며, 밤에도 소변을 보기 위해 잠에서 여러 번 깨기 때문이다. 이러한 문제를 해결하고 싶다면 다음 사항을 고려해 보자.

- 밤보다는 아침과 오후에 수분을 더 많이 섭취한다.
- 소변 생성을 증가시키는 커피, 차, 콜라 등 카페인 함유 음료와 알코올을 피한다.
- 수분은 음료뿐만 아니라 수프 같은 음식에서도 섭취할 수 있음을 기억한다.

방광 훈련, 일명 '시간제 배뇨'를 시도해 볼 수도 있다. 방광 훈련은 정해진 일정에 맞추어 화장실에 가면서 배뇨 간격을 서서히 늘리는 것이다. 방광 훈련 프로그램은 일반적으로 다음 단계를 따른다.

- 자신의 패턴을 파악한다. 며칠 동안 소변을 볼 때마다 기록해 일지로 남긴다.
- 배뇨 간격을 늘린다. 일지를 참고해 배뇨 간격을 확인한 뒤, 배뇨 간격을 15분 늘린다. 예를 들어 평소 1시간마다 배뇨하는 경우, 배뇨 간격을 1시간 15분으로 늘린다. 이런 식으로 배뇨 간격이 2~4시간이 될 때까지 간격을 차츰 늘려 간다. 성공 확률을 높이려면 간격을 천천히 늘려야 한다.
- 일정을 반드시 지킨다. 일정을 정한 뒤에는 최선을 다해 그 일정을 지킨다. 아침에 일어나자마자 소변을 본다. 이후 요의가 생기더라도 배뇨 시간이 되지 않았다면 참고 기다린다. 주의를 분산시키거나 심호흡 같은 이완 요법을 활용한다. 더는 참을 수 없으면 소변을 보고 나서 원래 일정으로 다시 돌아간다.

식이섬유는 충분히, 소듐은 적게 섭취하기

통곡물, 콩류, 과일, 채소 등 식이섬유가 풍부한 음식을 섭취하면, 요실금의 원인인 변비를 예방할 수 있다. 건강한 식단은 적정 체중을 유지하게 해 주고, 방광과 방광을 지탱하는 골반저 근육에 가해지는 압력을 전반적으로 낮추는 데 도움이 된다.

연구에 따르면, 고혈압 예방 식단Dietary Approaches to Stop Hypertension, DASH 과 같이 소듐 함량이 낮은 식단은 신장 결석의 위험도를 줄인다. 고혈 압 예방 식단은 소듐 함량이 낮을 뿐만 아니라, 붉은 고기 섭취를 제한 하고 식이섬유 섭취를 촉진한다.

신체 활동 지속하기

규칙적인 운동은 다양한 이유로 중요하다. 운동은 골반저 근육을 강 화하는 데 효과적이다. 건강한 체중 유지에도 도움이 되며, 전립샘비대 예방에도 유용하다. 이 모든 요소가 비뇨기 건강의 핵심이다. 운동에 관한 자세한 내용은 14장을 참고하자.

골반저 운동 연습하기

케겔Kegel 운동이라고도 불리는 골반저 운동은 남성과 여성 모두에 서 경증부터 중증에 해당하는 요실금을 치료하는 데 도움이 되며, 요 실금 예방에도 효과적이다. 골반저 운동을 하고 싶다면, 소변을 보다가 중간에 멈추거나 공공장소에서 방귀를 참는다고 상상해 보자. 이때 사 용하는 근육을 5초 동안 강하게 수축시킨다. 5초가 너무 길면 3초부터 시작한다. 수축 사이에 휴식을 취하며 10회 반복한다. 이 운동을 하루 에 3~4회 반복한다. 효과를 얻으려면 꾸준히 운동해야 한다.

운동을 올바르게 하고 있는지 확인하고 싶다면 의료진에게 문의하 거나, 골반저 근육 운동을 잘 아는 물리치료사를 추천해 달라고 요청 하자.

약 복용 주의하기

약은 비뇨기 질환을 일으키는 흔한 원인이며 기존 질환을 악화시킬 수 있다. 의료진과 함께 복용 중인 모든 약을 검토해 보자. 신장병이 있는 사람은 일반적으로 아스피린을 제외한 비스테로이드성 항염증제nonsteroidal anti-inflammatory drug, NSAID를 복용하지 않는 것이 좋다. 비스테로이드성 항염증제는 신장 손상을 유발하고 신장병을 악화시킬 수 있기 때문이다.

일반의약품인 충혈제거제와 감기약은 소변 흐름을 조절하는 근육을 단단하게 조여서 배뇨를 더 어렵게 만들 수 있다. 뇌의 특정 신경전달물질을 차단하는 항콜린성 전문의약품 가운데 일부는 방광에서 소변이 배출되는 속도를 늦출 수 있다.

일부 고혈압 및 심장병 치료제를 복용하면 방광 근육이 이완되어 소변 흐름이 개선되는데, 때로는 소변이 의도치 않게 새어 나오기도 한다. 이뇨제를 포함한 다른 약물들은 소변 생성량을 늘려서 요실금을 유발하거나 악화시킬 수 있다.

금연하기

흡연자는 비흡연자와 비교하면 방광 조절에 문제가 있으며 그 증상의 정도가 심할 가능성이 높다. 금연에 도움을 받고 싶다면 의료진에게 문의한다.

비뇨기 건강 체크리스트

지금까지 읽은 내용을 되새기고 앞으로의 건강 계획을 수립하며, 다음 질문에 답해 보자.

- 현재 나의 비뇨기 건강에 대해 어떻게 생각하는가?
- 비뇨기 건강 측면에서 이미 실천하고 있는 바람직한 활동은 무엇인가?
- 비뇨기 건강 측면에서 앞으로 개선하고 싶은 사항은 무엇인가?
- 향후 가장 꾸준히 실천할 수 있는 변화는 무엇인가?

8장

면역 체계의 작동
효율을 높여라

감염성 미생물이 우리 몸에 침입하지 못하도록 차단하고, 이미 침입한 미생물을 퇴치하는 것은 면역 체계의 핵심 임무다. 과거에는 면역 체계를 구성하는 다양한 세포가 상호작용하며 우리를 질병에서 보호하는 방식을 단편적인 정보로만 알고 있었다. 하지만 수십 년간 연구한 결과, 오늘날 과학자는 1억 개 이상의 면역 세포가 존재한다고 추정할 수 있게 되었다.

바이러스, 세균, 기생충, 독성 물질 등 각 유해 물질에는 이들을 찾아서 파괴하도록 특별히 설계된 면역 체계 세포가 있다.

인체의 면역 체계는 암과 싸우는 과정에 중요한 역할을 한다. 암세포를 찾기 위해서 인체를 적극적으로 순찰하고, 암세포가 발생하면 그 암세포를 제거한다. 이것이 암 면역학cancer immunology이라는 새로운 의학 분야의 기본 원리다. 연구자들은 면역 체계가 때때로 우리를 암에서 보호하지 못하는 이유를 궁리하고, 면역 세포를 더욱 효과적인 암 퇴치자로 만들기 위해 면역 세포를 조작하는 방법을 탐구했다. 이러한 방법은 면역 요법이라는 치료법의 한 가지 유형이다.

면역 체계의 또 다른 주요 기능은 상처 치유와 같은 염증 반응을 일으키는 것이다. 피부가 베이거나, 찔리거나, 긁히면, 특화된 면역 세포는 상처 부위를 봉합하도록 피부에 신호를 보내는 단백질을 생성한다. 이 단백질은 세균이 성장하지 않도록 상처 부위를 보호하는 물질을 생성한다. 뼈가 부러진 경우 면역 체계는 일련의 치유 반응을 활성화해 골절 부위의 틈을 메우며 부상 부위를 복구한다.

따라서 건강의 주요 요소가 건강한 면역 체계를 유지하는 것임은 놀랍지 않은 사실이다. 면역 체계가 강할 때 인체는 질병과 싸우고 스스로 회복할 준비가 잘 갖춰져 있다. 면역 체계가 약할 때는 병에 걸릴 확률이 상승한다. 특히 나이가 들면 면역 체계의 작동 효율이 낮아지는 경향이 있다.

다행스럽게도 인체의 면역 체계는 방어벽이 여러 겹으로 구성되어 있어 노년기에도 일상생활에서 흔히 접하는 상황에는 충분히 대응할 수 있다. 하지만 최근 코로나19 범유행에서 사망자 대부분이 65세 이상에서 발생했다는 것은 노년층의 면역 체계가 취약하다는 사실을 상기시킨다.

면역 체계에 대한 이해

면역 건강을 지키는 방법을 실천할 때, 면역 체계에 관한 다음 정보를 이해하면 도움이 된다.

선천면역 대 후천면역

면역 반응에는 선천면역innate immunity과 후천면역acquired immunity, 두 가지 유형이 있다. 선천면역은 인체 면역 체계가 외부 물질에 보이는 첫 번째 반응이다. 세균이나 바이러스 같은 유해 물질이 체내에 들어오면, 면역 체계의 특정 세포는 이에 빠르게 반응하고 파괴하려 한다. 선천면역은 피부, 점막, 눈물, 위산과 같은 장벽으로 이루어져 있어서 유해 물질이 체내에 유입되지 않도록 막는 데 도움이 된다.

후천면역은 태어날 때부터 가진 게 아닌 면역, 즉 인체가 학습하는 면역을 일컫는다. 이러한 유형의 면역은 면역 체계가 이물질이나 미생물에 반응할 때 또는 다른 출처에서 항체를 받은 뒤에 발생한다.

후천면역에는 적응면역 adaptive immunity 과 수동면역 passive immunity, 두 가지 유형이 있다. 적응면역은 미생물 감염이나 백신 접종에 대한 반응으로 발생한다. 인체는 면역 반응을 일으켜 향후 미생물이 초래하는 감염에 대비할 수 있다. 수동면역은 인체의 면역 체계가 항체를 만드는 것이 아니라, 질병이나 독성 물질에 대응하는 항체를 주사로 접종받을 때 발생한다.

급성 염증 대 만성 염증

인체는 염증을 급성과 만성, 두 가지 유형으로 일으킨다. 급성 염증은 베인 상처와 같은 부상 부위에서 일어나는 발적, 열감, 부종을 말한다. 면역 체계는 백혈구를 방출해 상처 부위를 둘러싸고 보호하며 상처에 반응한다. 급성 염증은 신체가 감염과 싸우고 치유되도록 돕는다. 이러한 과정은 감기나 독감에 걸렸을 때도 비슷하게 작동한다. 기분이 나아지기 시작하면 염증은 사라진다.

만성 염증은 오래 지속되는 염증이다. 며칠이나 몇 주가 지나도 사라지지 않는다. 이러한 유형의 염증은 만성 감염이나 조직 손상에 반응해 발생한다고 여겨지며, 건강에 해로운 식단, 신체 활동 부족, 지속적인 고강도 스트레스, 환경 오염 물질 같은 요인으로 악화될 수 있다. 만성 염증의 다른 원인으로는 지속적인 감염, 자가면역질환, 비만이 있다. 만성 염증은 신체가 치유되도록 돕는 대신 신체 손상을 유발하며 다양한 문제를 일으킨다.

일반적인 노인성 변화 바로 알기

면역 체계는 나이가 들면 대개 어느 정도 힘을 잃게 된다. 젊었을 때만큼 신속하고 효율적으로 작동하지 못하는데, 그러면 다음과 같은 변화가 발생할 수 있다.

면역 반응 저하

나이가 들면 면역 체계가 위험에 빠르게 대응하지 못하는 까닭에 질병에 걸릴 위험도가 상승한다. B세포와 T세포로 알려진 면역 세포는 해로운 침입자(항원)를 우리 몸 구석구석에서 지속적으로 탐색한다. 이들 세포는 나이를 먹을수록 수가 감소하고 항원을 탐색하는 효율성이 떨어진다. 그러면 신체는 새로운 침입자를 인식하는 능력이 낮아지고 감염 및 기타 질병과 장애에 더욱 취약해진다.

노년층은 감염병에 걸리면 젊었을 때보다 증상이 미약하고 열이 덜 오를 수 있다. 열은 건강한 면역 반응의 신호다. 열이 덜 오른다는 것은 면역 반응이 저하되었음을 의미한다. 또한 노년층은 독감 예방 주사 및 기타 백신의 효과가 예전만큼 뚜렷하게 나타나지 않거나 오래 지속되지 않을 수 있다.

치유 속도 저하

나이가 들면 젊었을 때보다 부상 치유에 더 오랜 시간이 걸리는 것을 느낄 수 있다. 부분적으로, 이는 몸 전체를 순환하며 치유를 돕는 면역 세포의 수가 줄어들었기 때문이다.

세포 복구 기능 저하

면역 체계가 하는 한 가지 일은 손상된 세포를 발견하고 복구하는 것이다. 이 같은 세포 복구 기능 또한 나이가 들수록 저하된다. 손상된 세포에 대한 복구 기능이 저하되면, 암을 비롯한 다양한 질병에 걸릴 위험도가 상승할 수 있다.

만성 염증의 위험도 상승

인체의 면역 세포는 나이가 들면 경도의 만성 염증을 유발할 수 있다. 이는 비생산적으로 끊임없이 계속되는 만성 염증 반응의 일종으로, 특정 목적 없이 발생한다. 해로운 면역 반응의 영향이 누적되면 건강한 조직이 손상되며 질병 위험이 상승할 수 있다.

면역 체계가 약화되면 생기는 일

면역 체계의 변화는 나이가 들면 흔히 발생한다는 사실을 이해하는 것이 중요하다. 고령화된 군대와 마찬가지로, 면역 체계는 연령대가 올라갈수록 자연 방어력이 약화되며 침입자를 방어하는 효율이 떨어질 수 있다. 하지만 심각한 문제를 암시할지도 모르는 징후와 증상을 간과해서는 안 된다.

면역 반응이 현저히 약해지면, 신체가 건강에 중대한 위협을 발견하고 대응하기가 어려워지므로 질병의 위험도가 상승한다. 때로는 면역 체계가 과민하게 반응하는 경우도 있다. 예를 들어 실제로는 건강에 위협이 없는데도 면역 반응이 발생할 수 있다. 그러면 알레르기, 천식, 자가면역질환 같은 문제가 생기게 된다.

면역 체계는 나이가 들수록 정상 세포와 외부 침입자(항원)를 구별하는 능력이 떨어질 수 있다. 이러한 까닭에 자가면역질환은 대체로 연령대가 올라갈수록 더 흔해진다. 자가면역질환이 있는 경우 면역 체계는 신체의 건강한 세포를 적으로 오인해 공격한다. 자가면역질환은 80가지 넘게 알려져 있는데, 이를테면 류마티스 관절염, 건선, 염증장질환, 1형 당뇨병 등이다. 자가면역질환의 징후와 증상은 다양하며 피로, 관절과 근육의 통증, 부종과 발적, 피부 발진, 경도의 발열, 집중력 저하 등이 대표적이다. 질병마다 고유한 증상이 나타날 수도 있다.

신체의 면역 체계는 나이가 들면 암세포와 종양의 성장을 발견하고 방어하는 능력이 떨어질 수 있다. 암세포가 체내에 나타나면, 면역 체계는 일반적으로 암세포가 종양을 형성하기 전에 그 암세포를 죽인다. 하지만 면역 체계가 약화된 경우는 비정상적인 세포가 성장해 종양을 형성할 수 있다.

좋은 소식은 면역 요법과 같은 새로운 치료법이 면역 체계의 타고난 암세포 제거 능력을 활성화하는 방식으로 암 치료에 혁명을 일으키고 있다는 점이다. 노화와 암 위험에 관한 자세한 내용은 10장을 참고하자.

면역 체계가 제대로 작동하지 않을 때는 또 다른 면역 체계 문제가 발생한다. 이는 면역 결핍병처럼 유전자 돌연변이와 관련이 있을 수 있고, 면역 체계의 손상과도 관련되었을 수 있다. 가령 사람면역결핍바이러스human immunodeficiency virus, HIV는 백혈구를 파괴해 면역 체계를 손상시킨다. HIV를 치료하지 않으면 후천면역결핍증후군acquired immunodeficiency syndrome, AIDS(에이즈)으로 이어질 수 있으며, 다른 여러 중증 질환의 위험도가 상승할 수도 있다. 코로나19도 또 다른 사례다. 과학자와 연구자들은 특히 코로나19 중증 질환자의 경우, 중증급성호흡기증후군코로나바이러스2가 면역 체계에 미치는 영향을 적극적으로 연구하고 있다. 한 연구자는 심각한 코로나19 감염으로 고통받는 면역 체계를 '면역적 혼돈 상태'라고 설명했다.

면역 체계를 건강하게 관리하는 법

건강한 생활 습관은 면역 체계를 튼튼하게 유지하고, 면역 반응의 노화가 초래하는 많은 위험을 줄이는 데 가장 좋은 무기다. 건강한 생활 습관을 들이면 심혈관 질환, 당뇨병, 알츠하이머병, 암 등 여러 질병의 위험도를 높이는 만성 염증을 효과적으로 예방할 수 있다. 중년기에 만성 염증을 예방하는 것은 노년기에 만성 염증이 유발하는 해로운 영향을 최소화하는 가장 훌륭한 전략이다.

건강한 생활 습관의 기본 원칙은 익숙한 것들이다. 운동하고, 건강한 식단을 섭취해 적정 체중을 유지하고, 흡연하지 않고, 알코올 섭취를 제한하고, 스트레스를 해소하고, 수면을 충분히 취하는 것이다. 여기에 덧붙여, 면역 건강을 위해서는 매년 독감 예방 주사를 맞고, 권장 백신을 접종하는 것이 중요하다(17장 참고).

운동으로 면역력 증진하기

운동이 면역 건강에 좋다는 사실은 연구를 통해 충분히 밝혀졌다. 30분 걷기 등 매일 운동을 하면 신체가 감염과 싸우는 데 도움이 될 수 있다. 예를 들어 규칙적으로 운동하지 않는 사람은 규칙적으로 운동하는 사람보다 감기에 걸릴 확률이 더 높다. 운동은 기분을 좋게 하는 물질인 엔도르핀endorphin의 분비를 촉진하고 숙면에 효과적인데, 이 두 가지 요소는 모두 면역 건강에 도움을 준다.

신체 활동이 활발한 노년층을 대상으로 진행된 연구에 따르면, 그러한 노년층은 다른 영역에서도 건강함과 동시에 면역력이 우수한 것으로 나타났다. 또한 중간 강도의 근력 운동과 지구력 운동, 그리고 고강도 인터벌interval 운동에 참여한 노년층은 염증이 감소했다.

여기서 핵심은 연령대가 올라갈수록 신체 활동이 대체로 감소하므로, 나이가 들어도 활동량을 유지하는 것이 중요하다는 점이다.

과일과 채소 풍부하게 섭취하기

노년기에 면역력을 강화하는 방법으로 운동과 더불어 건강한 식단을 꼽는 연구가 많이 있다. 영양소가 풍부한 식품은 면역 체계를 튼튼히 유지하는 데 도움이 된다.

　과일과 채소는 비타민C와 E, 베타카로틴, 아연과 같은 영양소가 풍부하므로 면역 건강에 중요하다. 베리류, 감귤류, 키위, 사과, 적포도, 케일, 양파, 시금치, 고구마, 당근 등 색이 선명하고 다양한 과일과 채소를 섭취하자. 이러한 과일과 채소에는 비타민A로 전환되는 베타카로틴이 다량 함유되었다.

　이 같은 주요 비타민은 일반의약품으로 판매되는 비타민제나 보충제로 먹기보다 건강한 식품으로 섭취하는 것이 가장 좋다. 식이 제한으로 비타민이 풍부한 식품을 많이 섭취하지 못하는 경우는 식단에 부족한 비타민과 무기질을 보충하는 가장 좋은 방법에 관해 의료진이나 공인된 영양사와 상담하도록 한다.

　면역 건강에 도움을 주는 다른 식품으로는 잎채소, 건강한 오메가-3 지방산이 함유된 기름진 생선, 견과류와 씨앗류, 마늘과 생강, 올리브유, 요구르트 등이 있다. 살아 있는 발효균이 함유된 요구르트와 같은 프로바이오틱스 식품은 장 건강을 증진해 건강한 면역 체계를 유지하는 데 도움을 준다.

　면역 건강을 지키는 또 다른 방법은 튀긴 음식, 붉은 고기 및 가공육, 건강에 해로운 지방·설탕·정제 탄수화물이 많이 함유된 음식 등 만성 염증을 유발하는 식품을 섭취하지 않거나 섭취량을 줄이는 것이다. 설탕은 세균을 공격하는 면역 체계 세포의 작용을 억제하는데, 설탕을 섭취한 직후부터 심지어 몇 시간이 넘도록 이 같은 작용이 지속될 수 있다.

건강한 식단은 또한 활발한 생활 습관에 도움을 주며, 앞에서 언급했듯 활동량이 증가하면 면역 건강에 이롭다. 또한 비만 위험도 감소한다. 비만은 면역 반응 또는 면역 기능에 장애를 초래해 감염과 기타 면역 관련 문제의 위험도를 상승시킬 수 있다.

금연하기 그리고 알코올 섭취 제한하기

담배 연기에서 발견되는 많은 화학물질은 면역 체계의 작동을 방해하면서 질병 및 감염과 싸우는 기능을 저하시키고 질병의 발병 가능성을 높인다. 이와 마찬가지로, 과도한 음주는 면역 반응을 폭넓게 억제해 신체를 감염과 질병에 더 취약하게 하고 질병에 대한 회복력을 낮출 수 있다.

스트레스에 주의하기

스트레스는 단기적(급성)이거나 장기적(만성)일 수 있으며, 그 영향은 시간이 흐를수록 누적된다. 급성 스트레스는 즉각적이거나 인지된 위협에 대한 반응이다. 사나운 개를 만났을 때와 같은 위협을 경험하거나 감지하면, 뇌는 투쟁-도피 반응fight-or-flight response이라는 경보 체계를 작동한다. 이 반응은 수많은 청중 앞에서 연설할 때 같은 다른 스트레스 상황에서도 동일하게 나타난다.

투쟁-도피 반응이 일어나는 동안 신체는 에피네프린epinephrine과 코르티솔cortisol을 포함한 호르몬을 생성하여 위협 대응에 도움을 준다. 위협이 지나가면 생성된 호르몬은 수치가 다시 낮아지고, 신체는 정상적이고 편안한 상태로 돌아온다.

스트레스를 과도하게 받으면 투쟁-도피 반응이 계속 활성화되는데, 이는 건강에 좋지 않다. 스트레스 반응 체계가 오래 작동할수록 코르티솔과 기타 스트레스 호르몬 분비량이 증가한다. 코르티솔이 너무 많이 분비되면 신체의 백혈구 수치가 낮아지는 까닭에, 면역 체계의 감염 방지 효과가 떨어질 수 있다. 그러면 감기와 독감을 일으키는 세균 및 바이러스 감염의 위험도가 크게 상승한다.

스트레스를 줄이는 방법을 일상에서 실천하면 면역 체계의 변화를 늦추는 데 도움이 된다. 요가, 명상, 점진적 근육 이완 등 다양한 심신 수련법은 스트레스 해소에 효과적이다.

수면을 충분히 취하기

수면과 면역 체계가 긴밀하게 연결되어 있음이 점점 더 분명해지고 있다. 충분한 수면은 면역 체계를 강화하며 안정되고 효과적인 면역 기능을 뒷받침한다. 반면 수면 부족은 면역력을 떨어뜨릴 수 있다. 알려진 바에 따르면 단기 및 장기 수면 부족은 모두 질병을 유발할 수 있다.

피곤한 상황에서는 하루만 잠을 제대로 자지 못해도 면역 체계의 뇌 조절 기능이 약해져 감염에 더 취약해진다.

건강한 수면 습관을 실천하면 감염 위험도가 낮아질 뿐만 아니라, 실제 감염되더라도 신체가 회복하는 데 도움이 되며 백신의 효과 또한 상승한다. 수면은 백신 접종 등 여러 경로로 신체에 침투한 감염성 침입자의 정보를 저장하는 데 효과적이다. 이 과정에서 저장된 기억은 면역 체계가 나중에 다시 나타난 세균을 인식하고 차단할 수 있도록 돕는다. 반면 수면 부족은 백신에 대한 면역 반응을 20~25%까지 낮출 수 있다.

면역 건강 체크리스트

지금까지 읽은 내용을 되새기고 앞으로의 건강 계획을 수립하며, 다음 질문에 답해 보자.

- 현재 나의 면역 건강에 대해 어떻게 생각하는가?
- 면역 건강 측면에서 이미 실천하고 있는 바람직한 활동은 무엇인가?
- 면역 건강 측면에서 앞으로 개선하고 싶은 사항은 무엇인가?
- 향후 가장 꾸준히 실천할 수 있는 변화는 무엇인가?

9장

만족스러운 삶을 위한
체중, 수면, 피부, 성 건강

'기분이 좋으면 외모도 좋아 보인다'라는 말을 들은 적 있을 것이다. 외모에서 만족감을 얻으려는 욕망은 우리 주변을 항노화 화장품부터 염색약, 체중 감량 보조제까지 다양한 제품으로 가득 채운다. 누구나 나이 들어서도 젊은 외모를 유지하고 싶어 하지만, 시간이 흐를수록 피부와 머리카락, 체중 등 외모의 여러 측면이 변화하는 것이 현실이다.

기억해야 하는 핵심은, 웰빙은 외모뿐만 아니라 기분에 의해서도 결정된다는 점이다. 기분이 좋으면 외모도 분명 좋아 보일 것이다! 머리가 희끗희끗하게 세고, 피부에 주름이 좀 더 생기고, 몸매가 다소 흐트러졌다고 해서 더 이상 멋지게 보일 수 없는 것은 아니다. 자신에 대해 좋은 감정을 느끼는 것이 중요하다. 그러한 감정은 웰빙에 전반적으로 영향을 미치고, 웰빙은 신체 건강에 영향을 미치기 때문이다.

개인의 웰빙에는 자신에게 좋은 감정을 느끼도록 돕는 요소들을 관리하는 일이 포함된다. 이 책의 2부에서는 그와 관련해서 사회적 연결을 구축하고 유지하는 것, 삶의 목적을 추구하는 것, 건강한 식단을 섭취하고 규칙적으로 운동하는 것 등 다양한 주제를 논의할 예정이다.

웰빙은 수면과 성생활과 같은 일상생활의 다른 측면도 아우른다. 일부 사람들은 나이가 들면 호르몬과 심리적, 사회적 변화의 영향으로 숙면과 성관계가 더 어려워지기도 한다. 하지만 수면은 건강에 필수적이며, 친밀감에 대한 욕구는 나이를 초월한다.

체중과 건강은 어떤 상관관계가 있는가

비만은 미국의 주요 건강 문제다. 성인 인구의 3분의 2는 과체중, 3분의 1은 비만으로 추정된다. 열량이 많은 음식을 쉽게 구할 수 있고, 음식 섭취를 권유하는 광고가 넘쳐나며, 앉아서 일하는 업무와 여가 활동이 만연한 까닭에, 체중은 쉽게 불어난다.

체지방이 일정 수준에 도달하면 건강을 해칠 수 있다. 체중이 증가할수록, 건강을 유지하며 오래 사는 데 많은 문제가 발생한다. 그리고 이미 알려진 사실이지만, 나이가 들수록 체중 증가를 막는 것은 한층 어려워진다.

임상 연구에 따르면 비만(체질량지수 30 이상으로 정의됨)은 심장병, 뇌졸중, 당뇨병, 특정 암, 소화기관 및 간 문제, 불임, 발기장애, 수면무호흡, 골관절염의 위험도 증가와 관련이 있다. 사실상 비만은 인간을 괴롭히는 거의 모든 현대 질병과 관련된다. 비만은 조기 사망률 증가와도 연관성이 있다.

건강한 체중은 만족스러운 삶을 살며 장수하는 데 필수적이다. 좋은 소식은 다이어트를 하지 않아도 건강한 체중을 달성할 수 있다는 것이다. 건강한 식단, 운동, 숙면, 사회적 지지, 알코올 섭취 제한 등 이 책에서 논의된 습관에 집중하면 건강한 체중을 달성할 가능성은 올라갈 것이다. 또한 이 모든 습관을 동시에 실천하면 체중을 감량하고, 즐겁고 활기찬 삶을 누리며, 다양한 질병의 위험도를 낮추는 데 도움이 될 것이다.

나이와 체중

나이가 들면 체중이 1년에 약 0.5~1킬로그램씩 자연스럽게 증가하는 경향이 있다. 별것 아닌 듯 보일 수 있으나 시간이 지나면 체중이 큰 폭으로 증가하며, 경우에 따라 비만으로 이어질 수도 있다. 체중은 유전적 구성, 신체 활동, 식단 선택 등 다양한 요인에 영향을 받으므로 모든 사람이 나이가 들면서 과체중이 되는 것은 아니다. 그러나 사람들 대부분은 해가 갈수록 체중을 유지하거나 감량하는 일이 더 어려워진다고 느낀다. 연령대가 올라갈수록 체중이 증가하는 경향이 나타나는 한 가지 이유는 근육량이 30세 이후 10년마다 3~8%씩 감소하기 때문이다. 건강 문제로 활동량이 줄거나, 부상이나 수술로 신체 활동을 중단한 경우도 근육이 손실될 수 있다.

근육 손실이 중요한 이유는 무엇일까? 순수 근육은 심지어 휴식 중일 때도 지방보다 약 5배 많은 열량을 소모한다. 따라서 근육량이 감소하면 섭취한 음식의 열량을 에너지로 변환하는 복잡한 과정인 신진대사가 느려질 가능성이 높다. 근육을 유지하기 위해 규칙적으로 근력 운동을 하지 않으면, 인체는 날이 갈수록 더 적은 열량을 필요로 하게 되며, 열량을 어렸을 때와 같은 수치로 계속 섭취하면, 체중이 증가할 가능성이 올라간다.

나이가 들수록 체중 조절이 어려워지는 또 다른 이유는 남성과 여성 모두 호르몬 수치의 변화를 겪기 때문이다. 여성은 에스트로겐 호르몬 수치가 감소하는 완경기에 이러한 변화를 경험한다. 남성은 40세 전후부터 테스토스테론 호르몬이 매년 약 1~2% 비율로 서서히 감소한다.

테스토스테론 그리고 에스트라디올estradiol이라는 에스트로겐의 한 형태는 신진대사 조절을 담당한다. 이러한 호르몬이 줄어들면 신체는 열량 소모 기능이 떨어진다. 지방 증가와 근육 손실이 동시에 일어나면 대개는 체성분이 변화한다. 새로운 지방은 주로 복부 주변에 축적되고(복강 내 지방), 이는 염증을 더 많이 유발하는 경향이 있다. 중년의 복부 지방은 흔하지만 건강에 이롭지 않다.

체중 증가는 분명 실망스러울 수 있으며, 평소처럼 먹고 운동하는 사람에게는 더더욱 그럴 것이다. 이는 흔한 현상으로, 건강한 체중을 달성하거나 유지하면서 겪는 어려움이 혼자만의 문제는 아니라는 점을 인식하자. 최신 연구에 따르면 완경 전 전환기인 완경 이행기peri-menopause는 신진대사와 체성분을 개선하는 생활 습관 변화에 집중하기 좋은 시기라고 한다.

당신의 BMI는 얼마일까?

BMI를 확인하고 싶다면, 맨 왼쪽 열에서 자신의 신장(피트 기준)을 찾는다. 해당 칸에서 오른쪽으로 이동하며 자신의 체중(파운드 기준)을 찾는다. 체중이 적힌 칸에서 맨 위로 이동하면 대략적인 BMI가 나온다.
미터와 킬로그램 기준으로 BMI를 알아보려면, 온라인에서 단위 변환기를 이용해 표를 확인하거나 혹은 다음 공식으로 계산해 보자.

1. 신장(미터 기준)을 제곱한다.
2. 체중(킬로그램 기준)을 1번 계산의 결괏값으로 나눈다. 예를 들어 신장이 172센티미터(1.72미터)이고 몸무게가 122킬로그램인 사람의 BMI는 41이다.)

※아시아인은 BMI가 23 이상이면 건강 문제의 위험도가 상승할 수 있다.

	건강		과체중					비만				
BMI	19	24	25	26	27	28	29	30	35	40	45	50
신장 (피트)	체중(파운드)											
4'10"	91	115	119	124	129	134	138	143	167	191	215	239
4'11"	94	119	124	128	133	138	143	148	173	198	222	247
5'0"	97	123	128	133	138	143	148	153	179	204	230	255
5'1"	100	127	132	137	143	148	153	158	185	211	238	264
5'2"	104	131	136	142	147	153	158	164	191	218	246	273
5'3"	107	135	141	146	152	158	163	169	197	225	254	282
5'4"	110	140	145	151	157	163	169	174	204	232	262	291
5'5"	114	144	150	156	162	168	174	180	210	240	270	300
5'6"	118	148	155	161	167	173	179	186	216	247	278	309
5'7"	121	153	159	166	172	178	185	191	223	255	287	319
5'8"	125	158	164	171	177	184	190	197	230	262	295	328
5'9"	128	162	169	176	182	189	196	203	236	270	304	338
5'10"	132	167	174	181	188	195	202	209	243	278	313	348
5'11"	136	172	176	186	193	200	208	215	250	286	322	358
6'0"	140	177	184	191	199	206	213	221	258	294	331	368
6'1"	144	182	189	197	204	212	219	227	265	302	340	378
6'2"	148	186	194	202	210	218	225	233	272	311	350	389
6'3"	152	192	200	208	216	224	232	240	279	319	359	399
6'4"	156	197	205	213	221	230	238	246	287	328	369	410

참고 문헌: Circulation, 2014;129(suppl 2):S102; NHBLI Obesity Expert Panel, 2013.

나이가 들어 체중이 늘어도 괜찮을까?

건강한 체중을 판단하는 기준은 연령대마다 다르다. 연구에 따르면 현재의 체중 지침은 노인에게 지나치게 가혹할 수 있다. 연구자들은 적당한 과체중이 노인 건강에 생각만큼 위험하지 않으며, 체중을 몇 킬로그램 늘리면 오래 사는 데 더 도움이 될 수 있음을 발견했다.

65세 이상인 사람들 1만 6,000여 명을 대상으로 진행된 연구에 따르면, BMI가 25~29.9로 약간 과체중인 남성과 여성이 9년 동안 사망률이 가장 낮았다. 건강한 체중으로 여겨지는 BMI 25 미만 남성과 여성 모두는 약간 과체중인 사람들보다 사망률이 더 높았다. 다른 연구에서도 유사한 결과가 도출되었다.

이 연구는 노년기에 약간 과체중인 상태가 실제로 건강에 좋은지에 관한 논의를 촉발시켰다. 답은 '그럴 가능성이 있다'이다. 단, 여기서 말하는 '약간 과체중이고 더 오래 사는 사람들'은 대체로 당뇨병이나 골관절염 같은 체중 관련 질환이 없었다는 점을 명심하자. 또한 약간 과체중이 아니라 비만인 노인들은 결과가 같지 않았다. 연구에 따르면 비만 노인의 사망률은 대개 증가하였다.

이 모든 결과가 의미하는 바는 나이와 관계없이 비만(BMI 30 이상)을 피하는 것이 질병 예방에 중요하다는 점이다. 저체중도 마찬가지로 피해야 한다. 저체중 또한 노년기에는 위험할 수 있다. 행복한 중간 지대를 목표로 삼자. 전반적으로 건강한 사람은 60대 후반과 70대에 접어들었을 때 약간 과체중이어도 위험하지 않으며, 오히려 건강에 도움이 될 수 있다.

비만의 위험성

약간의 체중 증가는 흔한 현상이며 나이가 들었다는 신호일 수 있다. 그런데 지나친 체중 증가는 나이와 관계없이 건강에 위험하다. 비만은 여러 질병과 연관성이 있다.

- 당뇨병: 과도한 지방은 당(포도당)이 혈액에서 개별 세포, 주로 근육 세포로 운반되는 과정을 돕는 호르몬인 인슐린이 저항성을 갖게 한다. 인슐린 저항성이 생기면, 세포는 에너지원인 당을 공급받지 못해 당뇨병이 생긴다. 비만은 제2형 당뇨병의 주요 원인이다. 당뇨병에 걸릴 위험이 있다면 체중 감량으로 예방할 수 있을 것이다.

- 고혈압: 지방 세포가 축적되면, 인체는 새로운 조직에 산소와 영양소를 공급하기 위해 더 많은 혈액을 생성한다. 동맥을 통해 더 많은 혈액이 이동한다는 것은 동맥벽에 더 강한 압력이 가해진다는 것을 의미한다. 체중 증가는 일반적으로 인슐린도 증가시킨다. 인슐린 증가는 소듐 및 수분 보유와 관련이 있으며, 이는 혈액량 증가의 또 다른 원인이다. 과체중은 또한 심박수 증가와 혈관의 혈액 운반 능력 감소와도 종종 관련이 있다. 이 두 가지 요인은 혈압을 높이고 혈관을 파열시킬 수 있다.

- 고콜레스테롤혈증: 비만을 유발하는 식단은 때때로 저밀도 지단백(LDL 또는 나쁜) 콜레스테롤 수치를 높이고 고밀도 지단백(HDL 또는 좋은) 콜레스테롤 수치를 낮춘다. 비만은 또 다른 유형의 혈중 지방인 중성지방의 수치 상승에 영향을 미친다. 비정상적인 혈중 지방 수치는 동맥에 지방 침착물(죽상판)을 축적시켜 심장마비와 뇌졸중의 위험을 초래할 수 있다.

- 심장마비: 과체중이 되면 혈액을 기관으로 운반하는 혈관(동맥)에 지방 물질이 축적된다. 심장에 혈액을 공급하는 관상동맥이 손상되어 막히면 심장마비가 발생할 수 있다.

- 골관절염: 비만은 관절의 마모를 촉진해 골관절염의 위험도를 높인다. 비만과 관련된 만성 염증도 질병 발병의 원인이 될 수 있다.
- 수면무호흡: 과체중이 되면 목둘레가 굵어지고 기도가 좁아져 수면무호흡이 더 많이 발생하게 된다. 수면무호흡은 치료하지 않으면 심장마비로 이어질 수 있다.
- 암: 과체중과 관련된 여러 유형의 암이 있다. 여성은 유방암, 자궁암, 결장암, 담낭암 등이 이에 해당한다. 과체중인 남성은 결장암과 전립샘암의 위험도가 높다.

체중 관련 위험 요인에 대응하기

체중이 비만 범주에 속하는 경우는 몇 킬로그램만 감량해도 건강에 도움이 된다는 것을 잊지 말자. 전체 체중에서 3~10% 정도로 적당히 감량하면 과체중이 유발하는 다양한 질환을 개선할 수 있다.

체중계에 올라서면 보이는 수치는 대부분 장기적인 습관의 산물이다. 일상의 선택이 시간에 따라 누적되어 체중 증가를 유발하듯이 체중 감량 또한 일으킬 수 있다. 체중이 한꺼번에 빠지지는 않겠지만, 시간 흐름에 따른 점진적 변화는 보다 건강한 습관을 형성하며 체중 감량으로 이어질 것이다.

이 책의 14, 15장 등에 소개할 생활 습관 변화는 건강 증진에 총체적으로 기여한다. 식단, 운동, 수면 및 다양한 활동 측면에서 습관 개선에 집중하면 체중을 감량할 수 있다. 일주일에 0.5~1킬로그램씩 천천히 꾸준하게 감량하는 것이 체중을 줄이고 유지하는 가장 바람직한 방법이다.

체중 감량이 쉽지 않다는 것은 이해한다. 도움이 필요하면 주저하지 말고 요청하자. 비만을 전문으로 다루는 적절한 전문가와 연결되어 도움받을 수도 있다.

건강한 체중을 달성하면 얻을 수 있는 보상은 많다. 건강이 개선될 뿐만 아니라 좋은 기분이 느껴질 것이다. 여행, 취미 활동, 가족과 시간 보내기 등 하고 싶은 일에 더 많은 에너지를 쏟을 수 있다. 그리고 자신을 더욱 긍정하게 될 것이다. 체중 때문에 좌절감을 느꼈다면, 몇 킬로그램만 감량해도 자존감이 올라가는 반가운 변화가 찾아올 것이다.

수면과 건강은 어떤 상관관계가 있는가

바쁜 일상을 살다 보면 수면이 뒷전으로 밀려날 때가 있다. 그런데 수면은 신선한 공기와 영양가 있는 음식만큼이나 건강과 웰빙에 필수인 기본 요소다. 수면은 신체가 낮 동안의 활동에서 벗어나 휴식을 취할 수 있게 한다. 수면이 제공하는 재충전 효과는 감정 반응, 신체 에너지, 뇌 기능, 정신 집중력, 심지어 면역 체계에도 영향을 준다.

수면 중에는 일반적으로 신체가 에너지 절약 모드로 전환된다. 근육은 이완되고, 혈압은 약 10~15% 떨어진다. 뇌 활동은 대부분의 수면 단계에서 진정된다. 산소 소비량은 약 10% 감소하고, 신체의 심부 체온은 낮아진다.

이와 동시에, 수면 중에는 특정 회복 활동이 활발해진다. 예컨대 뇌 체계는 알츠하이머병과 밀접하게 연관된 베타 아밀로이드 단백질 등 잠재적으로 독성이 있는 노폐물을 신속하게 제거한다. 수면은 또한 세포가 스스로 회복하고 새로운 세포가 발달할 수 있는 시간을 제공한다.

수면 부족은 이러한 주요 과정을 방해하며, 지속적인 수면 부족은 장기적인 건강에 영향을 미친다. 수면 문제는 심혈관 질환, 우울증, 고혈압, 당뇨병 등 여러 만성질환과 연관성이 있다. 이는 궁극적으로 수명과 건강수명에 악영향을 줄 수 있다.

나이와 수면

수면 패턴은 나이가 들면 변화하는 경향이 있다. 사람들 대부분은 연령대가 올라갈수록 잠들기가 더 어려워지고 아침에 일찍 깬다. 또한 잠에서 갑작스럽게 깨어나게 되는 까닭에 젊었을 때보다 잠을 얕게 자는 것처럼 느껴질 수도 있다.

이뿐만 아니라 나이가 들면 깊게 잠들어 꿈을 꾸지 않는 시간이 줄어드는 경향이 있다. 노년층은 또한 수면을 길게 유지하는 능력, 즉 수면 지속성 sleep continuity을 잃는 경우가 많다. 그래서 밤에 잠에서 깨는 횟수가 매일 평균 서너 번에 달할 만큼 늘어난다. 장기(만성) 질병으로 통증 또는 불편을 느끼거나 화장실에 가고 싶어지는 등 나이를 먹으면 더욱 흔해지는 질환 탓에 수면이 방해받을 수 있다.

여성은 완경 이행기와 완경기로 접어들면 수면 패턴이 변화할 수 있다. 여성의 약 40%는 해당 시기에 수면 장애가 증가한다고 언급한다. 호르몬 변화와 이와 관련된 증상들, 예컨대 열감과 불안, 우울은 종종 여성의 수면 패턴을 변화시킨다.

이 외에도 여러 요인이 동시에 작용해 노년기 숙면을 어렵게 한다. 그러한 요인은 다음과 같다.

- 생활 습관 변화: 나이가 들면 신체적 또는 사회적 활동이 줄어들 수 있는데, 활동은 숙면에 도움이 된다. 여가 시간이 많은 사람은 카페인이나 알코올을 더 많이 섭취하거나 매일 낮잠을 잘 확률이 높은데, 이러한 요인은 밤잠을 방해하게 된다.
- 질환과 일상의 변화: 관절염, 섬유근통, 허리 문제와 같은 질환이 만성 통증을 유발해 수면을 방해할 수 있다. 수면을 방해하는 다른 질병으로는 위산 역류, 치매, 폐 질환 등이 있다. 나이가 들면 남성은 이따금 양성전립샘비대를 경험한다. 양성전립샘비대가 있으면 밤에 배뇨 횟수가 늘어난다. 여성은 완경기 안면 홍조가 수면을 방해할 수 있다. 코골이는 나이가 들면 흔해지는 경향이 있으며, 파트너의 코골이가 수면을 방해하는 경우도 있다.
- 정신 건강 문제: 나이가 들면 신체적 한계, 사랑하는 사람의 죽음, 가족과의 이별 등 삶의 변화에 대처하는 과정에서 우울증, 스트레스, 상실감을 흔히 경험한다. 이러한 상황은 종종 수면 장애를 유발한다.
- 약: 수많은 약에는 각성 효과가 들어 있어 수면 장애를 일으킬 수 있다. 수면을 방해하는 약물에는 일부 항우울제, 충혈제거제, 기관지확

장제, 코티코스테로이드corticosteroid 및 기타 고혈압 약이 포함된다. 또한 일반의약품으로 판매되는 수면 보조제는 실제로 숙면에 역효과를 낼 수 있다.

- 수면 장애: 수면 장애는 나이가 들수록 흔해진다. 여기에는 수면 무호흡, 하지불안증후군, 주기적 사지운동증, 렘수면 행동장애가 포함된다.

이러한 요인들이 존재하지만, 나이가 들어 수면 부족을 피할 수 없는 것은 아니다. 수면의 질을 향상하기 위해 할 수 있는 일은 많다.

잠은 얼마나 자야 할까?

필요한 수면 시간은 사람마다 다르다. 대다수 사람들은 휴식을 충분히 취하려면 하루에 약 7~8시간 자야 하며, 이를 지켰을 때 사망 위험이 가장 낮다. 그리고 일반적인 의견과 다르게 나이가 든다고 해서 필요한 수면 시간이 줄어들지는 않는다. 성인은 20대부터 노년기까지 거의 같은 수면 시간을 유지해야 한다.

아침에 일어나도 기운이 없고 낮에 피곤하거나 졸린 느낌이 든다면, 수면을 충분히 취하지 못하거나, 수면이 파편화되거나, 수면 장애가 있거나, 수면 패턴이 어긋난 것이다.

수면을 충분히 취하고 있는지 확인하고 싶다면, 알람 시계 없이 잠에서 깨어나 보는 것이 좋다. 알람 시계가 필요한 경우는 잠을 충분히 자고 있지 못할 가능성이 있다.

수면 부족이 건강에 미치는 영향

과학자들은 인간이 수면을 충분히 취하지 못하면 일어나는 현상을 폭넓게 연구해 왔다. 수면 부족은 인체의 거의 모든 기관과 체계에 부정적인 영향을 미칠 수 있다.

뇌 자원과 기억

수면은 뇌가 치유되고 활력을 되찾을 수 있는 시간을 제공한다. 잠을 충분히 자지 않으면, 우리는 피곤함과 불쾌감을 느끼게 된다. 그러면 뇌세포가 원활히 소통하지 못해 집중력과 기억력이 떨어진다. 수면이 부족하면 자극에 대한 반응 속도가 느려지고, 주의 집중 시간이 짧아지며, 실수를 쉽게 저지르게 된다. 단 하룻밤 잠을 적게 자더라도 논리적으로 사고하고, 복잡한 작업을 수행하며, 여러 목표에 동시 집중하는 능력이 저하될 수 있다.

감정과 의사 결정

수면 장애는 때때로 우울, 불안, 탈진증후군과 연관성이 있다. 수면 부족은 충동적 행동, 그릇된 판단, 짜증을 유발할 수 있으며, 잠을 자지 않으면 의사 결정에 어려움을 겪게 된다. 흥미롭게도, 연구 결과에 따르면 낮에 깨어 있는 시간이 1시간 늘어날 때마다 건강한 식품을 선택할 가능성은 2%씩 감소한다.

면역 체계

8장에서 살펴보았듯, 피곤할 때는 단 하루만 잠을 제대로 자지 못해도 면역 체계의 뇌 조절 기능이 약화되어 감염에 더 취약해진다. 수면은 인체가 질병과 싸우고 기분을 개선하는 데 도움을 준다. 잠을 충분히 자지 않으면, 감기나 독감과 같은 질병에 걸릴 확률이 상승한다. 또한 병에 걸렸을 때 질병과 효과적으로 싸우지 못하며 회복 시간이 더욱 오래 걸리게 된다.

연구에 따르면 수면과 면역 체계는 양방향 관계를 맺는다. 감염에 따른 면역 체계의 활성화는 수면을 방해할 수 있지만, 한편으로 수면을 깊고 길게 유지시켜 신체가 회복에 필요한 에너지를 비축할 수 있도록 도울 수도 있다.

1장에서 언급했듯, 수면의 질이 낮으면 세포 스트레스가 발생해 신체의 염증 반응이 경미하지만 만성적으로 활성화될 수 있다. 수면은 신체가 회복 과정을 거치며 염증이 유발한 일상적 손상을 줄일 수 있도록 돕는다. 잠이 너무 부족하면 기존의 염증 손상이 복구되지 않는 동시에, 더 많은 세포 손상이 누적되는 이중고를 겪게 된다.

심장과 혈관

수많은 증거에 따르면, 심장과 혈관의 건강에는 충분한 휴식이 필수적이다. 수면 장애는 혈압 변화를 초래한다. 잠드는 시각이나 수면 지속 시간의 변동성이 크면 고혈압, 비정상적 콜레스테롤 수치, 인슐린 저항성의 위험도가 상승한다.

잠을 충분히 자지 않으면 심장마비 위험도가 증가한다. 일부 추정에 따르면 하룻밤에 1시간만 더 자도 그 위험도가 20% 낮아진다고 한다. 수면 부족과 심혈관 질환 사이의 연관성은 만성 염증이 원인일 가능성이 높으며, 이는 수면 부족이 흔히 만성 염증을 촉진하기 때문이다.

비만과 신진대사

수면 부족은 신진대사에 악영향을 미치며 신체의 인슐린 민감성과 혈당 조절 기능을 손상시키고 당뇨병 위험도를 높인다. 수면 부족이나 제한된 수면 시간은 식욕에 영향을 미치는 호르몬인 렙틴leptin과 그렐린ghrelin 등에도 변화를 일으킬 수 있다. 그렐린 수치가 상승하면 배고픔을 느끼게 되는데, 수면 부족이 그렐린 수치를 올린다.

이러한 호르몬의 정상 기능에 문제가 생기면 휴식을 충분히 취했을 때보다 더 많이 먹게 될 수 있다. 하루에 잠을 7~8시간 미만으로 자는 사람은 체중 증가와 비만의 위험이 높다는 증거가 점점 늘어나고 있다.

피부

연구에 따르면 수면과 피부 사이에는 연관성이 있을 수 있다. 하루에 잠을 7~9시간 자는 사람은 5시간 이하로 자는 사람보다 피부가 더 촉촉하며 자외선에 노출된 뒤 스스로 보호하고 치유하는 능력이 더 뛰어난 것으로 나타났다. 다만, 피부는 체중을 포함한 다른 많은 요인에서도 영향을 받는다.

수면 관련 위험 요인에 대응하기

숙면이 단기적, 장기적 건강의 핵심이라는 점을 이해한다면, 매일 약이나 비타민제를 먹는 것처럼 충분한 수면을 취하는 일을 중요하게 여겨야 한다.

수면은 신체가 스스로 치유하고 회복하고 에너지를 보충하는 시간이다. 우리가 그 시간을 적절히 허용하지 않으면 신체는 더 빠르게 노화하며 만성질환이 조기 발병한다. 수면은 약을 먹는 것과 다름없이 규칙적으로 취해야 한다. 밤에 잠을 최대한 잘 자려면 다음과 같은 주요 요인을 고려하자.

수면을 우선시하기

취침 시간은 저녁에 진행되는 다른 모든 활동에서 영향받을 수 있다. 퇴근 후 휴식을 취하고, 저녁 식사를 하고, 밀린 빨래를 하고, 텔레비전을 시청하는 것은 모두 늦은 오후와 이른 저녁에 이루어지는 활동으로 잠드는 시간에 영향을 미친다.

이러한 활동들은 하루 일과를 마무리하고 일상적인 목표를 달성하는 데 도움을 준다는 점에서 아무런 문제가 없다. 다만 이 일들이 자주 취침 시간까지 침범하며 수면에 할당된 시간을 줄인다는 게 문제다. 주의하지 않으면, 수면은 우선순위 목록에서 최하위가 된다.

매일 규칙적인 취침 시간과 기상 시간을 정하고 지키자. 그 시간은 주중이든 주말이든 같아야 한다. 합리적인 취침 시간을 확보하려면 저녁 식사를 조금 일찍 하거나, 가사를 가족끼리 분담하거나, 시청하는 텔레비전 프로그램을 두세 편이 아닌 한 편으로 제한하는 등 일정을 조정해야 할 수 있다.

침대에서는 8시간 넘게 누워 있지 말자. 밤에 잠을 잘 이루지 못했을 때도 늦잠을 자선 안 된다. 평소 기상 시간을 지키고 이튿날 밤에 부족한 수면 시간을 보충하도록 한다.

취침 절차 정하기

사람들 대부분은 취침 준비에 도움이 되는 절차가 필요하다. 이미 자신이 선호하는 취침 절차를 마련한 사람도 있을 것이다. 그러한 절차에는 카페인이 든 음료를 마시지 않고, 따뜻한 물에 목욕하고, 편안한 잠옷을 입고, 명상을 하고, 독서를 하는 활동이 포함될 것이다. 이제 취침 절차를 정해야 한다면, 기분을 편안하게 하고 수면을 준비하는 활동을 포함시킨다.

목표는 뇌에 휴식이 임박했음을 알리는 것이다. 뇌 활동은 수면에 중요한 요소이므로 메시지를 전달하는 것이 필수적이다. 우리는 뇌에게 하루의 일이 끝났으며, 외부 스트레스 요인과 불안은 내일로 미뤄 둘 수 있다고 전달해야 한다. 잠자리에 들기 약 1시간 전에 천천히 절차를 시작하자. 그러면 수면의 회복 기능이 곧 시작된다는 메시지를 뇌와 신체의 나머지 부분에 보낼 수 있다.

전자 기기 제한하기

잠자리에 들기 최소 30분 전에는 전자 기기를 사용하지 않거나 텔레비전을 시청하지 않는 것이 수면의 질 향상에 도움이 된다. 취침 시간이 임박해서 텔레비전을 보거나 컴퓨터 또는 다른 기기를 사용하면, 잠드는 과정에 집중하기보다 방금 보거나 들은 내용에 몰입하게 되므로 수면에 방해가 될 수 있다. 휴대전화에서 방출되는 청색광이 멜라토닌melatonin, 즉 뇌가 어둠에 반응해 생성하는 호르몬을 억제한다는 증거도 있다.

낮잠 자지 않기

인체는 하루에 7~8시간만 자도 충분하며, 낮잠은 밤에 숙면하지 못하도록 방해할 수 있다. 숙면하지 못한 경우는 낮잠을 자는 것보다 이튿날 밤에 부족한 수면을 보충하는 것이 가장 바람직하다. 낮에 잠을 자야 한다면 낮잠 시간을 20분 이하로 정하자.

운동하고 활동성 유지하기

규칙적인 운동은 숙면 촉진에 도움이 된다. 일주일에 150분 이상 중간 강도의 유산소 운동 또는 75분 이상 고강도의 유산소 운동을 하기로 목표를 세운다. 단, 잠들기 적어도 몇 시간 전에 운동을 하도록 한다. 운동은 뇌와 신체를 자극하므로, 잠자리에 들기 직전에 운동하면 잠이 깰 수 있다.

취침 전에 음식 및 음료 섭취 제한하기

배부른 상태에서 잠자리에 들면 숙면하기가 더 어려울 수 있다. 취침 시간이 임박해 알코올 또는 카페인 음료를 마셔도 같은 효과가 발생할 수 있다. 특히 알코올을 섭취하면 졸음이 쏟아지긴 하지만 도중에 잠에서 깨어 화장실에 가는 등 수면이 훨씬 파편화된다. 잠자리에 들기 전에 물을 너무 많이 마셔도 같은 효과가 나타날 수 있다.

아늑한 환경 조성하기

수면 환경을 조용하고 어둡고 아늑하고 시원하게 유지하도록 하고, 침대가 편안한지 확인한다.

걱정 시간을 따로 마련하기

걱정으로 잠을 못 이루는 사람은 잠자리에 들기 전에 걱정을 해결하도록 한다. 낮에 걱정 시간을 따로 마련한다. 문제 목록을 작성하고 가능한 해결책을 찾아 보자.

수면제를 섭취하면 어떨까?

수면제는 특정 상황, 이를테면 스트레스나 여행 또는 기타 방해 요인으로 잠을 이루지 못할 때 도움이 된다. 불면증으로 알려진 수면 장애 때문에 잠이 드는 것 또는 잠이 든 상태를 유지하는 것에 일상적으로 어려움을 겪는다면, 의료기관에서 진료를 받도록 한다. 불면증을 관리하는 최적의 방법은 원인에 따라 종종 달라진다. 질환이나 수면 관련 장애 같은 근본 원인을 파악하고 관리하는 것은 단순히 불면증 증상 자체를 치료하는 것보다 훨씬 효과적인 접근 방식이다.

인지 행동 치료를 통해 새로운 생활 습관을 익히는 방법은 지속적인 불면증 치료에 가장 효과적이다. 규칙적인 수면 일정을 지키고, 일정하게 운동하며, 늦은 시간에 카페인 섭취를 피하고, 낮잠을 자지 않고, 스트레스를 조절하는 것도 도움이 된다. 하지만 때로는 수면제를 처방받아 복용하면 절실히 필요했던 휴식을 취하는 데 도움이 될 수 있다.

의사 처방전이 있어야 살 수 있는 모든 수면제는 위험성이 있으며, 특히 간 질환이나 신장병을 비롯한 특정 질환을 앓는 사람과 노인에게 위험을 초래할 수 있다. 새로운 불면증 치료법을 시도하거나, 심지어는 일반의약품인 수면제를 복용할 때도 항상 의료진과 상담하도록 한다.

수면 보조제를 복용하려고 한다면, 천연 멜라토닌은 안전하다고 여겨진다. 뇌는 어둠에 반응해 이 호르몬을 생성한다. 멜라토닌을 소량 섭취하면 신체의 일주기 리듬을 올바르게 맞추는 데 도움이 될 것이다.

복용약 검토하기

수면에 지속적으로 어려움을 겪는 경우는 복용 중인 약이 문제의 원인일 수 있는지 의료진에게 문의한다. 복용하는 일반의약품에 카페인이나 기타 각성제가 함유되어 있는지 확인할 필요가 있다.

피부와 머리카락 변화가 알려 주는 것들

피부와 머리카락의 변화는 노화의 가장 눈에 띄는 징후다. 나이 듦을 알리는 첫 번째 징후는 주름과 잔주름의 발달과 같은 피부 변화다. 모든 사람은 어느 순간 피부 변화를 경험한다. 피부 노화 속도는 유전, 영양 상태, 흡연, 햇빛 노출, 체중, 수면의 질, 성생활 등 여러 요인이 영향을 준다.

머리카락은 노화의 또 다른 눈에 띄는 징후다. 나이를 먹을수록 머리카락은 색을 잃고 흰색으로 변하기 시작한다. 모발 질감이 달라지거나 가늘어질 수도 있다. 많은 사람, 특히 남성은 노년기에 탈모를 경험한다.

피부와 노화

피부는 신체에서 가장 큰 기관이다. 피부는 햇빛과 열, 감염과 부상에서 신체를 보호한다. 피부는 체온 조절을 돕고 수분과 지방, 비타민D를 저장한다. 피부는 여러 층으로 이루어져 있으며, 세 가지 주요 층은 표피(최상층 또는 바깥층), 진피(중간층) 그리고 지방이 저장되는 피하조직(하층 또는 내층)이다.

나이가 들면서 발생하는 피부 변화는 단백질 콜라겐 생성 감소, 혈류 감소, 지질 수치 저하, 피부 표면 바로 밑에 있는 결합 조직의 손실 등 신체 변화의 영향을 받는다. 이러한 신체 변화가 발생하면, 시간이 지날수록 피부가 얇아지고 건조해지며 탄력이 떨어질 수 있다.

피부 노화에서 가장 두드러지는 징후는 주름이 생기는 것이다. 피부는 시간 흐름에 따라 자연스럽게 탄력이 낮아지고 얇아진다. 천연 피지 분비량이 감소하면 피부는 건조해지고 주름이 많아진다. 피부 깊숙한 층에서는 지방이 감소하게 되는데, 그러면 피부는 느슨해지고 처지며, 주름의 선과 틈새가 더 뚜렷해진다.

자외선은 자연스러운 노화 과정을 촉진하며 초기 주름의 주요 원인으로 작용한다. 자외선에 노출되면 피부의 결합 조직이 분해된다. 여기서 피부 결합 조직이란 콜라겐과 엘라스틴 섬유elastin fiber로, 진피라고 불리는 피부 깊숙한 층에 자리한다. 이처럼 피부 결합 조직이 자외선에 분해되는 까닭에, 태양 아래에서 긴 시간을 보내지 않는 사람들은 흔히 실제 나이보다 젊어 보인다. 흡연 또한 피부의 정상적인 노화 과정을 가속해 주름을 유발할 수 있다. 이는 담배가 콜라겐에 미치는 영향 때문이다. 흡연은 피부가 노란색을 띠며 가죽처럼 보이게 만든다.

나이가 들면 피부에는 주름뿐만 아니라 병변과 잡티가 생기기 쉬워진다. 피부는 햇빛에 노출되면 특정 부위에서 멜라토닌을 생성하는 능력이 파괴되므로, 피부에 흰 반점이 생길 수 있다. 갈색 반점은 색소가 지나치게 많은 부위다.

검버섯이 피부에 나타나기 시작할 수도 있다. 이 작고 평평한 반점은 주근깨처럼 보인다. 지루각화증으로 알려진 피부 병변도 나이가 들수록 흔해진다. 지루각화증은 갈색, 검은색, 연한 황갈색을 띤 양성종양으로 표면이 번들거리거나 비늘로 덮여 있으며, 피부 표면보다 위로 약간 튀어나왔다. 노년기에 흔히 발견되는 다른 피부 양성종양으로는 쥐젖과 혈관종이 있다.

피지 생성은 나이가 들수록 느려진다. 피지가 줄어들면 등, 다리, 팔 등의 피부가 붉어지고, 각질이 비늘처럼 벗겨지며, 가려움이 발생할 수 있다. 노인은 젊은 사람보다 피부에 멍이 쉽게 들고 멍이 치유되기까지 더 오랜 시간이 걸린다. 일부 약을 복용하거나 질병에 걸리면 멍이 더 쉽게 들기도 한다.

눈동자가 파란색이고 피부가 하얀 사람은 노인성 피부 변화가 두드러진다. 흑인, 아시아인, 라틴아메리카인은 나이가 들어도 비교적 주름이 적고 피부가 매끄러운 경향이 있다. 그런데 유색인종은 색소 침착과 얼굴 구조의 변화와 같은 뚜렷한 고민을 지닌다. 나이가 많은 흑인은 일반적으로 피부 두께가 증가해 주름이 적어지지만, 턱이나 턱선 아래 피부가 눈에 띄게 처지는 현상(군턱)을 보인다. 동아시아인은 색소 침착에 취약하다. 라틴아메리카인 또한 독특한 방식으로 피부가 노화한다.

많은 피부 질환은 수분을 보충하고 가려움증을 완화하는 로션과 크림으로 치유될 수 있다. 하지만 일부 피부 질환은 그보다 심각하다.

피부암

피부암, 즉 피부 세포의 비정상적인 증식은 대부분 태양에 노출된 피부에서 발생한다. 하지만 이 흔한 유형의 암은 평소 햇빛에 노출되지 않는 피부 부위에서도 발생할 수 있다. 피부암은 표피에서 시작되며, 표피를 구성하는 세 가지 세포는 다음과 같다.

- 편평세포: 표피의 최상층을 구성하는 얇고 평평한 세포다. 편평세포에서 발생하는 암은 피부의 편평세포암종이라 불린다.
- 기저세포: 편평세포 아래에 있는 둥근 세포다. 기저세포에서 발생하는 암은 기저세포암종이라 불린다.
- 멜라닌세포: 표피의 하부에서 발견되는 이 세포는 피부에 자연스

러운 색을 부여하는 색소인 멜라닌을 생성한다. 피부가 햇빛에 노출되면 멜라닌세포는 색소를 더 많이 생성해 피부를 검게 변화시킨다. 멜라닌세포에서 발생하는 암은 흑색종이라 불린다.

흑색종은 편평세포암과 기저세포암보다 드물지만, 인근 조직으로 침범해 신체의 다른 부위로 퍼질 가능성이 훨씬 높다. 피부암으로 인한 사망은 대부분 흑색종이 원인이다.

피부암은 피부색에 상관없이 누구나 걸릴 수 있지만, 주근깨가 쉽게 생기는 하얀 피부를 지닌 사람이 가장 취약하다. 자외선 노출을 제한하거나 피하면 피부암 위험도를 낮출 수 있다. 피부에 의심스러운 변화가 있는지 확인하면 피부암의 조기 발견에 도움이 될 것이다. 피부암을 조기에 발견할 때 피부암 치료가 성공할 확률이 가장 높다.

피부 관련 위험 요인에 대응하기

수년간 햇빛에 노출되었던 일을 원상태로 돌릴 수는 없지만, 피부가 더는 손상되지 않도록 보호해 노화 과정을 늦추고 피부암의 위험도를 낮출 수는 있다. 중요한 원칙은 피부를 위해 매일 작은 습관부터 실천하는 것이다. 문제가 누적될 때까지 방치하지 말고, 그 문제를 해결하려 노력하자.

태양 노출 제한하기

자외선 차단은 필수다. 야외 활동 시 그늘을 찾고 가벼운 긴팔 셔츠와 바지, 챙이 넓은 모자, 자외선 차단 선글라스 등 햇빛을 차단하는 옷과 액세서리를 착용하면 피부를 보호할 수 있다. 자외선을 보다 효과적으로 차단하고 싶다면 자외선 차단 지수 라벨이 있는 옷을 선택하자. 자외선이 가장 강한 오전 10시부터 오후 2시까지는 가급적 햇빛을 피하도록 한다.

차단율이 높은 자외선 차단제 사용하기

야외 활동을 할 때는 계절과 상관없이 옷으로 가려지지 않는 모든 피부에 자외선 차단제를 바른다. 자외선 차단 지수spf가 30 이상으로 자외선 차단율이 높은 내수성 자외선 차단제를 사용하면 피부를 효과적으로 보호할 수 있다. 어느 유형의 자외선 차단제를 사용하느냐는 개인의 선택에 달렸다. 가장 좋은 유형은 반복 사용이 가능한 제품이다. 피부가 민감하다면 티타늄디옥사이드titanium dioxide와 징크옥사이드zinc oxide가 함유되어 물리적 차단제라고 불리는 제품을 선택하자. 피부가 민감하지 않다면 옥시벤존oxybenzone, 아보벤존avobenzone, 옥티살레이트octisalate, 옥토크릴렌octocrylene, 호모살레이트homosalate, 옥티녹세이트octinoxate 같은 화학물질이 함유된 자외선 차단제를 사용해 볼 수 있다. 이러한 제품은 질감이 좋고 피부에 문질러 발라도 하얀 막을 형성하지 않는 경향이 있다.

자외선 차단제는 넉넉하게 바른 다음 2시간마다 덧발라야 하며, 수영하거나 땀을 흘리는 경우는 그보다 자주 다시 발라야 한다. 입술, 귀끝, 손등, 목뒤 등 노출되는 피부에 빠짐없이 자외선 차단제를 충분히 바른다.

정기적으로 피부 확인하기

기존의 점, 주근깨, 혹, 모반에 변화가 있는지 또는 피부에 종양이 새롭게 생겼는지 자주 확인하도록 한다. 거울을 사용해 얼굴, 목, 귀, 두피를 관찰하고, 가슴, 몸통, 팔과 손의 앞뒷면을 살핀다. 다리 앞뒤와 발등과 발바닥 그리고 발가락 사이까지 전부 살펴야 한다. 생식기 부위와 엉덩이 사이도 들여다보자. 다른 반점과 비교하면 다르게 보이거나 표면이 튀어나오는 등 변화가 발견되면 의료진과 상담한다.

담배 멀리하기

흡연은 피부의 정상적인 노화 과정을 촉진해 주름과 기타 얼굴 형태 변화를 유발할 수 있다. 이러한 변화에는 눈가 주름, 미간 주름, 고르지 않은 피부색, 칙칙한 안색, 눈 밑의 깊은 주름과 붓기, 입가 주름, 입술 얇아짐 등이 있다.

니코틴은 혈관을 좁혀 피부로 가는 산소와 영양소의 흐름을 줄인다. 담배 연기 속 화학물질은 건강하고 탄력 있는 피부의 구조를 무너뜨리거나 손상시키는 작용을 분자 수준에서 일으킨다. 흡입되지 않은 담배 연기 또한 피부를 자극하며 건조하게 할 수 있다.

피부 건강에 좋은 식단 따르기

건강한 식단은 외모와 기분을 최적의 상태로 유지하는 데 도움이 될 수 있다. 과일, 채소, 통곡물, 저지방 단백질 식품을 충분히 섭취하자. 단백질은 피부와 머리카락을 포함한 신체 조직을 형성하고 치유하는 데 필수적이다. 단백질이 충분하지 않으면 피부가 약해진다. 연구에 따르면 생선 기름이 풍부한 식단, 건강에 해로운 기름과 정제 탄수화물이 적은 식단, 생선 기름으로 제조한 보충제 등을 섭취하면 피부 노화를 예방할 수 있다. 물을 충분히 마시면 피부를 촉촉하게 유지하는 데 효과적이다.

부드럽게 세안하기

땀은 특히 피부에 밀착되는 모자나 헬멧 등을 착용했을 때 피부를 자극하므로, 땀을 흘린 뒤에는 되도록 서둘러 씻는 것이 좋다. 피부를 자극하지 않으며 땀, 오염물, 화장품 및 기타 물질을 부드럽게 씻어내자. 피부를 세게 문지르면 피부에 자극이 되고, 자극은 피부 노화를 촉진할 수 있다. 세안하거나 목욕한 뒤에는 수건으로 피부를 부드럽게 두드리거나 지그시 눌러서 수분이 피부에 남아 있도록 한다.

피부를 촉촉하게 유지하기

보습제는 주름을 예방할 수 없지만, 주름과 잔주름을 일시적으로 가릴 수는 있다. 건조함과 가려움증을 완화하고 싶다면 목욕과 샤워 횟수를 줄이고, 항균비누처럼 세정력이 강한 비누는 사용하지 않으며, 겨울철에는 집 안의 습도를 높이자.

규칙적으로 운동하기

일부 연구에 따르면, 적당한 운동은 혈액 순환을 개선하고 신체 면역 체계를 강화해 피부를 더욱 젊어 보이게 한다.

머리카락과 노화

머리카락 색은 모낭에서 생성하는 멜라닌 색소가 결정한다. 모낭은 머리카락을 만들고 성장시키는 피부의 구조물이다. 나이를 먹을수록 모낭이 멜라닌을 적게 생성하면 머리카락이 하얗게 변한다. 흰머리는 대개 30대부터 생기기 시작하며, 생성되는 흰머리의 양은 주로 유전자가 결정한다. 흰머리는 백인에게 일찍, 아시아인에게 늦게 생기기 시작하는 경향이 있다. 일반의약품으로 흰머리를 가릴 수는 있지만, 영양 보충제와 비타민제를 포함한 어떤 제품도 흰머리의 생성을 멈추거나 생성 속도를 늦출 수는 없다.

머리카락 굵기 또한 나이가 들수록 변화한다. 머리카락은 여러 단백질 가닥으로 이루어졌다. 머리카락 한 가닥의 정상 수명은 2~7년이며, 한 가닥이 빠지면 새로운 머리카락으로 교체된다. 연령대가 높아질수록 교체된 머리카락은 굵기가 가늘어지며 색소가 적어지는 경향이 있다. 그러므로 젊었을 때 굵고 거칠었던 머리카락이 결국 가늘고 부드러우며 색이 연해지더라도 놀라지 말자.

거의 모든 사람은 나이가 들면 탈모를 경험한다. 몸과 머리에서 나는 체모와 머리카락의 양 그리고 나이가 들어 빠지는 체모와 머리카락의 양은 주로 유전자가 결정한다. 남성과 여성의 성호르몬 감소 또한 탈모에 영향을 미친다.

남성은 나이가 들어 머리카락이 빠질 가능성이 여성보다 더 높다. 대부분의 남성은 60세가 되면 탈모가 부분적으로라도 진행된다. 남성형 탈모가 진행되면 일반적으로 이마 윤곽이 뒤로 후퇴하고 정수리에도 탈모 부위가 나타난다. 여성은 소수가 여성형 탈모를 경험한다. 여성형 탈모가 진행되면 일반적으로 가르마가 넓어지고 머리카락이 매우 가늘어지게 된다.

여성은 완경 후 호르몬 변화로 얼굴 털이 자라며 거칠어질 수 있다. 이는 턱과 입술 주위의 털에서 흔히 발생한다. 한편 남성은 눈썹, 귀털, 코털이 더 길고 거칠게 자랄 수 있다.

일반의약품인 피부 제품은 효과가 있을까

이 흔한 질문의 답은 '사람마다 다르다'이다. 사람들은 주름이 적어지고 태양이 피부에 초래한 손상을 예방하거나 되돌릴 수 있기를 바라며, 처방전 없이 구입 가능한 주름 크림과 로션을 산다. 이러한 제품의 효과는 제품 성분과 사용 기간에 따라 달라진다. 처방전 없이 구입 가능한 주름 크림은 약으로 분류되지 않으므로, 효과를 입증받기 위해 과학적 연구를 거칠 필요가 없다. 얼굴 주름의 극적인 개선 효과를 바란다면, 아마도 처방전 없이 구입 가능한 주름 크림에서는 그 효과를 찾을 수 없을 것이다. 이러한 제품의 효과는 대체로 미미하다.

피부는 보습만으로 개선될 수 있다. 수분은 일시적으로 피부를 탱탱하게 만들어 주름과 잔주름이 덜 보이게 한다. 보습제는 로션, 크림, 젤, 세럼 형태가 있으며, 주요 성분이 물, 오일, 단백질, 왁스, 글리세린, 젖산염, 요소 등이다. 주름 크림은 보습제에 추가 효능을 발휘하는 활성 성분이 함유된 제품이다. 여기서 추가된 성분이란 안색을 밝히고, 피붓결을 부드럽게 하며, 주름과 잔주름을 개선하는 물질이다. 이러한 제품의 효과는 피부 유형과 활성 성분에 따라 어느 정도 달라지는데, 피부 개선에 얼마간 도움이 되는 성분은 다음과 같다.

- 레티노이드retinoid : 이 용어는 레티놀retinol과 레티노산retinoic acid 같은 비타민 A 화합물을 지칭할 때 사용된다. 이 성분은 햇빛에 손상된 피부를 회복하고 주름과 잔주름을 개선하는 용도로 오랫동안 국소적으로 활용되었다.
- 비타민 C(아스코르브산ascorbic acid) : 비타민 C는 강력한 항산화물질로 피부 세포를 파괴하며 주름을 유발하는 불안정한 산소 분자, 즉 활성 산소로부터 피부를 보호한다. 비타민 C는 태양 손상에서 피부를 보호하고 주름과 잔주름을 줄이는 데 도움이 될 수 있다. 비타민 C가 함유된 주름 크림은 공기와 햇빛이 닿지 않도록 보관해야 한다.
- 하이드록시산hydroxy acid : 알파하이드록시산alpha hydroxy acid, AHA에는 글리콜산glycolic acid, 구연산citric acid, 젖산이 포함된다. 이 물질은 죽은 피부 세포를 제거(각질 제거)하는 데 활용된다. AHA 제품을 정기적으로 사용하면 피부가 다른 제품을 더욱 원활히 흡수하고, 부드럽고 색소 분포가 고른 새 피부가 성장하도록 촉진할 수 있다. AHA, 베타하이드록시산beta hydroxyl acid, 폴리하이드록시산polyhydroxy acid은 주름과 잔주름을 개선하는 데도 효과적인 것으로 나타났다.
- 코엔자임 Q10 coenzyme Q10 : 이 성분은 눈가의 잔주름을 줄이고 피부를 햇빛으로부터 보호하는 데 도움이 될 수 있다.
- 펩타이드peptide : 이 분자는 살아 있는 유기체에서 자연적으로 합성되는 단백질의 구성 요소다. 특정 펩타이드는 콜라겐 생성을 촉진하고 피붓결을 개선하며 주름을 줄일 수 있다.
- 차 추출물 : 녹차, 홍차, 우롱차에는 항산화 및 항염증 물질이 포함되어 있다. 주름 크림은 녹차 추출물을 함유할 가능성이 높다.

- 포도씨 추출물: 포도씨 추출물은 항산화 및 항염증 효과가 있으며 콜라겐 생성을 촉진한다.
- 나이아신아마이드 niacinamide: 나이아신아마이드는 강력한 항산화물질로 비타민 B_3(나이아신 niacin)와 관련이 있다. 이 물질은 피부의 수분 손실을 줄이고 피부 탄력을 개선하는 데 효과적이다.

미국 식품의약국(FDA)은 화장품의 효능을 평가하지 않으므로 처방전 없이 구입 가능한 피부 제품의 주름 개선 효과는 보증하지 않는다. 따라서 주름 크림을 고를 때는 다음 사항을 고려하자.

- 가격: 제품의 가격은 효능과 관련이 없다. 비싼 주름 크림이 상대적으로 저렴한 제품보다 효과가 크지 않을 수 있다.
- 성분의 농도: 처방전 없이 구입 가능한 주름 크림은 처방된 크림보다 활성 성분의 농도가 낮다. 따라서 효과가 있더라도, 그 효과가 제한적이거나 일반적으로 짧게 지속된다.
- 성분의 가짓수: 두세 가지 활성 성분이 복합된 제품이 한 가지 성분만 함유된 제품보다 반드시 더 효과적인 것은 아니다. 마찬가지로 주름 개선 제품을 여러 개 동시에 사용하면 피부에 도움이 되기보다 자극을 초래할 수 있다.
- 사용 빈도: 주름 크림은 하루에 한두 번씩 몇 주에 걸쳐 사용하면서 개선 효과를 확인해야 한다. 제품 사용을 중단하면 피부가 원래 모습으로 돌아갈 가능성이 높다.
- 부작용: 일부 제품은 피부 자극, 발진, 화상, 발적 등을 유발할 수 있다. 사용 설명서를 읽고 지시 사항을 따르자. 알레르기 반응을 일으키지 않거나(저자극성) 여드름을 유발하지 않는(논코메도제닉 noncomedogenic) 제품을 선택하는 것이 도움이 된다.
- 개인차: 친구가 맹신하는 제품이 나에게도 효과가 있다는 보장은 없다. 모든 사람에게 똑같은 효과를 보이는 제품은 존재하지 않는다.

성 건강에 대한 올바른 이해

건강한 성관계는 신체 건강, 자존감, 피부 윤기 등 삶의 모든 측면에 긍정적인 영향을 줄 수 있다. 영화와 텔레비전 프로그램은 성관계가 젊은 성인만을 위한 것이라고 암시하는 듯하지만, 이는 사실이 아니다. 앞서 언급했듯 친밀감에 대한 욕구는 나이를 초월한다.

성은 우리가 자신을 성적으로 경험하고 표현하는 방식이다. 여기에는 감정, 욕구, 행동을 비롯해 다양한 유형의 신체 접촉이나 자극이 포함될 수 있다. 친밀감은 신체적 요소의 유무와 상관없이 인간관계에서 발생하는 유대감과 친숙함이다.

나이가 들수록 여성이 성관계에 흥미를 잃는다는 것은 흔한 오해다. 성관계는 나이가 들면 감소하는 경향이 있지만, 일부 남성과 여성은 80~90대에도 질 내 성관계, 구강 성관계, 자위행위를 계속한다. 성은 심리적 건강, 신체 건강, 파트너 관계의 긴밀함, 심지어 사회적 금기와 기대 등 여러 요인에 좌우된다. 핵심은 노화에 따른 성 기능 변화와 건강 문제에 따른 성 기능 변화의 차이를 이해하는 것이다.

일반적인 노인성 변화 바로 알기

노화는 노년층이 인생에서 성과 친밀감의 의미를 재정의할 수 있는 전환점을 가져온다. 일부 노인들은 성적 관계와 친밀 관계를 모두 추구하고, 다른 일부 노인들은 어느 한쪽이 없어도 만족하며, 또 다른 일부 노인들은 이러한 유형의 관계를 피할 수도 있다.

나이가 들면서 발생하는 가장 흔한 성적 변화는 신체 반응 속도가 점차 느려지는 것이다. 노인은 성적으로 흥분하고 오르가슴에 도달하며 다시 성관계를 가질 준비가 되기까지 더 오랜 시간이 걸린다.

여성은 대부분의 신체적·성적 변화가 완경 및 에스트로겐 수치 감소와 연관성이 있다. 질이 짧아지고 좁아지며, 성적 흥분 시 질이 부풀어 오르고 윤활액이 분비되기까지 더 오랜 시간이 걸린다. 질 벽도 얇아지고 건조해지고 탄력이 떨어진다.

이러한 변화는 성관계를 덜 편안하게 만들 수 있다. 일부 여성은 완경 후 성적 관심도가 낮아지는 현상을 경험하기도 하지만, 이는 에스트로겐보다 테스토스테론 호르몬의 감소와 더 관련이 있다. 테스토스테론은 남성과 여성 모두에서 성욕을 조절한다.

남성은 나이가 들수록 발기하기까지 더 오랜 시간이 걸릴 수 있다. 발기 시 음경의 단단함이 떨어질 수 있고, 일부 남성들은 오르가슴에 도달해도 사정하지 않을 수 있다. 사정하고 다시 사정하는 데까지 더 많은 시간이 필요할 수도 있다. 노화가 발기장애(발기부전)를 유발하지는 않지만, 나이가 많은 남성일수록 발기장애를 경험할 가능성이 높다. 발기장애의 일반적인 원인으로는 알코올 남용, 약물 복용, 흡연, 당뇨병, 동맥경화증, 전립샘 수술의 부작용 등이 있다.

비정상적인 성 기능 관련 증상

성은 매우 주관적이고 생리적·심리적 측면을 모두 포함하므로 무엇이 정상적이지 않은지 정의하기가 어렵다. 그러한 측면에서 '비정상적'인 증상은 성관계를 불편하게 하거나 성생활의 질에 부정적인 영향을 미친다고 느껴지는 모든 것이다.

특정 질병과 장애, 수술과 약물은 성관계를 갖거나 즐기는 능력에 영향을 줄 수 있다. 여기에는 관절염, 만성 통증, 치매, 우울증, 당뇨병, 요실금 같은 질환이 포함된다. 스트레스는 성기능 문제를 유발하는 또 다른 주요 원인이다.

여성은 유방절제나 자궁절제 같은 수술로 성적 흥미를 잃거나, 자신의 매력도가 낮아질지 모른다고 걱정할 수 있다. 남성은 전립샘 수술로 발기장애나 요실금이 발생해 좌절감을 느끼게 될 수 있다.

다행히도 약물 치료부터 대화(인지) 요법까지, 그러한 상황 대부분에 도움이 되는 치료법과 요법이 마련되어 있다. 그리고 성에 대한 흥미 상실이 늘 문제가 되는 것은 아니라는 점을 기억하자. 수많은 부부와 독신자들은 성생활이 줄어드는 것에 완벽히 만족한다. 성적 관계가 아닌 다른 방식의 관계에서도 만족감을 얻을 수 있다.

완경은 노화의 일부다

완경과 완경 이행기는 수년 전만 해도 공개적으로 이야기되지 않았다. 자매나 친한 친구들 사이에서만 이야기되거나, 아예 피하는 주제였다. 성 기능이나 성적 욕망의 변화에 관한 대화 역시 때때로 문화적으로 금기시되거나 개인에게 수치심을 불러일으켰다. 이러한 현상의 부분적인 원인은 의료기관이 완경을 자연스러운 노화 과정의 일부가 아닌 병리적 상태나 질병으로 취급했기 때문이다.

시대가 변하고 있다. 점점 더 많은 여성이 완경과 완경 이행기 증상을 경험하는 동안 성생활을 개선하는 방법에 대해 의료진과 솔직히 상담한다. 생식 건강reproductive health에 변화가 있음에도, 여성들은 계속해서 성관계를 즐기며 친밀감을 느끼고 싶어 한다.

좋은 소식은 윤활제부터 생활 습관 변화에 이르는 다양한 선택지를 바탕으로 완경에 따른 변화를 관리하며 만족스러운 성생활을 계속 즐길 수 있다는 점이다.

일부 여성들은 완경이 오히려 힘이 된다. 완경 후 여성은 임신을 더는 걱정하지 않아도 되고, 성장한 자녀가 독립해 사생활을 지켜야 할 필요가 줄어든다. 따라서 노년기에는 기분 좋은 성관계를 위한 고민이 추가적으로 필요하긴 하지만, 더 많은 시간 동안 친밀감을 나누며 성적 호기심을 채울 수 있다.

건강한 성생활 환경 구축하기

나이가 들어 신체적 변화가 생긴다고 해서 성생활이 끝나는 것은 아니지만, 기대하고 가정한 것들을 일부분 재정의해야 할 수는 있다. 건강한 성생활은 신체 건강이 영향을 주는 만큼 정신 상태도 영향을 미친다. 성적 욕구의 변화에 당황하거나 부끄러움을 느끼면, 불안이 고조되어 성적으로 흥분하는 데 방해가 될 수 있다. 또한 성적 능력에 대해 지나치게 걱정하며 스트레스를 받으면, 남성은 발기장애를 경험하고 여성은 흥분하는 과정에 어려움을 겪는다. 성생활에 어려움을 경험하고 있다면 먼저 의료진과 상담하는 것이 좋다.

건강한 성생활은 종종 파트너와의 원활한 소통과 관련이 있다. 다음 질문을 던져 보자. 우리는 즐겁게 지내고 있는가? 무엇이 좋고, 무엇이 불편한가? 다르게 하고 싶은 것이 있는가? 기분 전환에 도움이 되는 것은 무엇인가?

때로는 간단한 변화가 성생활을 개선한다. 하루 중 성관계를 갖는 시간이 에너지가 더욱 넘치는 시간으로 바뀔 수 있다. 흥분하는 데 시간이 오래 걸릴 수 있으므로, 촛불을 켜고 저녁 식사를 하거나 춤을 추는 등 로맨틱한 무대를 조성해 보자. 또는 새로운 체위를 시도해 볼 수도 있다.

정서적 장애물을 극복하고 관계의 친밀감을 향상하는 전략을 제시해 주는 치료사와 상담을 해 볼 수도 있다. 이 모든 노력이 성생활을 개선하는 데 유용할 것이다.

마지막으로 신체적·정신적 건강을 전반적으로 관리하면 성생활에 도움이 된다. 그러한 관리 방법에는 건강한 식단 섭취, 규칙적인 운동, 충분한 수면, 스트레스 해소가 포함된다. 과도한 알코올 섭취는 남성과 여성 모두의 성 기능을 저하하므로, 알코올 섭취는 제한하거나 피하는 것이 바람직하다. 게다가 건강한 식단과 규칙적인 운동은 체중 조절에도 도움이 될 수 있다. 체중은 성과 연관성이 있다. 연구에 따르면 과체중 남성이 체중을 감량하는 경우는 대체로 성생활이 개선될 뿐만 아니라 발기장애 위험도가 감소하는 것으로 나타났다.

여성의 성 만족도를 향상하는 데 도움이 되는 추가적인 방법은 다음과 같다.

윤활제 사용하기

성교 통증은 힘들거나 고통스러운 성관계로 정의되고, 질 건조증은 완경 후 여성의 80%가 겪는 흔한 문제다. 질 건조증을 겪고 있다면 질 보습제나 윤활제를 사용해 보자. 규칙적인 성관계는 윤활 상태를 유지하고 생식기 조직의 유연성을 지속하는 데 도움이 된다.

호르몬 요법 고려하기

완경기 증상에 일반의약품이 도움이 되지 않는다면, 의료진과 에스트로겐 요법에 대해 상담해 볼 수 있다. 에스트로겐 요법은 완경기 증상 완화에 효과적인 치료 선택지다. 의사는 개인과 가족의 병력을 참고하여 증상 완화에 필요한 최소 용량의 에스트로겐을 최단기간 동안 투약하도록 권장할 수 있다. 자궁이 있는 경우는 에스트로겐 외에 프로게스틴progestin도 필요하다.

호르몬 요법을 장기간 받으면 심혈관 질환 및 유방암의 위험이 생길 수 있지만, 일부 여성의 경우 완경기 무렵 호르몬 요법을 시작하면 도움이 되는 것으로 나타났다. 호르몬 요법의 이점과 위험성 그리고 자신에게 호르몬 요법이 안전한 선택인지는 의사와 상담해야 한다.

북미폐경학회가 발표한 최근 입장에 따르면, 호르몬 요법은 60세 미만 또는 완경 후 10년 이내의 여성에게 발생하는 번거로운 증상을 개선하고 뼈 손실을 예방하는 데 도움이 되며 안전하다고 한다. 단, 완경 후 10년 이상 지난 여성은 심장병, 뇌졸중, 정맥 혈전, 치매의 위험도가 호르몬 요법을 받았을 때의 이점보다 클 수 있으므로 주의해야 한다.

호르몬 요법은 성관계 시 불편함과 일부 비뇨기 증상을 완화할 때도 유용하다.

외양과 성 건강 체크리스트

지금까지 읽은 내용을 되새기고 앞으로의 건강 계획을 수립하며, 다음 질문에 답해 보자.

- 현재 나의 외모와 성생활에 대해 어떻게 생각하는가?
- 외모와 성생활 측면에서 이미 실천하고 있는 바람직한 활동은 무엇인가?
- 외모와 성생활 측면에서 앞으로 개선하고 싶은 사항은 무엇인가?
- 향후 가장 꾸준히 실천할 수 있는 변화는 무엇인가?

10장

암 위험도를 낮추려면 무엇을 해야 하는가

노화는 암 발병의 가장 주된 위험 요인이다. 암은 대부분 50세 이상에서 진단된다. 암을 예방하는 확실한 방법은 없지만, 권장되는 건강검진을 정기적으로 받는 등 평생에 걸쳐 건강한 선택을 하면 위험도를 줄일 수 있다.

●●●

암이 어떤 사람에게는 발생하지만 어떤 사람에게는 발생하지 않는 이유는 완전히 밝혀지지 않았다. 하지만 의료 전문가들이 암 발병 요인에 관한 지식을 계속 습득한 덕분에, 암을 예방하는 방법이 점점 더 많이 알려지는 중이다.

암을 일으키는 위험 요인에는 유전자와 나이 등 통제 불가능한 몇 가지 요인이 포함된다. 그러나 생활 습관 등 통제 가능한 여러 요인도 분명 가지고 있다.

암 위험도를 낮추기 위해 무엇을 할 수 있을까? 오늘날 암 사망자의 약 30%는 흡연과 연관성이 있다. 암 사망자의 또 다른 30%는 식습관과 관련된다. 비만은 암 발병에 중요한 역할을 한다. 암을 예방한다고 알려진 방법을 일상생활에 모두 적용한다면, 암 발생률은 분명 큰 폭으로 낮아질 것이다.

암이란 무엇인가

암의 종류는 200가지가 넘는다. 일부 암은 한 기관에만 영향을 미치고, 일부 암은 인근 조직이나 신체의 다른 부위로 퍼진다. 하지만 모든 암의 기본 특성은 통제되지 않는 성장과 비정상적인(악성) 세포의 잠재적

확산 위험으로 동일하다.

세포는 일반적으로 질서정연하게 성장하고 분열한다. 그런데 때로는 세포들이 통제되지 않고 계속 분열해 주변의 정상 세포를 밀어내며 엉망이 된다. 이는 암세포에 성장을 멈추게 하는 조절 기능이 없거나, 암세포가 자연사할 수 있는 능력을 상실하기 때문에 발생한다. 암세포는 수가 증가하면 정상 세포를 상대로 필수 영양소와 공간을 두고 경쟁하며, 정상 세포의 기능에 영향을 미친다.

암이 발생하는 이유는 과학자들이 여전히 답을 얻으려 시도하는 근본적인 의문으로, 그 답은 항상 같지 않을 가능성이 높다. 연구자들은 암세포가 발달하고, 성장하고, 분열하고, 소통하는 정확한 과정을 아직 완전히 이해하지 못했지만, 암으로 변할 수 있는 세포 내에서 어떤 현상이 일어나는지 알아가는 중이다. 이러한 지식은 새로운 치료법 개발에 도움을 주고 있다.

암을 두려워하는 것은 자연스러운 일이며, 암 예방에 도움이 되는 길로 나아가기에 지나치게 늦은 시기란 없다. 이번 장에는 유방암, 폐암, 전립샘암, 대장암 등 가장 흔한 암에 관한 정보만 수록되어 있지만, 이 외 다른 암의 위험도를 낮추거나 예방하는 기회 또한 존재한다는 점을 기억하도록 하자.

유방암

미국 국립암연구소는 미국 여성 8명 중 1명이 일생 중 어느 시점에 유방암을 경험한다고 추정한다. 유방암의 위험도는 나이가 들수록 증가하며, 대부분의 유방암은 50세 이상 여성에게 발생한다. 유방암 진단 시 평균 연령은 63세다.

유방암은 작은 주머니(소엽)에서 생성된 모유를 유두로 운반하는 작은 관인 유관에서 흔히 발생한다. 그러나 소엽이나 다른 유방 조직에도 생길 수 있다.

유방암의 가장 흔한 징후는 유방에 덩어리가 생기거나 유방 피부가 두꺼워지는 것이며, 생성된 덩어리는 대부분 통증을 일으키지 않는다. 유방암을 암시하는 다른 징후는 다음과 같다.

- 유두에서 자발적으로 맑은 분비물 또는 피가 섞인 분비물이 나옴
- 유두의 형태가 변하거나, 선천성 유두 함몰이 아닌데도 유두가 뒤집힘
- 유방의 크기나 윤곽이 변화함
- 유방 피부가 처지거나 움푹 파임
- 유방 피부가 붉어지고, 오렌지 껍질처럼 주름이 생기며 두꺼워짐

유방에 일어나는 많은 변화가 암으로 이어지는 것은 아니다. 그래도 평소와 다른 변화가 발견되면 의료진과 상담하는 것이 중요하다. 의료

기관은 유방 질환을 검사하기 위해 유방 촬영을 시행할 수 있다. 유방 암은 조기(종양이 작고 암세포가 주변 조직으로 퍼지기 전)에 발견하고 치료하면 치료 성공 가능성이 매우 높다.

어떤 위험 요인이 있는가

과학자들은 유방암 대부분의 원인이 무엇인지 모른다. 그러나 특정 요인이 위험도를 증가시킬 수 있다는 것은 확실히 알고 있다.

- 성별: 유방암은 남성도 걸릴 수 있지만 주로 여성이 걸린다. 남성에게 발생하는 비율은 100건 중 1건 정도이다.
- 나이: 나이가 들수록 유방암 위험도가 증가한다.
- 개인 병력: 한쪽 유방에 암이 있으면 다른 쪽 유방에 암이 발생할 확률은 상승한다. 유방 생체검사에서 제자리소엽암종 또는 비정형증식증이 발견된 경우 또한 유방암의 위험도가 올라간다.
- 가족력: 50세 이전에 유방암 진단을 받은 어머니나 자매가 있는 여성은 유방암에 걸릴 확률이 더 높다.
- 유전 소인: BRCA1Breast cancer type 1 또는 BRCA2Breast cancer type 2 등 여러 유전자 중 하나에 결함이 있으면 유방암에 걸릴 위험도가 더 높다.
- 과체중: 비만은 특히 완경 후 유방암 위험도를 증가시킨다.
- 에스트로겐 노출: 완경이 늦게 오거나(55세 이후) 12세 이전에 월경을 시작하면 유방암에 걸릴 위험도가 더 높다. 출산한 적 없거나 30세

이후 첫 임신을 한 경우도 마찬가지다.

- 호르몬 요법: 완경의 징후와 증상을 치료하기 위해 에스트로겐과 프로게스테론이 함유된 호르몬 치료제를 3~5년 이상 복용하는 여성은 유방암 위험도가 증가한다. 약물 복용을 중단하면 유방암 위험도는 감소한다.

- 인종: 백인 여성은 흑인이나 라틴아메리카인 여성보다 유방암에 걸릴 가능성이 더 높다.

- 방사선 노출: 어렸을 때나 청년기에 다량의 방사선으로 흉부를 치료받은 사람은 유방암 위험도가 증가한다.

- 알코올 섭취: 음주는 유방암 위험도를 높인다. 여성건강연구에서 발표한 자료에 따르면 일주일에 포도주를 3~6잔 마시는 여성은 비음주 여성보다 유방암에 걸릴 확률이 15% 더 높은 것으로 나타났다.

- 흡연: 일부 연구에 따르면 흡연은 유방암 위험도를 높일 수 있다고 한다.

유방암 검진

유방 촬영은 유방암 검진에 흔히 활용된다. 유방 촬영을 통해 엑스선으로 유방을 관찰하면 만져지지 않을 정도로 작은 덩어리를 식별할 수 있다. 유방암 위험도가 평균인 여성은 의사가 일반적으로 40세부터 유방 촬영을 권장한다. 고위험군인 여성은 그보다 일찍 검진을 시작할 수 있다. 유방 촬영을 언제 시작할 것인지 그리고 매년 또는 격년으로 검진을 반복할 것인지는 의료진과 상의해 결정하자.

또한 추가 검진을 받으면 이로운지도 의료진과 논의할 수 있다. 일부 여성은 지방보다 유관과 유샘이 많은 치밀유방 dense breast이다. 치밀유방은 흔하지만 치밀유방의 조직이 잠재적인 종양을 가릴 수 있으므로, 유방 촬영에서 유방암이 발견되지 않을 가능성이 상승한다. 3차원 유방 촬영이나 유방 자기공명영상 같은 추가 검사가 치밀유방 조직에서 유방암을 발견하는 데 더 효과적일 수 있다는 몇몇 증거가 있다.

의료진과 추가 검진의 장점과 위험성 및 한계를 검토하고, 자기 상황에 가장 적합한 방법을 함께 결정하도록 한다.

폐암

폐암은 미국의 남성과 여성 모두에서 암 사망의 주요 원인이다. 매년 전립샘암, 유방암, 결장암을 합한 수치보다 더 많은 목숨을 앗아 간다. 좋은 소식은, 폐암 사망은 대부분 예방할 수 있는 점이다. 이는 흡연이 폐암 원인의 80~90%를 차지하는 까닭이다. 단, 폐암은 흡연하지 않는 사람과 간접흡연에 장기간 노출된 사람들에게도 발생한다. 이러한 경우는 암의 원인이 분명하지 않을 수도 있다.

폐암은 일반적으로 질병이 진행될 때까지 징후나 증상이 나타나지 않는다. 폐암으로 나타날 수 있는 증상은 다음과 같다.

- 기침: 마른기침 또는 가래나 피가 섞인 가래가 나오는 기침
- 호흡곤란
- 가슴 통증
- 쉰소리

- 의도치 않은 체중 감소
- 열

이러한 증상이 나타나면 의료진에게 문의하자. 폐암은 조기 발견하고 치료할수록 수명이 연장될 가능성이 높아진다.

어떤 위험 요인이 있는가

흡연은 폐암의 가장 큰 위험 요인이다. 매일 피우는 담배의 개수와 흡연 기간이 늘어날수록 폐암 위험도는 상승한다. 또한 어릴 때부터 흡연을 시작하면 위험도가 더 커진다. 폐암의 알려진 다른 위험 요인은 다음과 같다.

- 간접흡연 노출: 간접흡연에 매일 노출되면 폐암에 걸릴 확률이 30%까지 높아질 수 있다.
- 라돈 가스 노출: 라돈은 토양, 암석, 물에서 우라늄이 자연(방사성) 붕괴되며 발생하고 결국 우리가 호흡하는 공기의 일부가 된다. 라돈 가스는 건물에 안전하지 않은 수준까지 축적될 수 있다.
- 기타 발암물질 노출: 직장에서 석면, 염화 바이닐vinyl chloride, 니켈 크롬산염nickel chromate, 석탄 제품 등 암을 유발하는 물질에 노출되면 폐암 위험도가 올라갈 수 있다.
- 과거 방사선 치료: 다른 유형의 암에 걸려 흉부 방사선 치료를 받은 경험이 있는 경우는 폐암 발병 위험도가 증가할 수 있다.

- 가족력: 부모, 형제자매, 자매가 폐암에 걸렸던 사람은 폐암 위험도가 올라갈 수 있다.
- 성별: 과거 또는 현재 흡연자인 여성은 같은 양으로 흡연한 남성보다 폐암에 걸릴 위험도가 더 높다. 여성은 담배에서 발견되는 암 유발 물질에 더 취약하거나, 에스트로겐 호르몬이 폐암에 영향을 미칠 수 있다.
- 인종: 흑인 남성은 백인 남성보다 폐암에 걸릴 확률이 약간 더 높다. 흑인 남성은 또한 더 어린 나이에 발병하기 쉽다.

폐암 검진

흡연 이력이나 유해 물질 노출 때문에 폐암 위험도가 높은 사람은 저선량 컴퓨터 단층촬영(CT) 검사로 폐암의 조기 징후를 발견할 수 있다. 50~80세 사이의 성인으로 1년에 담배를 20갑 이상 피운 경험이 있고 여전히 흡연자이거나 지난 15년 이내에 금연한 사람은 매년 검진을 받는 것이 바람직하다. 검진을 받아야 하는지 여부는 의료진과 상담하자.

전립샘암

일반적으로 생명을 위협하지 않는 특정 피부암을 제외하면, 전립샘암은 미국인 남성에게 가장 많이 진단되는 암이다. 이 암은 전립샘에 발생하며, 전립샘이란 남성의 방광 밑에서 요도의 2.5센티미터에 해당하는 영역을 둘러싼 호두 모양의 작은 분비샘이다.

남성 8명 가운데 약 1명은 일생 중 어느 시점에 전립샘암을 진단받는다. 전립샘암의 위험도는 나이가 들수록 상승한다. 50세가 되면 남성 3분의 1이 전립샘에 암세포가 있는 것으로 추정된다. 80세가 되면 이 수치는 전체 남성의 약 4분의 3으로 증가한다.

전립샘암은 보통 천천히 성장하고 전립샘 내에 국한되어 있어 심각한 해를 끼치지 않는다. 하지만 모든 전립샘암이 동일하게 작용하는 것은 아니며, 일부 유형은 공격적이고 빠르게 퍼질 수 있다.

전립샘암은 대체로 초기 단계에서 증상이 나타나지 않는다. 그런 까닭에 암이 전립샘 밖으로 퍼질 때까지 발견되지 않는 사례가 많다. 전립샘암이 나타내는 징후와 증상은 다음과 같다.

- 갑작스러운 요의
- 배뇨를 시작하기도, 멈추기도 어려움
- 배뇨 중 통증
- 소변 흐름이 약하고 소변 방울이 떨어짐
- 소변 흐름이 때때로 중단됨
- 배뇨 후에도 방광이 차 있고 곧장 다시 배뇨해야 한다는 느낌이 듦
- 밤에 소변을 자주 봄
- 소변에 피가 섞여 나옴
- 사정 시 고통스러움
- 골반 아래쪽의 둔한 통증
- 허리, 복부, 엉덩이, 허벅지 위쪽의 전반적 통증

어떤 위험 요인이 있는가

전립샘암에 걸리는 사람과 발병 시기를 예측할 수 있는 간단한 공식은 없다. 하지만 전립샘암의 발병은 다양한 요인이 영향을 미치며, 그중 몇몇 요인은 통제 가능하다. 연구에 따르면 전립샘암에는 여러 요인이 복합적으로 작용한다고 한다.

- 나이: 전립샘암은 나이가 들수록 위험도가 증가한다. 50세 이후에 가장 흔하다.
- 인종: 이유는 아직 밝혀지지 않았지만, 흑인 남성은 다른 인종의 남성보다 전립샘암에 걸릴 위험도가 더 높다. 또한 젊은 나이에 전립샘암이 발병하고, 그 암의 유형이 공격적일 가능성이 크다.
- 가족력: 아버지나 형제가 전립샘암 진단을 받은 사람은 전립샘암 발병 위험도가 미국 남성 평균보다 2배 이상 높다. 또한 유방암 위험도를 상승시키는 유전자(BRCA1 또는 BRCA2)에 가족력이 있거나, 유방암 가족력이 매우 강한 사람은 전립샘암 위험도가 더 높을 수 있다.
- 비만: 연구에서 엇갈린 결과가 도출되긴 했으나, 비만인 사람은 건강한 체중인 사람에 비해 전립샘암 위험도가 더 높을 수 있다.
- 식단: 포화 지방과 트랜스 지방이 많은 식단은 전립샘암과 전립샘암이 진행된 형태의 질병 위험도를 상승시킨다는 몇 가지 증거가 있다. 그 이유는 분명하지 않지만, 한 연구는 고지방 식단이 암을 유발하는 유전자의 효과를 모방할 수 있다는 가설을 세웠다. 다른 연구는 총열량이 높고 칼슘과 유제품이 풍부한 식단이 전립샘암의 위험도를 상

승시킬 수 있다고 제안한다. 이에 관해서는 더 많은 연구가 필요하다.

- 성생활: 성생활이 전립샘암 위험에 미치는 영향은 논란의 여지가 있다. 과거 연구에 따르면 성 매개 감염 병력이 있는 남성은 전립샘암 위험도가 더 높을 수 있다고 한다. 그러나 확실한 연관성은 입증되지 않았으며, 추가 연구가 필요하다. 최근 연구에 따르면, 평생 접하는 성 관계 파트너의 수가 적은 것 등 특정 요인이 전립샘암 위험도 감소와 관련이 있을 수 있다고 한다.

- 호르몬 보충제: 디하이드로에피안드로스테론dehydroepiandrosterone, DHEA이 함유된 영양 보충제를 다량 섭취하면 전립샘암 위험도가 증가 할 수 있다.

전립샘암 검진

전립샘암은 직장수지검사와 전립샘특이항원prostate-specific antigen, PSA이 라는 혈액 검사로 검진할 수 있다. PSA 검사는 완벽하지 않지만 전립샘 내에서 생성되는 화학물질의 증가를 확인할 수 있으며, 이 물질의 증가 는 때때로 전립샘암과 연관성을 보인다.

50세 이상 남성이고 전립샘암 검진을 받은 적 없는 사람이라면, 이러한 검진이 자신에게 적합한지 의료진과 상담하자. 또한 PSA 결과가 정상 수 치를 초과하는 경우는 어떤 선택을 해야 하는지도 논의하도록 한다. 전 립샘암 가족력이 있는 사람은 이에 관해 일찍 논의하는 것이 좋다.

PSA 검사는 논란의 여지가 있다. 전립샘암의 초기 단계에서는 문제를 발 견할 수 있지만, 위양성 결과가 도출되어 다른 불필요한 검사로 이어질 수도 있다. 위양성이란 실제 존재하지 않는 상태나 특징이 존재한다고 표시되는 검사 결과다.

대장암

결장암은 소화관의 마지막 부분인 결장에서 시작된다. 결장암은 모든 연령대에서 발생할 수 있지만, 주로 노년층에서 발생한다. 결장암은 일반적으로 결장 내부에 형성되는 작은 비암성(양성) 세포 덩어리, 다른 말로 용종으로 시작된다. 시간이 지나면 이러한 용종 가운데 일부는 암으로 변할 수 있다. 직장암은 대장의 마지막 수 센티미터에 해당하는 직장에서 발생한다.

결장암과 직장암, 두 가지 암을 합쳐서 대장암이라고 부른다. 대장암은 미국의 남성과 여성 모두에서 가장 흔히 진단되는 암으로 꼽힌다.

의사 대부분은 대장암의 원인이 무엇인지 확신하지 못한다. 대장암의 일부만이 유전자와 관련되며, 초기에는 증상이 나타나지 않는 경우가 많다. 대장암의 증상은 다음과 같다.

- 일관성 없이 설사와 변비가 번갈아 나타나는 등 배변 습관의 지속적인 변화
- 직장 출혈 또는 혈액이 섞인 대변
- 경련, 통증, 가스 생성 등 지속적인 복부 불편감
- 장이 완전히 비워지지 않은 느낌
- 쇠약감 또는 피로감
- 설명할 수 없는 체중 감소

어떤 위험 요인이 있는가

대장암 발병에는 몇 가지 위험 요인이 있다. 생활 습관, 식단, 건강 상태, 가족력 등이 대장암에 영향을 미친다. 대장암 위험도를 높일 수 있는 요인은 다음과 같다.

- 나이: 결장암은 모든 연령대에서 진단될 수 있지만, 결장암 환자는 대체로 50세 이상이다. 그러나 50세 미만의 결장암 발병률이 증가하고 있으며, 의사들은 그 이유를 확신하지 못하고 있다.
- 인종: 아프리카계 흑인은 다른 인종보다 결장암에 걸릴 위험도가 더 높다. 또한 더 어린 나이에 대장암에 걸리는 경향이 있다.
- 대장암 또는 용종의 개인 병력: 결장암 또는 비암성 결장 용종이 이미 발생한 적 있는 사람은 향후 결장암에 걸릴 위험도가 높다.
- 염증성 장 질환: 궤양대장염이나 크론병 같은 결장의 만성 염증성 질환은 결장암의 위험도를 증가시킬 수 있다.
- 유전성 증후군: 가족 내에서 유전되는 일부 유전자 돌연변이는 대장암의 위험도를 크게 높일 수 있다. 결장암 위험도를 증가시키는 가장 흔한 유전성 증후군은 가족성샘종용종증 그리고 유전비용종대장암으로도 알려진 린치증후군이다. 가족성샘종용종증을 치료하지 않은 사람은 40세 이전에 대장암에 걸릴 위험도가 현저히 높다.
- 결장암 가족력: 결장암이 발생한 혈족이 있는 사람은 결장암에 걸릴 확률이 더 높다. 가족 중에서 2명 이상이 결장암이나 직장암을 앓은 적 있는 사람은 그 위험도가 더욱 상승한다.

- 저식이섬유 고지방 식단: 대장암은 식이섬유가 적고 지방과 열량이 높은 식단과 관련이 있을 수 있다. 일부 연구에 따르면 붉은 고기와 가공육을 많이 섭취하는 사람은 결장암 위험도가 증가한다고 한다.
- 좌식 생활 습관: 신체 활동이 적은 사람은 결장암에 걸릴 가능성이 높다. 규칙적인 신체 활동을 하면 그러한 위험성을 낮출 수 있다.
- 당뇨병: 당뇨병이나 인슐린 저항성이 있는 사람은 결장암의 위험도가 증가한다.
- 비만: 과체중이 심한 사람은 건강한 체중인 사람보다 결장암 위험도가 상승하며, 결장암으로 사망할 확률 또한 증가한다.
- 흡연과 음주: 흡연을 하거나 다량의 알코올을 섭취하는 사람은 암에 걸릴 위험도가 높다.
- 방사선 치료: 과거 암을 치료하기 위해 복부에 방사선 치료를 받은 사람은 결장암 위험도가 증가할 수 있다.

대장암 검진

대장암은 대부분의 의료 기관에서 45세 전후로 검진을 시작하라고 권장한다. 고위험군인 경우는 의료진이 검진을 더 일찍 시작할 것을 권할 수도 있다. 대장암 검진에는 다양한 검사가 활용된다. 개인에게 가장 적합한 검사는 암 위험도, 개인적 선호도, 이용 가능한 항목 등 여러 요인에 따라 달라진다.

- 대장내시경술: 유연한 관을 직장에 삽입해 결장을 통과시키는 검사다. 의사는 관 끝에 달린 작은 비디오카메라로 대장 내부의 변화나 이상을

찾을 수 있다. 현재 대장암 검진에서 활용할 수 있는 가장 민감한 검사로 꼽힌다. 이 검사를 받으려면 검사 전에 대장을 깨끗이 비우고 검사 중에 진정제를 투여받아야 한다.

- 대변 DNA: 이 검사는 대변 샘플에서 암 또는 전암성(아직 암으로 발전하지 않았지만 세포 변형이 있어 암으로 발전할 수 있는 상태-옮긴이) 상태를 암시하는 DNA 변화를 찾는다. 또한 대변에 혈액이 있는지 확인한다. 집에서 대변 샘플을 채취하고 검사를 위해 실험실로 샘플을 보내면 된다. 이 검사는 대장내시경술과 비교하면 대장을 비우거나 진정제를 맞지 않아도 괜찮지만, 전암성 용종을 발견하는 민감도는 떨어진다.
- 대변잠혈검사 또는 대변면역화학검사: 이 검사는 대변 샘플에 숨은 혈액(잠혈)이 있는지 확인한다. 대변 DNA 검사와 마찬가지로 대변 채취는 집에서 진행할 수 있다. 이 검사는 대장내시경술만큼 민감하지는 않다.
- 가상대장내시경술(CT 대장조영술): 이 검사는 CT 촬영으로 결장과 직장에 이상이 있는지 확인한다. 기존 대장내시경술과 달리 진정제를 투여받거나 결장에 내시경을 삽입할 필요가 없다. 하지만 장을 미리 깨끗이 비워야 하며 작은 용종과 암은 발견하지 못할 수도 있다.
- 구불결장내시경검사: 유연한 관을 직장과 결장의 아래쪽 3분의 1에 삽입시킨다. 의사는 관 끝에 달린 작은 비디오카메라로 변화나 이상을 찾을 수 있다. 이 검사의 가장 큰 단점은 결장 전체를 검사하지 않으며 잠재적으로 암을 유발할 수 있는 일부 병변을 간과할 가능성이 있다는 점이다.

몇몇 검사, 이를테면 대변 DNA, 대변잠혈검사 또는 대변면역화학검사, 가상대장내시경술은 검사 도중 조직 샘플을 채취할 수 없으므로 이상한 점이 발견되면 대장내시경 검사를 추가로 진행해야 할 수 있다.

암 위험도 낮추기

과학자와 연구사들은 임의 발생 경로와 원인을 깊이 이해하기 위해 계속해서 노력하고 있으며, 분명 언젠가는 모든 암이 성공적으로 치료되고 예방될 수 있을 것이다. 그동안 암의 위험도를 낮추기 위해 할 수 있는 일은 많다. 암 예방은 종종 일상생활에서 몇 가지 중요한 결정을 내리는 것으로 단순화된다. 계속 강조하는 말이지만, 실천하는 데 너무 늦은 시기란 없음을 기억하자.

금연하기

연구에 따르면 흡연이 암의 발병 가능성을 높인다. 흡연은 폐암, 구강암, 인후암, 후두암, 췌장암, 방광암, 자궁경부암, 신장암 등 다양한 유형의 암과 관련되어 있다. 씹는 담배는 구강암 및 췌장암과 연관성이 있다.

담배를 피우는 사람은 금연 방법을 찾자. 지금 바로 금연하면 수년 동안 담배를 피웠더라도 암 위험도를 크게 낮출 수 있다. 금연은 시작하자마자 이득이 생기며, 수년간 지속하면 여러 유형의 암, 특히 폐암에 걸릴 확률을 큰 폭으로 감소시킨다.

금연에 도움이 필요한 경우는 의료진에게 금연 제품이나 기타 금연 전략을 문의하자. 약물 치료와 행동 요법을 병행하는 것이 금연에 가장 효과적인 전략인 경우가 많다. 약물 치료에는 니코틴 대체 요법과 비니코틴non-nicotine 약물 치료(챈틱스Chantix, 자이반Zyban)가 있다. 이러한 약물을 하나 이상 복용하면 금연 성공 확률이 상승할 수 있다. 약물 사용이 복잡할 수 있으므로, 가능하다면 의료진과 상담하자.

담배를 직접 피우지 않더라도 간접흡연을 하면 폐암 위험도가 높아질 수 있다. 사람들이 흡연하는 장소는 피하며 간접흡연에 노출되지 않도록 자신을 보호하는 조치를 취한다.

건강하고 균형 잡힌 식단 섭취하기

식료품점에서 좋은 식품을 선택하고 건강한 식사를 준비한다고 해서 암에 걸리지 않는다고 보장할 수는 없지만, 그러한 과정은 암 위험도에 큰 영향을 미칠 수 있다.

과일과 채소 및 기타 식물성 식품 선택하기

식물성 식품에는 필수 비타민, 무기질, 항산화물질이 함유되어 있어 우리 몸을 암에서 보호하는 데 도움이 될 수 있다. 항산화물질은 빨간색, 보라색, 파란색, 주황색인 과일과 채소에서 주로 발견되며, 영양을 개선하고 활성산소라는 불안정하고 해로운 분자로부터 신체 세포를 보호하는 것으로 알려져 있다.

활성산소가 유발하는 세포 손상, 특히 DNA 손상은 암 및 기타 질환의 발병에 중요한 역할을 한다. 항산화물질의 다른 공급원으로는 견과류, 곡물, 가금류, 생선이 있다.

과일과 채소에는 항산화물질 외에 암을 예방할 수 있는 다른 화합물이 포함되어 있다. 예를 들어 브로콜리, 양배추, 청경채 같은 십자화과 채소의 특정 성분은 특히 폐암을 예방하는 데 효과적이고, 콩 제품의 성분은 전립샘암과 유방암을 막는 데 도움이 될 수 있다.

연구에 따르면 지중해식 식단 같은 식물성 식단을 섭취하는 사람은 대장암, 유방암, 위암, 췌장암, 전립샘, 폐암 등 여러 암의 위험도가 줄어드는 것으로 나타났다. 지중해식 식단은 과일, 채소, 통곡물, 콩류, 견과류 같은 식물성 식품 위주로 섭취하는 것이다. 또한 올리브유 같은 건강한 지방도 포함하며, 붉은 고기 대신 생선을 권장한다.

설탕과 지방 섭취 제한하기

설탕과 건강에 해로운 지방이 많은 식단은 나쁜 식습관을 유발해 체지방 과잉으로 이어질 수 있다. 비만은 유방암과 전립샘암을 포함한 여러 암의 위험도를 높인다. 암 위험도를 낮추며 비만을 예방하고 싶다면, 정제 설탕과 포화 지방 및 트랜스 지방으로 만든 고열량 음식을 제한하거나 피하고 가벼운 저지방 단백질 식품을 섭취하자.

가공육 섭취 제한하기

세계보건기구 산하의 암 연구 기관인 국제암연구기관이 발표한 보고서에 따르면, 다량의 가공육을 섭취하는 경우 특정 암의 위험도가 약간 증가할 수 있다는 결론이 도출되었다. 훈제, 절임, 염장 등의 방법으로 보존 처리된 육류는 모두 가공육이다. 화학 방부제가 첨가된 육류 또한 가공육이다. 건강한 식단에 관한 자세한 내용은 15장을 참고한다.

신체 활동 지속하기

운동은 암의 위험도를 줄이는 데 도움이 된다고 알려진 다양한 효과를 제공한다. 규칙적인 운동의 효과는 다음과 같다.

- 비만 예방
- 면역 체계 강화
- 혈액 순환 개선
- 소화 속도 촉진
- 염증 저하
- 암 발병과 진행을 촉진하는 성호르몬 및 성장 인자의 수치 저하
- 암 발병과 진행을 촉진하는 높은 인슐린 수치 예방
- 담즙산 대사를 변화시켜 의심되는 발암물질에 대한 노출 저하

하루 일정 중 30분 이상의 신체 활동을 포함시키자. 물론 이보다 많이 활동하는 것이 바람직하다. 더 큰 건강상 이점을 얻으려면, 일주일에 150분 이상 중간 강도의 유산소 운동을 하거나, 일주일에 75분 이상 고강도의 유산소 운동을 하는 것이 좋다. 또한 중간 강도의 운동과 고강도 운동을 병행할 수도 있다. 운동 프로그램에 관한 자세한 내용은 14장을 참고한다.

건강한 체중 유지하기

앞서 언급했듯 건강한 체중은 유방암, 전립샘암, 폐암, 결장암, 신장

암 등 여러 암의 위험도를 줄이는 데 도움이 될 수 있다. 균형 잡힌 식단과 규칙적인 운동은 체중 감량에 가장 좋은 도구다. 현재 건강한 체중이라면, 체중이 자연스럽게 증가하는 나이가 되어도 체중을 유지하도록 노력하자. 체중과 건강에 관한 자세한 내용은 9장을 참고한다.

알코올 섭취 제한하기

유방암, 결장암, 폐암, 신장암, 간암 등 다양한 암의 위험도는 음주량과 정기적으로 음주한 기간에 따라 증가한다. 술을 마신다면 양을 제한하자. 건강한 성인에게 적당한 음주량은 일반적으로 여성은 하루 1잔 이하, 남성은 하루 2잔 이하이다.

햇빛에서 피부 보호하기

피부암은 가장 흔한 유형의 암이자, 예방 가능성이 가장 높은 암으로 꼽힌다. 피부암 위험도를 줄이고 싶다면 다음 조언을 따른다.

- 한낮의 햇빛 피하기: 햇빛이 가장 강한 오전 10시부터 오후 4시까지는 햇빛을 피한다.
- 그늘에 머무르기: 야외에 있을 때는 가능한 한 그늘에 머무른다. 선글라스와 챙이 넓은 모자를 착용하는 것도 도움이 된다.
- 노출된 피부 가리기: 피부를 최대한 많이 가릴 수 있도록 크기가 넉넉하고 옷감이 촘촘한 옷을 입는다. 흰색이나 파스텔색 옷보다 자외선을 더 많이 흡수해 피부에 도달하지 못하도록 막는 어두운색 옷이

더 좋다.

• 자외선 차단제 잊지 않기: 흐린 날에도 SPF 30 이상의 차단율 높은 자외선 차단제를 사용한다. 자외선 차단제를 충분히 바른 다음 수영하고, 땀이 흐르면 2시간마다 덧바른다.

• 인공 태닝 하지 않기: 인공 태닝은 자연 햇빛만큼 피부를 손상시킬 수 있다.

백신 접종 받기

암 예방에는 특정 바이러스 감염을 피하는 것도 포함된다. 다음과 같은 감염을 예방하고 싶다면 의료진과 백신 접종을 상담한다.

• B형 간염: B형 간염은 간암 발병 위험도를 높일 수 있다. B형 간염 백신은 특정 고위험군 성인에게 권장된다. 이를테면 여러 파트너와 성생활을 하는 사람, 성병 감염자, 정맥 주사제 사용자, 성병 보호 장치 없이 남성과 성관계를 맺는 남성, 감염된 혈액이나 체액에 노출될 수 있는 의료 분야 또는 공공안전 분야 종사자 등이다.

• 사람유두종바이러스human papillomavirus, HPV: HPV는 자궁경부암 및 기타 생식기 암과 두경부 편평상피세포암을 유발할 수 있는 성병 바이러스다. HPV 백신은 11~12세 소녀와 소년에게 접종이 권장된다. 또한 백신 접종을 아직 받지 않은 사람은 26세까지 접종이 권장된다. 최근 미국 식품의약국은 45세까지 가다실9gardasil 9 백신을 접종받을 수 있도록 승인했지만, 26세 이상인 모든 사람에게 백신 접종이 권장되는

것은 아니다.

위험한 행동 피하기

또 다른 효과적인 암 예방 전략은 감염과 암 위험도의 증가로 이어질 수 있는 행동을 피하는 것이다. 예를 들자면 다음과 같다.

- 안전하게 성관계하기: 성관계 파트너의 수를 제한하고 콘돔을 사용한다. 평생 접촉하는 성관계 파트너가 많을수록 사람면역결핍바이러스 또는 에이즈 같은 성병에 걸릴 가능성이 상승한다. 이들 병에 감염된 사람은 항문암, 간암, 폐암에 걸릴 위험도가 더 높다. 사람유두종바이러스는 대개 자궁경부암과 관련이 있지만 항문암, 음경암, 인후암, 외음부암, 질암의 위험도 또한 높일 수 있다.
- 바늘 공유하지 않기: 정맥주사로 약물을 투여하는 사람과 주삿바늘을 공유하면 사람면역결핍바이러스 위험도가 올라갈 뿐만 아니라, B형 및 C형 간염에 감염되어 간암 위험도가 상승할 수 있다. 약물 오남용이나 중독이 우려되는 경우는 전문가의 도움을 받자.

정기검진 받기

피부암, 결장암, 자궁경부암, 유방암, 전립샘암 등 다양한 유형의 암을 정기적으로 자가 검진하고 의료기관에서 검사받으면, 치료 성공 가능성이 높은 시기인 초기에 암을 발견할 수 있다. 의료진에게 최적의 암 검진 일정을 문의하자. 권장되는 검진 항목에 관한 자세한 내용은

17장을 참고한다.

특정 암의 위험도를 낮추는 추가 전략

다음 방법을 실천하면 특정 암의 위험도를 줄일 수 있다.

유방암

유방암 예방에 도움이 되는 추가적인 방법은 다음과 같다.

- 모유 수유하기: 모유 수유는 유방암 예방에 중요한 역할을 할 수 있다. 모유 수유를 오래 할수록 예방 효과는 더 커진다. 일부 연구에 따르면 모유 수유를 12개월 할 때마다 유방암 위험도가 약 4% 감소하는 것으로 나타났다.

- 호르몬 요법 피하기: 완경 증상을 완화하기 위한 복합 호르몬 요법은 유방암 위험도를 높일 수 있다. 이 요법의 이점과 위험성이 궁금하다면 의료진과 상담한다. 운동, 식단 변화, 비호르몬 요법으로 완경기 증상을 관리할 수 있을 것이다. 단기 호르몬 요법의 이점이 위험도보다 크다고 판단되면, 자신에게 맞는 최저 용량을 사용하면서 의료진이 호르몬 사용 기간을 추적 관찰하도록 한다.

- 예방약 복용하기: 유방암 고위험군인 경우는 예방약을 사용하거나 위험 감소 요법을 실천해 암에 걸리지 않을 확률을 높일 수 있다. 유방암 위험도를 낮추기 위해 사용되는 약물에는 타목시펜tamoxifen과 랄록시펜raloxifene 같은 에스트로겐 차단제 그리고 엑세메스테인exemestane처럼 지방 조직에서 에스트로겐 합성을 저하하는 아로마테이즈aro-matase 억제제가 있다. 이러한 예방약은 일반적으로 5년간 매일 복용하는데, 위험성이 없는 것은 아니다. 이 약물들은 안면 홍조나 식은땀 같은 부작용을 일으킬 수 있다. 다른 부작용으로는 골다공증, 자궁암, 혈전 등이 있다. 이러한 약물의 이점과 위험성에 관하여 의료진과 상의하는 것이 중요하다.

폐암

폐암 위험도를 줄이는 방법은 다음과 같다.

- 라돈 주의하기: 집, 특히 지하실의 라돈 수치를 확인하자. 라돈이 문제가 되는 지역에서 거주하는 경우는 수치 확인이 특히 중요하다. 가장 우수한 라돈 수치 검사법에는 3~6개월이 소요된다.
- 독성 화학물질 주의하기: 염화비닐, 니켈크롬산염, 석탄 제품 등 암을 유발하는 물질에서 자신을 보호하는 예방 조치를 취한다. 직장에서는 보호 마스크를 착용하고, 마스크가 제대로 맞는지 확인한다.

대장암

일부 약물은 전암성 용종을 억제하고 대장암 발병 위험도를 낮출 수 있다. 예컨대 아스피린이나 아스피린과 유사한 약물을 정기적으로 복용하면 용종과 대장암 발생을 억제하는 데 도움이 될 수 있다는 증거가 있다. 그러나 어느 정도의 용량을 얼마나 오랜 기간 복용해야 하는지는 분명하지 않으며, 아스피린을 매일 복용하는 경우 위장관 출혈과 궤양 등이 발생할 위험이 있다.

대장암 예방약은 일반적으로 대장암 고위험군에게 권장된다. 고위험군에 속하는 사람은 의료진과 위험 요인을 논의하고 이러한 예방약이 자신에게 적합한지 확인한다.

암 예방 체크리스트 ————————————————

지금까지 읽은 내용을 되새기고 앞으로의 건강 계획을 수립하며, 다음 질문에 답해 보자.

- 현재 나의 암 위험도에 대해 어떻게 생각하는가?
- 암 예방 측면에서 이미 실천하고 있는 바람직한 활동은 무엇인가?
- 암 예방 측면에서 앞으로 개선하고 싶은 사항은 무엇인가?
- 향후 가장 꾸준히 실천할 수 있는 변화는 무엇인가?

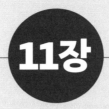

11장

노쇠와 손상에서
내 몸을 회복시키는 법

노쇠라는 용어를 들으면 나이가 많으며 몸이 마르고 구부정한 사람이 가장 먼저 떠오를 것이다. 실제로 노쇠란 '겉으로' 쇠약해 보이지는 않더라도, 다양한 문제로 건강 상태가 나빠질 위험도가 높은 광범위한 집단을 포함한다.

···

연구에 따르면 65세 이상 미국인의 약 4~16%가 노쇠 상태라고 한다. 노쇠 전단계는 노쇠의 기준을 전부는 아니지만 일부 충족하는 상태로, 65세 이상 미국인의 28~44%에 이른다. 노쇠는 연령대가 높아질수록 더 흔해지지만, 노화와 동의어는 아니다. 즉, 70대와 80대 이상인 모든 사람이 현재 노쇠하거나 훗날 노쇠해지는 것은 아니다.

하지만 노쇠가 우려의 대상인 것은 맞다. 노쇠는 감염 및 낙상 위험 증가, 삶의 질 저하, 입원 및 요양 시설 입소 가능성 증가, 사망 위험 증가와 연관성이 있다. 노쇠한 사람은 수술 또는 새로운 질병과 같은 신체적 스트레스나 어려움에 직면했을 때 회복이 늦고 결과가 악화될 가능성이 더 높다.

좋은 소식은, 노쇠는 대체로 예방되거나 치료될 수 있다는 점이다. 건강하게 살면서 건강하게 나이 들기 위한 노력은 의학적 노쇠 상태가 되는 위험도를 낮추는 데 도움이 될 수 있다.

노쇠와 노화, 무엇이 다른가

의사와 의료계 구성원들 사이에서 '노쇠'는 노인에게 동시다발적으로 발생하는 증상 및 질환의 집합인 노인증후군geriatric syndrome으로 간주된다. 그런데 노쇠를 정의하거나 측정하는 최선의 방법에 관해서는 아직 합의가 이루어지지 않았다.

노인을 대상으로 연구하는 의료진과 연구자는 대개 두 가지 접근 방식에 기초해 노쇠를 식별한다. 첫 번째는 신체적 노쇠, 즉 신체의 여러 체계에 영향을 미치는 노인성 신체 기능 저하를 평가하는 것이다. 여기에는 신체 활동 부족, 약한 악력, 낮은 에너지, 느린 보행 속도, 의도치 않은 체중 감소 등이 포함된다.

두 번째는 노쇠지수frailty index라는 지표로, 개인이 지닌 건강 문제의 수에 기초해 산출하는 포괄적인 평가 방식이다. 노쇠지수에는 만성질환, 검진에서 도출된 비정상적인 결과, 목욕하기·옷 입기·이동하기 등 일상 활동에 동반하는 어려움 등도 포함된다.

이러한 노쇠의 기준을 전부 충족하지는 않지만 신체적 결함이 일부 나타나는 사람은 노쇠 전단계로 간주된다. 이들은 결국 노쇠해질 수도 있고, 올바른 전략을 실천해 오히려 노쇠하지 않은 상태로 돌아갈 수도 있다.

노쇠의 원인은 정확히 밝혀지지 않았지만, 여러 원인이나 요인이 관련되었을 가능성이 높다. 면역 체계, 내분비계endocrine system, 에너지 반응 체계energy response system 등 신체 스트레스에 반응하는 체계의 손상이 노쇠 발병에 중요한 역할을 한다는 증거가 점점 늘어나고 있다. 근육 손실(근감소증) 또한 노쇠의 주요 원인으로 꼽힌다. 이러한 변화는 노인성 분자 변화, 유전적 특성, 유해 물질에 대한 만성 노출, 특정 질병 등 다양한 요인이 유발할 수 있다.

결론은 의료진이 노쇠 징후를 조기에 감지할수록 노쇠의 진행 단계를 일부 되돌리거나 늦추기가 더욱 쉬워진다는 점이다. 노인의학 전문의로 알려진 의사는 특히 노쇠의 징후를 알아차리고 이를 측정하는 방법에 익숙하다.

손상과 노쇠에서 회복하기

노년층은 노쇠를 피하는 것 외에 낙상이나 기타 사고에서 부상 당하거나 수술받은 뒤 몸을 회복하는 것이 또 다른 도전 과제다. 치유와 회복은 나이가 들수록 일반적으로 더 오래 걸리며 어려워질 수 있다.

나이 든 몸은 회복에 더 많은 어려움이 따른다. 연령대가 높아질수록 전반적인 건강 상태가 회복 능력에 큰 영향을 미치며, 다음과 같은 건강 상태는 회복 능력을 방해할 수 있다. 신체가 노쇠하면 이러한 문제가 더욱 악화되어 병원에 더 오래 입원하거나 다른 시설에서 장기 치료를 받아야 할 수 있다.

뼈와 근육량의 손실

신체는 나이가 들수록 자연스러운 변화를 겪으며 쇠약해지고 부상에 더 취약해진다. 근육은 손실되어 허약해지고, 골밀도는 낮아지고, 관절은 움직임에 제약이 생기며, 관절을 고정하는 결합 조직은 경직되어 유연성을 잃게 된다.

면역 체계 저하

노화가 신체의 치유 과정에 미치는 영향은 아직 명확히 밝혀지지 않았지만, 연구에 따르면 면역 체계가 치유 속도를 늦추는 데 중요한 역할을 하는 것으로 나타났다. 나이가 들면, 면역 세포가 신체의 치유 요청에 반응하고 세포가 스스로 재생되는 과정에 더 오랜 시간이 걸린다. 만성 염증은 연령대가 높아질수록 더 흔해지며, 면역 반응을 저하시킬 수도 있다.

혈압 상승

나이가 들면 심박수가 약간 느려지고 동맥이 딱딱해지면서 혈압이 자연스럽게 상승한다. 이는 혈액 순환이 느려져 온몸에 분배되는 산소와 영양소의 양이 줄어들 수 있음을 의미한다. 혈액 순환이 활발하지 않으면 신체의 치유 능력은 저하된다.

수면 패턴 변화

노년기에는 수면에 더 많은 문제가 발생할 수 있다. 신체가 휴식을 적절히 취하지 못하면 치유 능력이 큰 폭으로 떨어진다.

좌식 생활 습관

신체 활동의 감소는 치유 과정에 영향을 미친다. 노년층에서 흔히 발견되는 좌식 생활 습관은 여러 건강 위험을 초래하는데, 특히 비만은 지방 조직이 다른 조직으로 이동하는 혈류를 감소시켜 치유 속도를 늦춘다. 지방은 또한 염증을 예방하는 특정 물질의 생성을 억제한다.

병원에 입원해 신체 활동량과 이동 능력이 낮아지면, 이른바 병원내장애hospital-acquired disability로 이어질 수 있다. 일반적으로 병원에 입원하는 기간과 병상에 머무는 시간이 길어질수록, 퇴원한 후 신체 기능을 입원 이전 수준으로 회복할 가능성이 줄어든다.

선행 재활: 수술 전 회복 능력 개선

수술이 필요하며 회복 기간이 길어질 위험이 있는 경우는 선행 재활pre-habilitation이라는 과정이 도움이 될 것이다. 선행 재활은 수술 전에 신체적·정신적 건강을 개선해 수술 후 빠르게 회복할 수 있도록 돕는 과정이다.

선행 재활에는 보통 운동과 식단이 포함되며, 수술 관련 스트레스와 불안을 줄이는 목적으로 근육 이완, 심호흡, 명상과 같은 요법이 들어갈 수도 있다.

가령 외과 의사는 무릎관절 교체 수술 전에 무릎 주변의 근육, 힘줄, 인대 강화에 효과적인 운동을 환자에게 매일 처방할 수 있다. 심장 수술 전에는 유산소 운동, 근력 운동, 호흡 운동, 영양 개선, 심리 지원 등을 바탕으로 환자의 신체 건강을 개선하는 활동에 참여할 수 있다.

수술 전에 선행 재활을 받은 사람과 그렇지 않은 사람을 비교한 연구에 따르면, 선행 재활을 했을 경우 수술 후 회복 기간이 단축되는 것으로 나타났다.

특정 영양소 결핍

노인은 영양 결핍으로 신체의 치유 과정이 저하될 수 있다. 일부 사람들은 적절한 식단을 섭취하긴 하지만, 섭취량이 많지 않다. 나이가 들면서 소화 기능에 문제가 생겨 영양소 흡수가 저하되기도 한다. 또 다른 사람들은 치유 과정을 유지하는 데 필요한 단백질, 비타민, 무기질이 거의 함유되지 않은 고열량 음식 위주로 섭취한다.

비타민D 결핍은 특히 노쇠한 노인에게 매우 흔하다. 이는 뼈와 근육이 약해지며 뼈에서 통증이 발생하는 골연화증을 유발할 수 있다. 비타민D 결핍이 있는 노인은 입원 후 회복 기간이 길어지고 예후가 나쁠 가능성이 높다.

회복 탄력성이 건강에 끼치는 영향 ▬▬▬▬

회복 탄력성은 스트레스 또는 어려운 문제에 직면했을 때 저항하거나 회복할 수 있는 능력을 의미한다. 건강의 맥락에서 어려운 문제란 신체적·심리적 문제뿐만 아니라 사회적·재정적 문제를 포함한다.

신체적 회복 탄력성은 사고, 질병, 수술 후 정상 또는 건강한 상태로 돌아갈 수 있는 능력을 말한다. 심리적 회복 탄력성은 노년기에 흔히 발생하는 상실과 역경, 즉 노화의 심리적 측면에 성공적으로 대처하는 능력을 일컫는다. 사회적·재정적 회복 탄력성은 고립 및 빈곤과 같은 요소를 극복하는 능력을 지칭한다.

회복 탄력성은 노쇠 및 회복과 어떤 관련이 있을까? 연구자들은 회복 탄력성이 있는 사람이 일반적으로 부상이나 수술 후 회복할 가능성은 높고 노쇠를 경험할 가능성은 낮다는 사실을 발견했다.

노쇠와 회복 탄력성의 연관성을 개념화하는 한 가지 방법은 사소한 스트레스나 사건 이후 발생하는 주요 건강 변화에 대한 취약성을 노쇠로 간주하는 한편, 그러한 건강 문제가 발생해도 문제에 저항하며 회복할 수 있는 능력을 회복 탄력성으로 간주하는 것이다.

회복 탄력성을 기르는 일은 나이가 들면서 노쇠해질 위험도를 낮추고 수술이나 부상 후의 회복력을 향상하는 과정에서 중요한 단계가 될 것이다. 과학적 연구에 따르면 회복 탄력성을 일찍 개발하고 오래 활용할수록, 나이가 들어 발생하는 불가피한 변화와 좌절에 견디며 회복하는 능력이 강해진다고 한다. 또한 연령대가 높아질수록 총체적인 회복 탄력성은 더욱 최적화된다.

회복 탄력성을 높이는 데 도움이 되는 정신적·심리적 접근 방식은 여러 가지가 있다. 먼저 여러분이 아는 회복 탄력성이 있는 사람들, 즉 삶의 역경과 복잡성을 건강한 방식으로 처리하는 듯 보이는 사람들을 생각해 보자. 존경하는 사람, 가까운 사람 또는 어려움을 극복한 사람들이 떠오를 것이다. 그러한 사람을 설명할 때 어떤 특성을 지녔다고 표현할 것인가? 그 사람이 보이는 특성 가운데 여러분의 내면에서 발전시키고 싶은 특성은 무엇인가?

회복 탄력성이 있는 사람의 특성을 설명할 때 자주 쓰이는 단어에는 적응력, 침착함, 안정감, 배려심, 열정, 온화함, 사려 깊음 등이 있다.

이러한 특성은 어떻게 발전시킬 수 있을까? 회복 탄력성을 향상하는 방법으로는 신체 활동, 건강한 식단, 건강한 환경에서 시간 보내기, 긍정적인 사고 연습, 건강한 사회적 관계 형성 등이 있다. 회복 탄력성은 연습을 통해 발전시킬 수 있다.

회복 탄력성, 어떻게 높일까

이번 장의 앞부분에서 언급했듯, 나이가 든다고 해서 반드시 노쇠하는 것은 아니다. 노쇠를 예방하고, 부상이나 질병에서 수월하게 회복할 수 있도록 준비하며, 회복 탄력성을 발전시키고 싶다면 다음과 같은 몇 가지 전략을 실천해 보자. 2부에서는 이러한 전략을 더욱 자세히 살펴볼 예정이다.

주요 근육군을 규칙적으로 운동하기

첫 번째이자 가장 중요한 전략은 모든 주요 근육군을 단련할 수 있도록 규칙적으로 운동하는 것이다. 주로 걷거나 조깅을 한다면, 팔과 복부 근육을 써서 역도, 팔굽혀펴기, 윗몸 일으키기를 하며 균형을 맞춰야 한다.

운동은 건강한 스트레스다. 운동은 세포 내 분자에게 어려움에 대응하는 방법 그리고 무엇보다 정상 상태로 돌아가는 방법을 가르칠 수 있다. 어떤 면에서 운동은 회복 탄력성 훈련이다.

규칙적으로 운동하는 사람은 노쇠할 가능성이 낮고, 이미 노쇠한 사람은 운동으로 건강을 개선할 수 있다. 운동은 신체적 노쇠가 유발하는 쇠약, 이동성 저하, 에너지 부족, 지구력 저하를 상쇄한다. 또한 노쇠 진단으로 이어질 수 있는 다른 질환을 예방한다. 규칙적인 신체 활동과 운동은 신체적·인지적·정서적 회복 탄력성을 가져온다는 점에서, 건강한 노화의 필수 요소다.

신체 활동이 활발한 노인은 일주일에 150분 이상의 운동이 권장된다. 여기에는 적당히 격렬한 유산소 운동과 일주일에 2번 근육 강화 운동을 하는 것이 포함된다. 이처럼 권장되는 운동을 소화할 수 없는 만성질환자는 자기 몸 상태가 허용하는 만큼 신체 활동을 지속해야 한다.

노쇠를 예방하는 식단 전략

과일, 채소, 단백질, 건강한 지방, 통곡물, 저지방 유제품을 포함하는 영양가 있는 식사를 하루 세 끼 먹도록 목표를 정한다. 특히 단백질을 충분히 섭취하자. 체중 유지를 위한 단백질의 일일 영양 권장량은 1킬로그램당 0.8그램이므로, 체중 68킬로그램 기준으로 환산하면 약 54그램이다. 심지어 근육을 늘리려면 이보다 더 많은 단백질을 섭취해야 하지만, 대다수 노인은 단백질을 이처럼 많이 섭취하지 않는다.

나이가 들수록 단백질을 일일 영양 권장량보다 많이 섭취하는 것이 더 좋다. 신체는 연령대가 높아지면 단백질 사용 효율이 떨어질 가능성이 있기 때문이다. 감염이나 질환으로 만성 염증이 생기면 단백질 필요량은 증가할 수 있다. 그리고 일부 약물은 단백질을 식단에서 충분한 양으로 섭취하지 않으면, 근육에서 단백질을 끌어내 근육량과 근력을 감소시킬 수 있다.

단백질의 우수한 공급원으로는 저지방 살코기, 생선, 가금류, 저지방 유제품, 강낭콩·렌틸콩·견과류·씨앗류·대두·통곡물과 같은 식물성 단백질이 있다. 유청은 특히 근육을 키우는 데 좋은 단백질 공급원으로 여겨진다. 요구르트, 코티지 치즈, 리코타 치즈는 유청을 풍부하게 공급하는 식품이다. 사과 껍질에서 발견되는 우르솔산ursolic acid은 근육량 증가와 관련이 있다.

회복 탄력성 측면에서 건강한 식단은 신체가 스트레스의 영향에 효과적으로 대처할 수 있도록 돕는 중요한 영양소를 공급한다. 하지만 사람들은 스트레스를 받는 기간이면 고열량 음식에 의존하거나 간식을 쉬지 않고 닥치는 대로 먹는 것이 일반적이다.

사회적 연결의 이점

심리적·신체적 회복 탄력성이 사회 참여를 통해 향상한다는 강력한 증거가 있다. 우리는 다른 사람과 계속 소통하며 삶에 적극적으로 참여하고자 하는 본능적인 욕구를 지닌다. 강력한 사회적 지지, 지속적인 사회활동, 일상 속의 의미 있는 상호작용, 유대감이 있는 가정생활 등은 회복 탄력성을 높이는 데 효과적이며 건강 전반에도 이롭다.

관계는 회복 탄력성에 무척 중요하며, 행복을 예측하는 가장 유용한 단일 지표는 사회적 관계의 질이다. 정서적 지지를 받는 사람들은 스트레스 수치가 낮고, 대체로 건강한 생활 방식을 즐기며, 건강 상태가 좋은 경우가 많다.

불행하게도 인생의 여정에서는 사회적 연결이 줄어들고, 친구가 떠나고, 자녀가 독립하며, 사랑하는 사람을 잃을 수 있다. 그러한 까닭에 사회적 연결을 유지하거나 강화하는 방법을 실천하는 것이 중요하다. 사회적 연결을 개선하는 방법은 13장에 언급되어 있다.

내적 측면을 키우기 위한 추가 전략

회복 탄력성을 기르는 것이 목표라면 다음 사항을 반드시 고찰해야 한다.

- 태도: 자각하지 못할 수도 있지만, 여러분은 늘 자신과 대화한다. 자신에게 던지는 말이 긍정적인가, 부정적인가? 하루 종일 내면의 생각을 인식하며 긍정을 유지하자. 자신에게 '절대 안 될 거야'라고 말하는 대신, '한번 해 보자'라고 말한다. 긍정적인 생각은 자존감을 높이고, 높은 자존감은 건강한 변화를 위한 자신감을 키우는 데 도움이 된다.
- 행복: 행복은 선택이라는 생각은 수많은 진실로 뒷받침된다. 유전적 특성과 생활 환경이 행복 수준에 영향을 미치긴 하지만, 우리는 행복의 대부분을 통제할 수 있다. 빠르고 손쉬운 방법으로 행복해지기를 바라는 것은 비현실적이다. 반대로 일상에서 사소한 일에도 의식적으로 감사하는 마음을 가진다면 더 큰 기쁨을 누릴 수 있을 것이다. 자신을 행복하게 하는 대상을 찾고, 그 대상에 시간을 투자하자.
- 사고방식: 인간의 뇌는 가변적이고 끊임없이 변화한다. 이는 (감사하게도) 시간이 지남에 따라 배우고 적응할 수 있는 능력을 제공한다. 고

정된 사고방식이 아닌 성장하는 사고방식을 발휘하는 사람은 자기 능력을 개발해 다양한 상황에 적응할 수 있음을 안다. 또한 좌절과 실망은 피할 수 없음을 인식하며, 이러한 인식이 부상, 수술 또는 불행한 사건에서 더욱 빨리 회복할 수 있도록 돕는다는 것을 이해한다.

이 같은 내적 측면에 관심을 기울이면, 신체적·정신적 건강을 모두 개선할 수 있다.

노쇠를 막기 위한 체크리스트

지금까지 읽은 내용을 되새기고 앞으로의 건강 계획을 수립하며, 다음 질문에 답해 보자.

- 현재 나의 노쇠 위험도에 대해 어떻게 생각하는가?
- 노쇠 위험도 측면에서 이미 실천하고 있는 바람직한 활동은 무엇인가?
- 노쇠 위험도 측면에서 앞으로 개선하고 싶은 사항은 무엇인가?
- 향후 가장 꾸준히 실천할 수 있는 변화는 무엇인가?

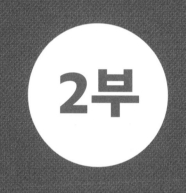

2부

무엇을 어떻게 선택할 것인가

생활 습관부터 소셜 역량까지,
건강수명을 위한
전방위 지침

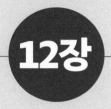

12장

웰니스 비전을 세워라

지금까지 건강하게 나이 들기 위한 학습 단계, 즉 신체가 어떻게 변화하며 어느 질환이 발생할 위험도가 높은지 이해하는 단계를 마쳤다. 이제는 실천 단계로 넘어갈 차례다. 웰니스wellness(웰빙, 행복, 건강의 합성어로 신체·정신·사회적으로 건강한 상태를 가리킨다–옮긴이)를 추구하는 여정에 필요한 두 가지 주요 단계는 건강 전반을 파악하고, 목표 달성에 효과적인 일상 습관을 어떻게 변화시킬지 전략을 세우는 것이다.

건강한 노화는 평생에 걸친 여정이며 때로는 그 과정이 벅차게 느껴지기도 한다. 그러나 철저한 계획을 세우면 잠재적인 함정과 좌절을 줄일 수 있다.

사람들 대부분은 일상적인 습관의 변화가 현재와 미래의 건강 그리고 삶의 질에 미치는 강력한 영향을 충분히 인식하지 못한다. 그러나 때로는 습관 변화가 생명을 구하기도 한다.

웰니스 비전이란 무엇인가

5년이나 10년 후를 생각해 보자. 여러분이 건강하고 만족스럽게 살고 있다고 상상하자. 무엇이 보이는가? 여러분의 삶을 사진으로 찍는다면 어떤 모습일까? 여러분은 어디에서 무엇을 하고 있을까? 어떤 표정을 짓고 있을까?

이러한 질문에 대한 답은 사람마다 다를 것이다. 누군가는 손주와 함께 산책하며 시간을 보내는 모습을 상상하고, 어떤 사람은 수영장에서 휴식을 취하며 좋은 책을 읽는 모습을 떠올리고, 또 다른 사람은 평범한 저녁에 가족이나 친구들과 모여서 맛있는 음식을 먹으며 웃는 모습을 그릴 것이다.

건강한 노화를 추구하는 계획인 웰니스 비전wellness vision은 크거나 거창할 필요가 없다. 핵심은 건강을 얻거나 유지하면서 노년기를 온전히 누릴 수 있도록 돕는 실현 가능한 계획이어야 한다는 점이다. 자신이 추구하는 미래상을 상상한 다음, 그 미래상을 중심에 두고 현재 건강 상태를 평가하도록 하자.

이번 장에서는 전반적인 웰빙, 동기부여, 변화를 일으키는 능력을 평가할 예정이다. 다음 자기 성찰과 설문 문항은 신체 건강을 평가하는데 도움이 될 것이다. 작성한 건강 정보를 토대로 양호한 부분과 개선이 필요한 부분을 파악하도록 한다.

자기 성찰에 대한 질문

한 단계 나아가기 전에, 자기 성찰의 시간을 갖자. 다음 질문에 답하며 지금까지 노화와 개인의 웰니스에 관해 배운 내용을 떠올려 본다. 1부의 각 장 마지막에 메모한 내용을 참고해도 좋다. 이는 노년기 건강과 웰니스를 추구하는 계획을 세우는 데 도움이 된다는 측면에서 중요하다.

- 건강이 중요한 이유는 무엇인가?
- 지금부터 1년 후 당신의 건강은 전반적으로 어떤 상태일까? 5년 후는 어떨까? 10년 후는 어떨까?

- 건강에 좋다고 생각하고, 이미 실천하고 있으며, 앞으로도 지속하고 싶은 활동은 무엇인가?
- 건강을 개선하기 위해서는 어떤 변화가 필요하다고 생각하는가?
- 건강을 유지하고 개선하기 위한 노력에 도움을 줄 수 있는 친구, 가족, 동료가 있는가?
- 1점에서 5점(5=매우 자신감 있음)을 기준으로 봤을 때, 앞으로 수년간 건강을 유지하거나 개선할 수 있다고 얼마나 확신하는가?

신체 건강 평가

이제 개인 건강을 살펴볼 차례다. 다음은 건강에서 양호한 부분과 개선이 필요한 부분을 파악하는 설문이다. 각 문항은 체중, 식습관, 체력 수준, 건강에 큰 영향을 미치는 기타 행동에 관한 질문이다.

체중과 식습관은 건강한가?

1. BMI는 얼마인가? (211쪽 표를 참고하자)

☐ 비만(1점)

☐ 저체중 또는 과체중(2점)

☐ 건강(3점)

2. 허리둘레는 얼마인가? 여성은 85센티미터 이상, 남성은 90센티미

터 이상이면 건강 위험도가 증가한다는 것을 나타낸다(질병관리청에서 제시한 한국인의 복부 비만 기준-감수자 주).

- □ 권장 수치를 매우 초과함(1점)
- □ 권장 수치를 약간 초과함(2점)
- □ 권장 수치 이하(3점)

3. 체중을 감량하면 개선될 수 있는 질환이 있는가?
- □ 있다(1점)
- □ 아마도 있을 것이다(2점)
- □ 없다(3점)

4. 불안, 우울, 스트레스, 화, 흥분 등 정서적인 이유로 음식을 섭취하는가?
- □ 항상 또는 자주 한다(1점)
- □ 가끔 한다(2점)
- □ 거의 또는 전혀 하지 않는다(3점)

5. 규칙적인 세 끼 식사를 얼마나 자주 하는가?
- □ 거의 또는 전혀 하지 않는다(1점)
- □ 가끔 한다(2점)
- □ 항상 또는 자주 한다(3점)

6. 평소 식사하는 데 걸리는 시간은 얼마인가?

□ 5분 이하(1점)

□ 5분에서 20분 사이(2점)

□ 20분 이상(3점)

7. 간식을 많이 먹거나 식사 대신 자주 섭취하는가?

□ 항상 또는 자주 한다(1점)

□ 가끔 한다(2점)

□ 거의 또는 전혀 하지 않는다(3점)

선택한 답의 오른쪽에 1점, 2점, 3점으로 점수가 표시되어 있다. 점수를 합산해 총점을 확인하자.

• 총점이 18~21점이라면, 축하한다! 체중과 식습관에 문제 없이 건강한 상태이다.

• 총점이 13~17점이라면, 체중과 식습관이 정상에서 벗어나지는 않았다. 그러나 어느 정도 체중을 감량하고 식습관을 개선하면 이로울 것이다.

• 총점이 7~12점이라면, 건강한 체중과 식습관 개선을 우선순위에 두고 노력하자.

체력은 충분한가?

1. 좋아하는 여가 활동을 즐기기에 충분한 에너지가 있는가?

□ 거의 또는 전혀 없다(1점)

□ 가끔 있다(2점)

□ 항상 또는 자주 있다(3점)

2. 일과를 꾸려 나가기에 충분한 체력과 힘이 있는가?

□ 거의 또는 전혀 없다(1점)

□ 가끔 있다(2점)

□ 항상 또는 자주 있다(3점)

3. 숨이 찬 증상이나 피로감 없이 1.6킬로미터를 걸을 수 있는가?

□ 불가능하다(1점)

□ 어느 정도 가능하다(2점)

□ 가능하다(3점)

4. 숨이 찬 증상이나 피로감 없이 계단을 두 칸씩 오를 수 있는가?

□ 불가능하다(1점)

□ 어느 정도 가능하다(2점)

□ 가능하다(3점)

5. 서서 무릎을 구부리지 않은 채 허리를 숙이고 손을 뻗으면 발가락에 닿을 만큼 유연한가?

□ 유연하다(1점)

□ 어느 정도 유연하다(2점)

□ 유연하지 않다(3점)

6. 빠르게 걷기 등 저강도 또는 중간 강도의 운동을 하면서 대화할 수 있는가?

□ 불가능하다(1점)

□ 어느 정도 가능하다(2점)

□ 가능하다(3점)

7. 30분 이상 빠르게 걷기, 낙엽 쓸기 등 적당히 격렬한 활동을 하는 날은 일주일에 며칠인가?

□ 0~2일(1점)

□ 3~4일(2점)

□ 5~7일(3점)

선택한 답의 오른쪽에 1점, 2점, 3점으로 점수가 표시되어 있다. 점수를 합산해 총점을 확인하자.

- 총점이 18~21점이라면, 축하한다! 전반적인 체력 향상이 잘 진행되고 있다.
- 총점이 13~17점이라면, 체력 향상이 진행되고는 있지만 활동 수준을 어느 정도 높여야 한다.
- 총점이 7~12점이라면, 체력 향상을 할 일 목록에서 최우선 순위

로 올려야 할 때다.

그 외 행동은 어떠한가?

1. 담배, 엽궐련, 파이프 담배, 코담배, 씹는 담배를 사용하는가?

□ 사용한다(1점)

□ 매우 드물게 사용한다(2점)

□ 사용하지 않는다(3점)

2. 적당량 이상의 술을 마시는가? 적당량이란 하루에 여성은 1잔 이하, 남성은 2잔 이하를 말한다.

□ 항상 또는 자주 마신다(1점)

□ 가끔 마신다(2점)

□ 전혀 또는 거의 마시지 않는다(3점)

3. 의료진을 만나 정기 건강검진을 받는가?

□ 받지 않는다(1점)

□ 가끔 받는다(2점)

□ 받는다(3점)

4. 밤에 여러 번 깨거나 코를 고는가?

□ 자주 그렇다(1점)

□ 가끔 그렇다(2점)

□ 전혀 또는 거의 그렇지 않다(3점)

5. 낮에 피곤하거나 졸려서 업무에 지장을 받는 일이 자주 있는가?

□ 자주 있다(1점)

□ 가끔 있다(2점)

□ 전혀 또는 거의 없다(3점)

6. 자신의 평소 스트레스 관리 능력을 어떻게 평가하는가?

□ 나쁘다(1점)

□ 보통이다(2점)

□ 우수하다(3점)

7. 주변 사람들과의 관계 속에서 외로움, 우울함, 비관적 감정을 얼마나 자주 느끼는가?

□ 항상 또는 자주 느낀다(1점)

□ 가끔 느낀다(2점)

□ 전혀 또는 거의 느끼지 않는다(3점)

8. 다른 사람과 교류하는 등 사회적으로 얼마나 자주 활동하는가?

□ 전혀 또는 거의 하지 않는다(1점)

□ 가끔 한다(2점)

□ 항상 또는 자주 한다(3점)

선택한 답의 오른쪽에 1점, 2점, 3점으로 점수가 표시되어 있다. 점수를 합산해 총점을 확인하자.

- 총점이 20~24점이라면, 축하한다! 건강에 현명한 결정을 내리고 있다.
- 총점이 14~19점이라면, 건강에 이롭게 행동하고는 있지만 개선의 여지가 있다.
- 총점이 8~13점이라면, 행동이 건강을 해칠 수 있다. 답변을 검토하고 개선할 수 있는 영역을 선택하자.

회복 탄력성 평가

회복 탄력성은 건강한 노화와 수명에 중요한 요소다. 다음 이어지는 박스의 표에 답하면서 자신의 회복 탄력성 수준을 확인해 보자.

전체 점수가 높을수록 대체로 회복 탄력성이 높다. 질문 1번과 2번은 점수가 낮으면 회복 탄력성이 높고, 질문 3번부터 10번까지는 점수가 높으면 회복 탄력성이 높은 것이다.

질문에서 반드시 10점(질문 1, 2번의 경우는 0점)을 얻어야만 회복 탄력성이 뛰어난 것은 아니다. 완벽한 사람은 없다! 예컨대 자기 삶의 질을 7점으로 평가한다면, 대부분은 삶이 꽤 만족스럽다고 느끼는 것이다. 그러나 삶의 질을 3점 이하로 평가한다면, 자신의 삶을 개선해야 한다.

다음 척도를 사용해 질문에 답하고, 자신의 기본 회복 탄력성을 확인하자.

	0 1 2 3 4 5 6 7 8 9 10	점수
	(낮음, 전혀 없음, 나쁨)　　　(높음, 항상 있음, 좋음)	
1	현재 스트레스 수준은 어떠한가?	
2	지친 기분이 얼마나 자주 드는가?	
3	평소 집 밖에서 시간을 보내는 동안 에너지 수준은 어떠한가?	
4	평소 집 안에서 시간을 보내는 동안 에너지 수준은 어떠한가?	
5	평소 밤에 잠을 자고 일어난 뒤 활력이 넘치는 기분을 자주 느끼는가?	
6	전반적인 삶의 질은 어떠한가?	
7	영적 웰빙 수준은 어떠한가?	
8	다른 사람에게서 받는 지지의 수준은 어떠한가?	
9	현재 순간에 얼마나 자주 집중하고 있는가?	
10	행복 수준은 어떠한가?	
1단계	질문 1번과 2번의 점수를 합산한다.	
2단계	20에서 1단계의 합산 값을 뺀다.	
3단계	질문 3번부터 10번까지의 점수를 합산한다.	
4단계	2단계와 3단계의 값을 더한다.	
총점		

출처: 메이오 클리닉

생활 습관을 바꾸기 위한 전략

건강한 생활 습관을 실천하는 일은 쉽지 않다. 진정한 어려움은 말이나 생각을 행동으로 옮기는 과정에서 나오는 경우가 많다. 행동 변화를 연구하는 심리학자에 따르면, 건강에 해로운 행동을 끊기 위해서는 3번에서 30번까지의 시도가 필요하다고 한다. 더욱이 건강한 생활 습관을 들이는 데 도움을 주는 마법의 해결책은 존재하지 않는다. 건강한 습관 들이기에 효과적인 방법은 사람마다 제각각 다르기 때문이다.

하지만 좋은 소식이 있다. 행동 변화를 신중히 계획해 작은 단계부터 실천해 나가면 성공 확률이 상승한다. 다음 전략을 고려해 보자.

똑똑하게 행동하기

구체적이고, 측정 가능하고, 달성 가능하고, 자신의 문제와 관련이 있으며, 기한이 정해진 목표를 스스로 정한다. 이를 위해서는 무슨 목표를 세울지, 그 목표를 달성하기 위해 어떤 행동을 해야 하는지, 언제까지 달성해야 하는지를 명확하게 정의해야 한다. 일주일 또는 한 달 안에 달성할 수 있는 목표부터 시작하자.

금연과 같은 큰 목표가 있다면 측정 가능한 일련의 주간 또는 일간 목표로 세분화한다. '더 예뻐지고 싶다'는 구체적이지 않고 측정하기 어렵기 때문에 좋은 목표가 아니다. '이번 달에 2.5킬로그램 감량하기'는 구체적이고 측정 가능하다는 점에서 좋은 목표다.

이와 동시에 자신이 설정한 목표가 달성 가능하고 자기 문제와 관련이 있는지 확인하자. 초콜릿을 다시는 먹지 않겠다거나 하루에 2시간 씩 운동하겠다고 목표를 세우면, 특히 매일 운동하는 것이 처음인 사 람은 실패할 가능성이 높다. 이 목표를 달성하기 위한 행동을 장기간 지속할 수 있는가? 그렇지 않다면 목표를 한 단계 낮춰야 한다.

일정표에 기록하기

목표가 '요가 수업에 참석하기'든 '하루에 4.8킬로미터 걷기'든 상관 없이, 그러한 목표를 일정표에 기록하면 달성 확률이 상승한다. 목표를 달성하면 애플리케이션, 일정표, 일기장 등 자신에게 알맞은 방법으로 기록한다. 목표 달성을 위한 계획을 세우고 그 성과를 관리하는 사람 들은 더 큰 목표를 향해 꾸준히 나아가기 쉽다. 한 번의 성공은 또 다 른 성공으로 이어진다.

주변 사람들과 공유하기

동료와 목표를 공유하면 목표 달성에 필요한 지원 또는 압박을 받을 수 있다. 스트레스 관리부터 음주 제한에 이르기까지, 성취하고 싶은 목표를 가족이나 친구들과 공유한다. 그리고 그들에게 어떠한 지원을 받고 싶은지 알리도록 한다.

가족, 친구 또는 동료를 목표 달성에 동참시킬 수도 있다. 누군가와 함께 하면 에어로빅 수업에 참여하거나, 건강한 식단으로 점심을 먹거 나, 금연 교실에 등록하거나, 사교 행사에 참석할 가능성이 상승한다.

자신에게 보상하기

건강한 습관을 기르는 과정에는 약 3개월이 소요된다. 그 시간 동안 성실하게 실천한다면 습관은 평생 지속될 것이다. 목표를 달성하면 축하하자. 영화 관람하기, 마사지 받기, 갖고 싶었던 취미 용품 구입하기 등 자신에게 보상하면, 앞으로의 목표 달성을 위해 노력할 동기를 얻을 것이다.

여러분의 생각과 다르게, 보다 건강한 생활 습관을 들이는 과정이 힘든 것만은 아니다. 즐거운 경험이 될 수 있으며, 그래야 한다. 많은 사람들이 웰니스 계획을 장기간 실천할수록 쉽고 보람이 있다는 것을 깨닫는다. 오래된 습관을 새로운 생활 습관으로 대체하면서 더욱 건강하고 행복한 나를 만들자!

13장

관계, 연결,
목적의 놀라운 힘

나이가 들어도 건강하게 산다는 것은 신체적 건강을 넘어서는 의미를 지닌다. 인간관계, 목적의식, 만족감은 웰빙과 수명에 기여하는 중요한 삶의 요소다.

젊은 시절에 사회적·정서적 건강 상태를 파악하는 일은 노년기 삶을 준비하는 좋은 방법이다. 사회적·정서적 웰빙을 평가하면서 자신에 대해 알면, 더 만족스러운 삶을 사는 데 도움이 될 것이다.

사회적 유대 및 정서적 웰빙에 대한 평가는 나이가 들고 생활 환경이 변화하더라도 건강한 상태를 유지할 수 있도록 주기적으로 실행하는 것이 바람직하다.

사회적 교류는 왜 필요한가

관계는 건강과 웰빙에 필수적이다. 평생에 걸쳐 가족 간의 강한 유대감과 동료와의 끈끈한 우정을 지속하면 정신적·정서적 웰빙이 개선된다. 연구에 따르면 가족, 친구, 동료와 돈독한 관계를 유지하며 사회적 지지를 얻는 사람들은 더 나은 건강을 누릴 뿐만 아니라 더 오래 사는 것으로 나타났다.

미국 고령화위원회가 진행한 설문조사 '21세기 미국인의 노화 인식'에서 응답자의 거의 90%는 가족 및 친구들과 친밀한 관계를 맺는 것이 의미 있는 삶에 필수적이며, 건강을 포함한 다른 여러 요소보다 더 중요하다고 꼽았다.

우정이 건강에 주는 이점

건강을 암시하는 신체적 지표, 이를테면 혈중 콜레스테롤 수치, 심박수, 혈압, 면역 체계 반응 등이 태도나 관계 같은 심리사회적 요인에 영향을 받는다는 증거가 점점 늘어나고 있다.

사회적 고립은 질병과 건강 악화의 원인이 되는 반면, 외부 세계와의 강한 연결은 많은 이점을 가져다준다.

수명 연장

여러 연구에서는 사회적 지지가 조기 사망의 위험도를 낮추는 것으로 나타났다. 예를 들어, 한 연구에서는 연구자들이 캘리포니아 주민 약 7,000명의 건강 상태를 17년 이상 추적 관찰했다. 결과에 따르면 사회적 연결이 부족한 사람은 사회적 연결이 풍부한 사람보다 젊은 나이에 사망할 확률이 약 2~3배 높았다.

회복력 향상

사회적 지지와 심혈관 질환 간의 연관성 연구를 50건 넘게 검토한 연구자에 따르면, 가족과 친구에게서 지지받지 못하는 사람은 심장마비 후 회복률이 더 낮다고 한다. 강한 사회적 연결을 누리는 사람은 회복에 대한 강한 동기를 얻고 치료 요법을 성실히 실천할 수 있다. 사회적 지지의 부족은 고콜레스테롤혈증, 흡연, 고혈압 등 심혈관을 유발하는 다른 위험 요인과 동일한 비중을 차지하는 것으로 보인다.

면역력 강화

스트레스가 면역력을 낮출 수 있다는 것은 분명하다. 사랑과 우정은 스트레스를 줄이는 데 도움이 된다. 한 연구에 따르면, 흥미롭게도 사회적 연결망이 풍부한 사람은 감기에 덜 걸린다고 한다.

정신 건강 개선

어려운 시기에 대화를 나눌 사람이 있다는 것은 스트레스, 불안, 우울을 경감하는 심리적 완충제로 작용한다. 꼭 어려운 시기가 아니더라도 사회적 연결망은 소속감과 자존감을 높이며 정신 건강에 긍정적으로 기여한다.

돌봄 파트너 되기 ────

인생 여정에서는 돌봄 파트너 역할을 맡게 될 수 있다. 나이가 들면서 경험하는 다양한 관계에는 장기간 다른 사람을 돌보는 것도 포함된다. 가족은 그러한 돌봄을 제공하는 주요 공급원이다. 가족 간병인 연합에 따르면 미국 성인의 약 18%에 해당하는 4,300만 명 이상이 가족이나 친구를 간병한다.

건강상 이점과 위험성

돌봄 파트너 역할은 큰 보람과 더불어 극심한 스트레스를 가져온다. 돌봄 제공자는 다른 사람을 돌보는 일이 자신을 기분 좋게 만든다고 흔히 말한다. 돌봄은 돌봄 파트너의 삶에 의미를 준다. 사랑하는 사람과의 정서적 유대를 강화하는 것 외에 개인적 성장의 기회를 제공한다.

한 연구에서 미시간대학교 사회연구소의 연구원들은 돌봄의 또 다른 흥미로운 이점인 수명 연장을 확인했다. 연구진은 친구, 친척, 이웃에게 돌봄을 제공한다고 말하는 사람들과 배우자에게 정서적 지지를 제공한다고 말하는 사람들의 사망률이 '현저히 감소'했음을 발견했다.

하지만 이와 동시에 배우자나 다른 사랑하는 사람 또는 가까운 친구를 돌보는 일은 큰 스트레스가 될 수 있다. 자신이 원하지 않은 상황 또는 실행할 준비가 되지 않은 상황에 내몰린 듯이 느껴질 수 있다. 다음은 다른 사람을 돌보면서 자신의 건강을 지키는 데 효과적인 몇 가지 전략이다.

- **공감하기:** 공감한다는 것은 다른 사람의 삶을 최대한 상상하며 그 사람의 경험과 현실을 이해하려 노력하는 일을 의미한다. 공감을 표현하는 것은 본인과 본인이 돌보는 대상 모두에게 이롭다. 돌봄 파트너로서 할 수 있는 가장 중요한 일은 사랑하는 사람의 경험과 현실을 이해하는 것이다.
- **부정적인 감정을 두려워하지 않기:** 돌봄 제공자의 역할은 많은 감정을 불러일으킬 수 있다. 돌봄 제공자가 자기감정에 관심을 기울이지 않으면 일상생활에 어려움을 겪을 수 있으며, 이는 스트레스성 식욕과 고립감 증가, 우울, 약물 남용 등을 유발할 수 있다. 부정적인 감정을 경험한다고 해서 부정적인 사람이 되는 것은 아니다. 모든 감정은 인식된 대상에 관한 정보를 알린다. 감정을 무시하거나 억압하거나 부정하면, 그 감정은 바람직하지 않은 방식으로 표출되기 마련이다.
- **도움을 요청하기:** 혼자서 모든 일을 할 필요는 없다는 것을 인지하자. 다른 사람에게 도움을 받아도 괜찮다. 이들의 도움은 여러분이 돌보는 사람만큼이나 여러분에게 소중할 것이다. 필요한 도움에 대해서는 가능한 한 구체적으로 설명하자.
- **의사 지시에 따르도록 하기:** 사랑하는 사람이 약물 복용이나 운전 금지와 같은 특정 의학적 조언을 받아들이는 데 어려움을 겪는다면, 의사 지시에 따르도록 만들자. 여러분은 돌봄 파트너로서 사랑하는 사람과 관계를 지속해야만 한다. 돌봄 파트너는 항상 경청하고, 확인하고, 공감

하는 태도로 대응하는 것이 더 낫다. 그러므로 다음과 같이 말해야 한다. "의사가 운전을 그만둬야 한다고 했어요. 이런 일로 속상하게 해서 미안해요. 많이 힘들겠어요."
- **자기 자신 돌보기**: 의료진과 만나는 동안 현재 겪는 일에 대해 솔직히 이야기하고 어려운 감정을 공유하자. 담당 의료진이 유용한 조언을 하거나, 도움을 줄 수 있는 다른 직원과 연결할 것이다. 돌봄 파트너 모임은 다른 돌봄 파트너에게 다양한 감정 관리를 배우는 효과적인 길이 될 수 있다. 그리고 충분한 수면, 운동, 균형 잡힌 식사 등 기본 사항을 잊어선 안 된다.

불안 감소

데이터에 따르면 심장병으로 입원한 사람들 가운데 사회적·종교적 유대가 강한 사람은 대체로 다가오는 의료적 시술이나 절차에 덜 불안해하는 것으로 나타났다. 사회적 지지가 큰 사람은 일반적으로 불안을 덜 느끼며, 불안은 심혈관 질환자의 사망 위험도와 심장 돌연사 위험도를 높인다.

정신력 감퇴 예방

한 사람의 정신은 다른 사람의 정신을 예리하게 만들 수 있다. 스페인에 거주하는 노인들을 대상으로 진행한 연구에 따르면, 친밀한 관계에서 광범위한 관계까지 다양한 사회적 관계를 맺고, 그러한 관계로 엮인 사람들과 자주 연락하며 그들의 삶에 참여하면 정신력을 유지하는 데 도움이 된다.

사회적 연결망과 정신적 예리함 사이의 연관성을 조사한 또 다른 연구에 따르면, 시민 단체나 교회 모임 같은 대규모 집단과 자주 교류하는 참여자들은 시간이 지나도 정신적 예리함을 유지할 가능성이 더 높다.

연결고리 찾기

사회적 연결이 개인의 건강에 영향을 미친다는 것은 분명하다. 문제는 영향을 미치는 방법과 이유다. 아직 밝혀야 하는 점은 많지만, 연구자들은 개인 간의 관계에 답이 있으리라 추정한다.

- 스트레스가 줄어든다.
- 규칙적인 걷기나 금연 등 건강한 활동에 참여하도록 개인에게 동기를 부여한다.
- 애정, 존중, 존경 등 직접적 표현(사회·정서적 지지)을 얻게 되고, 이는 질병에 대한 생물학적 저항력을 높인다.
- 필요한 경우 시기적절하게 건강 및 개인 관리를 받을 수 있다.
- 필요한 경우 실질적 도움, 예를 들어 일상적인 집안일이나 교통수단 등을 지원받을 수 있다.

도움받을 수 있는 연결망 구축하기

대부분의 사람들에게는 지원이 필요할 때 의지할 수 있는 가족과 친구들이 있다. 이러한 그룹은 시간이 지남에 따라 구성원이 변하기도 하지만, 구성원의 수는 대부분 평생 안정적으로 유지된다. 가족과 친구들로 이루어진 든든한 연결망을 구축하고 유지하고 싶다면, 몇 가지 주요 관계 전략에 투자하자.

- 관계 우선시하기: 건강하고 만족스러운 장기적 관계는 지원을 제공하는 최고의 공급원이다. 파트너나 배우자를 당연하게 여겨선 안 된다. 파트너와 서로를 위한 시간을 내서 함께 보내고, 친구들과 정기적으로 무언가를 공유할 수 있는 자리를 마련하도록 한다.
- 주고받기의 중요성 인식하기: 우리는 때때로 지원하는 쪽이 되었다가도, 지원받는 쪽이 되곤 한다. 가족과 친구들에게 사랑과 감사의 마음을 전하면 힘든 시기에 든든한 지원군이 되어 줄 것이다.
- 경계 존중하기: 가족과 친구를 위해 함께 하는 것은 좋지만, 그들을 압도해서는 안 된다. 그들의 의사소통 방식을 존중하자. 또한 그들이 얼마나 자주 모이는 것을 좋아하는지 확인하는 게 좋다.
- 경쟁하지 않기: 경쟁은 친구를 잠재적인 적으로 만들 수 있다.
- 끊임없이 불평하지 않기: 쉼 없이 불평하는 행동은 다른 사람을 지겹고 지치게 할 수 있다.
- 웃음 받아들이기: 유머를 찾으려고 노력한다.
- 경청하기: 다른 사람의 삶에서 무슨 일이 일어나고 있는지 기억하고, 공통된 관심사나 경험을 공유한다.
- 자신을 개선하기로 마음먹기: 정직함, 관대함, 겸손함을 기르면

자존감이 높아지며 더욱 여유 있고 매력적인 친구가 될 수 있다.

• 건강에 해롭거나 억압적이거나 엄격한 개인 또는 집단 조심하기: 이러한 개인이나 집단은 지원 연결망이 아예 없는 것만큼 해로울 수 있다. 가령 사회적 지지 체계에 속한 다른 사람들이 계속 스트레스를 받거나 병에 걸리면, 결국 그들과 함께 고통받게 될 수 있다. 친구들에게 더 많은 시간을 내 달라고 요구받거나 그들의 요구를 충족시켜야 한다는 압박이 커지면, 점점 더 심한 불안과 우울을 느끼게 된다. 친구의 신념이나 생각을 따라야 한다는 강박에 사로잡히면 심리적 대가를 치르게 될 수 있다.

회복 탄력성을 향상시키는 방법

삶은 여러분도 알다시피 완벽하지 않다. 일의 대부분은 계획하거나 기대한 대로 진행되지 않는다. 하루하루가 몹시 바쁘고 예측 불가능해 스트레스를 받을 수도 있다. 인생 여정에서는 부정적인 경험, 극심한 상실감, 스트레스 상황에 직면할 수밖에 없다. 이러한 일들을 어떻게 대처하느냐에 따라 건강과 관계 및 삶의 질에 긍정적이거나 부정적인 영향을 미칠 수 있다.

연구에 따르면 삶의 역경에 대한 회복 탄력성이 높은 사람들, 즉 경험을 바탕으로 빠르게 회복하고 성장하는 사람들이 더욱 건강하고 행복한 경향이 있는 것으로 나타났다. 여러분은 회복 탄력성이 뛰어난 사람인가? 그렇지 않다면 회복 탄력성을 향상하는 방법을 배울 수 있을까? 답은 '그렇다'이다.

연구에 따르면 스트레스를 줄이기 위해 활용하는 전략인 신체 활동, 건강한 식단, 이완 요법은 회복 탄력성을 강화하는 과정에도 효과적이라고 한다. 일상 환경도 중요하다. 예를 들어 하루 종일 무균 실험실에서 실험을 수행해야 한다면, 이는 다른 사람과 어울리는 사교 활동과 행사를 통해 균형을 맞출 수 있다. 반대로 직업이 교사여서 하루 종일 남들과 대화한다면, 일과를 마치고 혼자 야외에서 산책하는 시간이 필요할 것이다.

마지막으로 회복 탄력성은 삶을 바라보는 관점과 밀접하게 연관되어 있다. 인생에서 직면하는 일에 긍정적이고 낙관적인 태도로 접근하면, 인생의 기복을 극복하며 생활양식에 긍정적인 변화가 일어날 가능성이 높다. 낙관적이라고 해서 늘 행복하거나 좋은 일이 일어나리라 기대하는 것은 아니다. 낙관적인 사람은 행복과 긍정을 자주 느끼지만, 이보다 더 중요한 것은 나쁜 일이 발생했을 때 이들의 사고방식이 문제를 극복할 수 있는 기술과 자원을 제공한다는 점이다.

낙관주의자는 더 오래 산다

낙관주의 또는 비관주의가 건강에 영향을 미친다는 증거가 점점 늘어나고 있다. 네덜란드에서 진행된 한 연구에 따르면 낙관적 성향인 노인들, 즉 평소 나쁜 일보다는 좋은 일이 일어나리라 기대하는 노인이 파멸과 우울을 예상하는 노인보다 더 오래 사는 것으로 나타났다.

나이, 성별, 흡연, 음주, 신체 활동, 사회·경제적 상황, 결혼 상태 등 요인을 고려한 결과, 낙관성 척도에서 높은 점수를 받은 사람은 낮은 점수를 받은 사람보다 조기 사망 위험도가 29% 낮았다.

이 연구에서 낙관적 시각은 특히 심혈관 질환에 따른 사망을 예방한 다고 밝혀졌다. 연구 대상자 가운데 매우 낙관적인 사람은 매우 비관 적인 사람보다 심장마비와 뇌졸중 및 기타 심혈관 질환으로 사망할 확 률이 77%나 낮았다. 이러한 결과는 연구 대상자에게 심혈관 질환이나 고혈압 병력이 있든 없든 상관없이 동일하게 나타났다.

메이오 클리닉의 한 연구에서도 비슷한 결과가 도출되었다. 연구자 들은 성인이 30년 동안 인생에서 겪은 사건의 원인을 설명하는 방식과 사망률 간의 상관관계를 조사했다. 연구진은 비관적인 사람이 낙관적 인 사람보다 더 일찍 사망한다는 것을 발견했다.

낙관주의자는 나쁜 사건과 관련된 요인은 자기 잘못이 아닌 일시적 문제이며, 현재 상황에 국한된 현상이라 믿는 경향이 있었다. 반면 비 관주의자는 자신의 현재 상황이 영원히 지속되리라 생각하고, 나쁜 사 건이 모든 것을 무너뜨리리라 느끼는 경향이 더 강했다.

낙관주의자는 더 만족스럽게 산다

메이오 연구자들은 동일한 연구 대상자 집단을 활용해 30년 뒤 인생 에 대한 전망과 자기 보고한 건강 상태 사이의 연관성을 조사했다. 낙 관주의자는 일반적으로 건강상 제약이나 업무 또는 일상에서 겪는 문 제가 적고, 통증을 덜 느끼며, 활력이 넘치고, 사회 활동을 보다 수월하게 할 수 있다고 답했다. 또한 대부분의 시간을 더욱 평화롭고 행복하며 평안하게 보냈다.

다른 연구는 낙관주의자가 관상동맥병에 걸릴 가능성이 낮고, 심장 수술을 받은 뒤 쉽게 회복한다고 설명한다.

반면 비관주의자는 우울증에 취약하고, 면역 체계가 약하며, 신체적·정신적 치료를 더 많이 받는 것으로 나타났다.

연결고리 찾기

과학자들은 낙관주의가 건강에 어떻게 도움이 되는지, 비관주의가 건강 악화와 조기 사망으로 어떻게 이어지는지 정확하게 알지 못한다. 네덜란드에서 진행된 연구에 따르면, 낙관주의는 신체 활동 수준이 높고, 음주를 적당히 하고, 흡연을 적게 하고, 교육 수준이 높으며, 배우자와 함께 가정을 꾸리는 것과 관련이 있었다. 그런데 이러한 요인을 통제한 뒤에도, 낙관주의는 사망률에 여전히 독립적으로 영향을 미쳤다.

이러한 현상을 부분적으로 설명하자면, 낙관주의자는 본질적으로 자신의 건강 상태가 좋다고 보고하는 경향이 있기 때문일 수 있다. 그런데 네덜란드 연구에 따르면 낙관주의자는 만성질환이나 신체장애가 있더라도 비관주의자보다 더 오래 사는 것으로 나타났다.

낙관주의자는 처방된 대로 약을 먹거나 치료 요법을 따르는 등 생활 습관을 꾸준히 실천하며 건강을 회복할 가능성이 더 높을 수 있다. 면역 체계 건강, 호르몬 및 유전적 특성과 관련된 생물학적 요인 또한 건강에 영향을 줄 수 있다.

다양한 전환 기술의 필요성

변화change는 삶의 일부이자 노화의 자연스러운 현상이다. 변화가 자발적이든 비자발적이든, 아니면 양쪽 모두에 해당하든, 사람들 대부분은 월요일에서 목요일로 운동 수업을 바꾸는 일처럼 작은 변화는 감당할 수 있다. 반면 전환transition은 삶의 방식을 큰 폭으로 변화시킬 수 있으며, 이를 극복하기 위해서는 새로운 차원의 정체성을 개발해야 할 수도 있다.

결혼은 전환을 대표하는 사례다. 결혼을 하면, 자기 복지만을 책임지는 독신에서 일반적으로 목표와 관심사, 책임과 주거 공간을 공유하는 관계의 파트너로 전환된다. 다른 사람과 사랑을 기반으로 성공적인 관계를 맺기 위해서는 타협이 필요하며, 그러기 위해서는 거의 언제나 개인적 습관을 변화시켜야 한다. 이 같은 변화 중에서 대다수가 사소한 것일지라도, 그 변화를 한데 합치면 커다란 변화로 느껴질 수 있다.

삶의 전환에 해당하는 다른 사례로는 부모가 되는 것, 직업을 바꾸는 것, 다른 지역으로 이사하는 것, 직장에서 은퇴하는 것, 만성질환을 앓는 것, 사랑하는 사람이 병에 걸리는 것, 가족이나 친구를 잃는 것, 파트너와 별거하거나 이혼하는 것 등이 있다. 이 모든 사례는 인생의 한 단계에서 다른 단계로 넘어가는 전환 과정의 일부다.

예상되는 결말과 예상치 못한 결말 사이에는 차이가 있다. 예상치 못한 결말은 받아들이고 관리하기가 훨씬 어려울 수 있으며, 이에 대처하기 위해서는 다양한 전환의 기술이 필요하다.

윌리엄 브리지스는 저서에서 전환 개념을 탐구하며, '전환'이란 끝ending에서 출발해 중간 또는 '중립지대neutral zone'를 거치며 적응 기간을 보낸 뒤 새로운 시작new beginning에 도달하는 과정이라고 설명한다. 따라서 자기 모순적으로 보일 수 있겠지만, 전환은 일반적으로 어떠한 형태의 상실인 끝에서 시작된다.

은퇴를 예로 들어 보자. 은퇴는 기쁜 마음으로 기대하는 일이지만, 첫 번째 자유의 날에는 직업 정체성이 없어서 자기가 무엇을 해야 하는지, 자신이 누구인지 잘 모를 수도 있다. 만약 파트너나 배우자가 은퇴해 여러분과 더 많은 시간을 함께 보내게 된다면, 이러한 변화로 여러분의 일상에 혼란이 생겨서 이에 익숙해지는 데 시간이 걸릴 수도 있다.

삶에서 일어나는 주요 전환은 큰 상실과 적응을 수반한다. 파트너나 배우자의 죽음은 익숙한 대상과 더불어 미래의 꿈과 계획이 사라진다는 의미이므로 막대한 충격으로 작용한다.

인생에서 한 단계가 끝나는 과정을 경험할 때는 수반되는 상실이 크든 작든 그 상실을 인정하는 것이 중요하다. 다음 단계로 나아가는 유일한 방법은 시간의 흐름이고, 전환이 일어나는 중간에는 불안하며 염려스러운 감정을 느낄 수 있다.

전환은 또한 기회를 제공한다. 잠시 멈춰 서서 자신에게 의미 있는 대상이 무엇인지 재발견하는 시간을 보내자. 한 걸음 뒤로 물러나 우선순위와 관심사를 되돌아보고, 새로운 시작에 자신감이 생기면 주저하지 말고 그 기쁨을 만끽하자. 오랜 기간 훌륭하게 쌓은 경력 등 과거 업적과 단절된다고 해서, 그 업적의 중요성이 사라지는 것은 아니다. 오히려 건강하고 활력 넘치는 사람이 되는 데 도움이 되는 과거 경험의 영향력을 긍정하게 될 것이다.

목적과 건강의 상관관계

인생의 후반기는 신나고 흥미진진하며 성취감을 줄 수도 있고, 지루하고 우울하며 실망스러울 수도 있다. 이러한 차이는 선택에 달렸다. 노년기에는 배우고, 탐구하고, 그 결과를 다른 사람과 공유할 수 있는 기회가 풍부하게 주어진다.

그런데 단순히 바쁘게 지내는 것이 목표가 되어서는 안 된다. 자신에게 의미와 목적이 있는 활동, 즉 몸과 마음과 영혼이 몰입해 매일 아침 일어나는 동기로 작용하는 활동에 참여해야 한다.

목적이 중요하다. 목적의식은 낙관주의를 심어 주고, 삶을 되돌아보며 '무슨 일이 있었지?'라고 묻지 않게 한다. 마크 트웨인이 관찰한 바와 같이, 목적이 없다면 자신이 한 일이 아닌 하지 않은 일에 후회하고 자책하게 될 것이다.

사람들은 저마다 다른 목적을 품는다. 대다수 사람들은 타인에게 자신의 중요성을 인정받는 것이 목적이다. 이를테면 타인이 자신에게 의존하고, 관심을 보이며, 무슨 일이 일어날지 염려하도록 만들고 싶어 한다. 일부 사람들은 의미가 있고 기분이 좋아지는 시간을 보내는 것이 목적이다.

노년기에 만족과 성취감을 얻으려면 자신에게 중요한 것이 무엇인지 알아내야 한다. 의미 있다고 여겨지는 활동에 적극적으로 참여할수록 노년기를 더욱 즐겁게 보낼 수 있다.

이는 건강에도 도움이 될 것이다. 목적이 있는 활동은 친밀한 관계와 더불어 삶의 질을 향상한다는 것이 여러 연구에서 밝혀졌기 때문이다.

건강 및 은퇴 조사 연구에 따르면 여가 활동에 참여하는 50세 이상의 사람들, 즉 기대되는 일이 있는 사람들은 슬픔과 불행을 느낄 가능성이 적다. 무언가 또는 누군가에 대한 사명감이나 열정이 없으면 우울증이나 기타 건강 문제에 취약해질 수 있다.

많은 사람이 은퇴라는 전환을 어렵게 받아들인다. 50년 간의 연구를 메타 분석한 결과, 목적의식이 있는 상태의 사회적 연결과 신체적 건강은 은퇴 후 적응 정도와 밀접한 관련이 있는 것으로 나타났다. 이 두 가지 요인은 놀랍게도 재정, 은퇴 계획, 직장을 떠나는 방식보다 은퇴 후 적응 정도에 훨씬 큰 영향을 미쳤다.

목적 발견하기

인생에 목적이 충분하지 않아 걱정되는 사람은 어떻게 해야 더 큰 목적을 찾을 수 있을지 궁금할 것이다. 이를 해결하는 마법의 공식은 없다. 자신이 좋아하는 일을 하는 것이 가장 중요하다. 인생의 다음 단계를 올바른 방향으로 이끌고 싶다면, '하고 싶은 일 목록'을 작성해 보자.

꿈에 대해 질문하기

자신에게 몇 가지 질문을 던져 보자. '나는 남은 인생에서 어떤 사람이 되고 싶은가?', '나의 가치관은 무엇인가?', '나의 기술을 어떻게 활용할 수 있을까?', '나에게 진정 중요한 것은 무엇일까?' 노년기는 아직 이루지 못한 꿈을 이루거나 제대로 발휘하지 못한 재능을 키우는 시기가 될 수 있다.

활동 목록 적어 보기

독서, 텔레비전 시청, 산책 등 단순한 혼자만의 취미를 넘어서는 활동이 목록에 포함되도록 노력하자. 단, '장난감'을 구입하거나 집을 새롭게 꾸미는 등 물질적인 활동에 치중하는 목록은 만족감이 오래 지속되지 못할 것이다.

구체화하기

많은 사람은 노년기에 하고 싶은 일을 막연하게 생각한다. 이를테면 여행하기, 수업 듣기, 골프 또는 볼링 등이다. 그런데 가족 웹페이지 만들기 또는 조경 사업 시작하기 등으로 아이디어를 구체화하면, 훗날 은퇴할 준비가 되었을 때 그 목표의 달성 가능성을 높일 수 있도록 지금부터 준비할 수 있을 것이다.

아이디어 공유하기

파트너나 배우자에게 여러분의 아이디어를 이야기해 보자. 두 사람은 은퇴 후 사교 활동, 여행, 재정 등에 관한 목표가 동일한가? 겹치는 관심사도 찾아보자. 서로 잘 맞지 않는 영역에 관해 대화하고 해결 방법을 논의해야 한다.

재정 검토하기

은퇴는 인생에서 중요한 사건으로, 수입과 예산이 변화할 가능성이 높다. 은퇴 후 재정적인 문제가 목표 달성에 방해되지 않도록 미리 계획을 세운다.

아이디어 검증하기

아이디어는 현실성을 확인해 보는 것이 좋다. 일부 사람들은 자신이 계획한 활동에서 예상치 못한 지루함을 느낀다. 또는 새로운 사업을 시작하거나 흥미로운 아르바이트를 찾는 일이 예상보다 더 어렵다는 점을 깨닫는다.

가능하다면 중년기에 접어들었을 때 은퇴 후 자신이 상상하는 활동을 직접 경험해 보도록 한다. 컨설팅이나 자원봉사가 즐거우리라 예상할 수 있지만, 실제로 해 보기 전까지는 추측에 불과하다. 또한 경험이 없으면 원하는 일이나 자원봉사 직책을 얻지 못할 수도 있다.

정원 가꾸기 같은 취미를 사업으로 전환하고 싶은 경우는 소규모 사업 기술이 필요하다. 소규모 사업을 운영할 수 있도록 도와주는 수업을 수강하고, 비슷한 일을 해 본 다른 사람과 대화하며 자신이 그만한 노력을 기울일 수 있는지 확인하는 것도 좋다.

자신의 분야나 새로운 직종에서 어떤 형태로든 계속 일하고 싶은 경우는 관심사, 재능, 업적을 목록으로 작성하고 이를 새로운 기회에 어떻게 적용할지 브레인스토밍한다. 여러분을 도울 수 있는 친구나 동료들과 네트워크를 구축하고 지속하는 것도 중요하다.

존경하는 사람과 대화하기

성공적인 은퇴 후 삶에서 활력과 만족감을 느끼며 살아가는 모범 은퇴자를 찾으면 노년기를 계획하는 데 도움이 될 수 있다. 우리는 궁극적으로 자신만의 길을 개척해야 하지만, 앞서 길을 개척해 본 사람들에게서 교훈을 얻을 수 있다. 시간을 내서 그들과 만나 보자.

새로운 취미와 관심사 추구하기

40대 또는 50대인데 취미가 아직 없다면, 지금이 흥미로운 취미를 탐색하기에 좋은 시기다. 어떠한 지적 활동 또는 신체적 활동이 매력적이고 재미있고 즐겁다고 생각하는가? 그러한 활동에는 요리, 정원 가꾸기, 독서, 목공예, 카드 게임, 자동차 수리 등이 포함될 수 있다.

기대치는 현실적으로 설정하자. 새로운 활동을 시도하거나 복잡한 활동을 배우는 경우는 간단한 것부터 시작해 차근차근 진행해 나간다. 서둘러서 너무 많은 활동을 시도하면 좌절과 환멸을 느껴 그만두고 싶어질 것이다.

수업 듣기

무언가를 배우기에 너무 늦은 나이란 없다. 학습은 뇌 건강 유지에 도움이 되는 정신적 자극을 준다. 노화에 관한 연구에 따르면, 교육 수준이 높은 사람은 지적 능력을 완전히 개발하지 않은 사람보다 더 만족스러운 노년기를 보낸다.

요즘은 특히 기술이 무척 빠르게 변화하므로, 수업을 들으면 오래된 기술을 다시 익히거나 새로운 기술을 개발하는 데 도움을 얻을 수 있다. 수업은 또한 배움이 주는 순수한 즐거움을 누리는 기회를 제공한다.

워캠핑: 레저용 차량으로 재미와 수익 창출하기 ────────

은퇴 후 레저용 차량recreational vehicle, RV을 타고 도로 위를 달리는 모습을 항상 꿈꿔 왔지만 계속해서 수입을 얻고 싶다면 워캠핑 workamping이 적합하다.

워캠핑족이란 RV에서 캠핑하며 계절에 따라 일자리를 구해 돈을 버는 사람들을 말한다. 이러한 인력을 대상으로 공식 통계가 발표된 적은 없지만, 임시직 고용이 증가하면서 워캠핑족의 수도 늘어나는 것으로 추정된다.

1987년부터 발행된 《워캠퍼 뉴스》에 따르면 워캠핑족은 캠핑장 관리자

뿐만 아니라 시설 검사관, 벼룩시장 점원, 공예품 판매자 등 다양한 직업으로 일한다.

이 잡지 구독자를 대상으로 2022년 진행된 설문조사에서는 현역 워캠핑족의 46%가 61~70세이고, 78%가 1년 내내 워캠핑족으로 생활한다고 밝혔다. 응답자의 평균 근무 기간은 4~5개월이었으며, 응답자 절반 이상이 시간당 급여를 받고 임대료가 없는 RV 주차 공간을 제공받았다.

파트 타임으로 일해 보기

직장에서 마주하는 도전 과제와 사회적 상호작용을 즐기는 사람들은 은퇴 후에도 파트 타임으로라도 계속 일하고 싶어 한다. 수입이 필요하거나 은퇴 자금을 늘리고 싶은 경우는 유급 근로가 좋은 선택이 될 것이다. 적절한 직업으로 일하면 자존감이 올라가고 삶의 질이 개선되기도 한다. 또한 다른 사람과 정기적으로 만나는 기회를 얻으며, 자신이 그 일에 필요하고 기여한다는 느낌, 즉 목적의식을 얻을 수 있다.

같은 유형의 일을 계속할 필요는 없다. 취미나 다른 관심사와 일치하는 새로운 일을 시도해 보는 것도 좋다.

봉사활동 하기

대부분이 지역사회 봉사와 자원봉사를 보람된 일로 생각한다. 헌신적인 자원봉사자가 없었다면 많은 비영리단체가 살아남지 못했을 것이다.

시간과 재능을 자원봉사에 투입하는 것은 곧 자기 자신을 돕는 것이다. 수십 년간 연구한 결과에 따르면 삶의 질과 타인과의 관계 사이에는 연관성이 있는 것으로 나타났다. 정기적인 자원봉사는 신체적·심리적 웰빙을 향상하고 더 오래 사는 데 도움이 될 수 있다. 자원봉사를 하는 사람들 대부분은 자신이 긍정적인 변화를 일으킨다고 느끼고, 자신의 필요성과 가치를 깨달으며, 자신과 주변 세계에서 더 좋은 느낌을 얻는다고 말한다.

자원봉사의 다른 이점으로는 부지런하게 생산적인 활동을 하면서 새로운 친구를 사귈 수 있다는 점이 꼽힌다. 자원봉사를 하면 공동체 내에서 소속감을 높일 수도 있다.

지역사회에는 다양한 자원봉사 수요처가 있을 것이다. 자원봉사자가 자주 필요한 곳으로는 병원, 학교, 도서관, 푸드뱅크, 종교 단체, 공원, 환경 단체, 유적지, 어린이와 청소년을 위한 단체 등이 있다. 관심이 있는 단체를 확인해 보자.

창의성 표출하기

노년기는 예술적 충동을 발견하고 예술 활동을 다시 시도하거나 발전시키기에 훌륭한 시기다. 많은 예술가는 65세 이후에도 창의력이 꾸준히 폭발하는 현상을 경험한다. 그림 그리기, 글쓰기, 조각하기, 바느질하기, 춤추기, 노래하기, 사진 찍기, 연기하기, 동영상 만들기, 악기 연주하기, 작곡하기 등 창의적인 활동은 삶에 즐거움과 의미를 부여할 수 있다.

정체성 유지하기

결혼하거나 파트너가 있는 사람은 노년기에 이따금 새로운 도전에 직면한다. 노년기에는 파트너나 배우자와 함께 보내는 시간이 예전보다 훨씬 많아질 수 있다. 그런데 두 사람이 공유하는 관심사와 각자의 취미가 균형을 이루지 못하면, 함께 긴 시간을 보내기가 어려워질 것이다.

파트너나 배우자와는 별개로 자기만의 취미 생활과 사회 활동을 지속하면, 소중한 사람에게 불행한 일이 발생했을 때 의지할 수 있는 안정적인 유대관계를 형성할 수 있다. 더욱이 파트너나 배우자는 여러분과 같은 대상에 관심이 없을 수도 있다. 예컨대 여러분은 은퇴 후 여행을 많이 다니기를 기대했으나, 배우자가 비행을 싫어할 수도 있다. 이를 해결하는 한 가지 방법은 친구나 단체와 함께 여행하는 것이다.

은퇴 후 배우자나 파트너와 함께 보내는 시간을 미리 준비할수록, 인생에 큰 전환점이 찾아왔을 때 겪는 불안감은 줄어든다.

영적 웰빙의 강력한 영향력

여러 과학적 연구에 따르면, 삶의 질과 노년기 스트레스 그리고 역경에 대처하는 능력은 강력한 사회적 지지 및 낙관주의적 태도 외에 영적 웰빙의 영향을 받는다고 한다. 사회적 지지 및 낙관주의와 마찬가지로, 강한 영성은 정신적·신체적 건강에 중요하다.

영성 정의하기

사람들은 영성과 종교라는 단어를 때때로 혼용한다. 두 개념이 겹치는 부분도 많이 있긴 하지만 동의어는 아니다.

종교는 일반적으로 신자 집단이 지니는 믿음, 태도, 관습의 공식적 체계를 의미하지만, 영성은 이보다 더 개인적이고 자기 결정적이다. 영성에 대한 정의는 세상 사람들의 수만큼 다양하지만, 영성을 설명하는 한 가지 일반적인 정의는 '삶의 의미와 목적을 찾는 개인적 탐구'이다.

많은 사람은 자신이 영적이고 종교적이라고 생각한다. 영성과 종교는 모두 내면을 들여다보고 자기 삶과 목적을 성찰하도록 유도한다. 영적 신념은 인생의 우선순위를 정하고, 가장 큰 성취감을 주는 관심사를 개발하는 데 도움이 될 수 있다.

영적·종교적 신념은 또한 자신보다 거대한 대상과 연결시킨다. 그러한 대상에는 신, 주변 사람들, 인류, 예술, 음악, 자연 세계 또는 언급된 모든 것이 포함될 수 있다.

상황 대처 능력을 키워 주는 영성의 힘

종교, 영성, 정신적·신체적 건강 간의 관계는 의학계에서 점점 더 주목받고 있다. 많은 연구에 따르면 자신보다 거대한 대상을 믿는 경우 인생에서 마주하는 모든 상황에 대처하는 능력이 강화된다고 한다.

종교 예배에 참석하는 사람은 예배에 참석하지 않는 사람보다 오래 살고, 질병에서 일찍 회복하며, 합병증이 적은 경향이 있다. 또한 질병에 효과적으로 대처하며 우울증을 덜 경험하는 경향이 있다.

연결고리 찾기

아직까지 종교와 영성이 정신적·신체적 건강을 촉진하는 과정을 분명하게 알지는 못한다. 그러나 그러한 과정에 작용한다고 여겨지는 몇 가지 요인은 있다.

사회적 지지

교회, 유대교 회당, 모스크 등 어느 시설이든 상관없이, 이러한 종교 환경에는 대체로 사회적 지지 체계가 구축되어 있고 신자들이 쉽게 이용할 수 있다. 또한 대부분의 종교 단체는 식사와 주거 같은 정서적·영적·실용적 지원을 제공한다. 신앙 공동체는 또한 친목을 도모할 수 있는 기회도 준다.

종교를 기반으로 형성한 사회적 유대는 특히 자녀 독립, 은퇴, 파트너나 배우자의 사망 등 전환기에 겪는 어려움을 완화하는 데 효과적이다. 노년기에는 종교 공동체 구성원에게 집안일, 쇼핑, 교통수단 이용 등을 도움받을 수도 있다.

받아들이는 법

종교 신념은 특히 위기나 비극이 발생한 상황에서 주변 세상을 이해하는 데 도움이 될 수 있다. 신이나 다른 높은 힘으로 시선을 돌려 위로와 용기를 얻으면, 건강에 부정적인 영향을 주는 스트레스 요인에서 벗어날 수 있다. 많은 신앙에서 두드러지는 희망의 감정은 면역 체계를 강화하기도 한다.

자신보다 더욱 거대한 대상을 향한 믿음은 통제 불가능한 사건을 받아들이고 대처하는 데 유용하다. 바꿀 수 없는 대상을 받아들이는 법을 배우면 인생에서 통제 가능한 사건에 더 많은 에너지를 쏟을 수 있다.

사회 규제

연구에 따르면 종교 공동체에 속한 사람은 그렇지 않은 사람보다 흡연하거나 알코올 또는 약물을 남용할 우려가 낮고, 신체 활동을 우선순위에 두는 경향이 있으며, 무기를 소지하거나 사용할 가능성 그리고 싸움을 벌이거나 위험한 성적 행동을 할 가능성이 작다.

용서

용서의 실천은 종교에서 두드러지게 나타난다. 타인을 용서하는 일은 정신적·신체적 웰빙을 촉진한다는 증거가 있으며, 아마도 다음과 같은 이유에서일 것이다.

- 억눌린 분노와 원한에서 나오는 괴로움을 덜어 준다.
- 주요 지원의 공급원이었던 사회적 유대를 회복한다.
- 긍정적인 감정을 일으켜 불안과 혈압을 낮춘다.

기도

기도에 관한 설문조사에 따르면 미국인의 약 90%가 기도를 하고, 그중에서 상당수가 하루에 1번 이상 기도하는 것으로 나타났다. 기도나 명상 같은 의식에 참여하면 이완이 촉진되어 혈압이 낮아지고 심박수와 호흡 및 신진대사 속도가 감소한다고 알려져 있다. 이는 특히 고혈압 예방에 효과적일 수 있다.

영성은 어떻게 개발하는가

인생에서 전환기를 겪으면 영적 문제를 새롭게 인식하며 영적 욕구에 집중하게 될 수 있다. 기본적인 수준에서 영성은 자기 발견 및 내면의 자아 성장과 연관성이 있다. 영성은 성장 환경과 성격, 경험을 바탕으로 변화한다.

종교 예배에 참석하고, 자선 단체에 가입하며, 지역사회에서 자원봉사 하는 것은 영적인 측면을 표현하고 확장하는 몇 가지 방법이다. 많은 사람이 이러한 활동을 통해 자신의 시간과 재능을 긍정적으로 활용하면서 인생에 목적의식을 더하게 된다.

기도와 명상은 영성의 보편적인 표현이다. 때로는 컴퓨터나 텔레비전을 끄고 조용히 앉아 있는 것만으로도 내면의 생각과 감정을 이해하는 데 도움이 된다. 생각을 글로 적으면 생각 정리에 유용하며 나중에 다시 검토할 수도 있다. 또 어떤 사람들은 음악, 춤, 미술, 자연 탐구를 통해 흔히 내면의 평화라고도 불리는 내면의 영성을 발견하기도 한다.

자신을 더 깊이 이해하고 영적인 면을 발견하고 싶다면, 다음 질문에 답해 보자.

- 나의 삶에 의미와 목적을 부여하는 것은 무엇인가?
- 무엇이 나에게 희망을 주는가?
- 힘든 시기를 어떻게 극복하는가? 보통 어떤 상황에서 위로를 얻는가?
- 지금까지 인생에서 가장 기억에 남는 경험 세 가지는 무엇인가?
- 과거에 경험한 상실과 전환은 어떻게 극복했는가?
- 일상의 고단함을 견디는 데 도움이 되는 것은 무엇인가?
- (특정 사건이나 사례에서) 인생이 특히 의미 있다고 느꼈을 때는 언제인가? 왜 그렇게 느꼈는가?
- 마음이 경외심으로 가득 찬 때가 있었는가?

병을 잘 극복하는 사람들의 공통점

단순히 행복한 생각을 하거나 친구가 많다고 해서 심각한 질병을 예방하거나 치료할 수는 없다. 하지만 연구에 따르면 병에 걸렸을 때 수월하게 극복하는 경향이 있는 사람은 여러 가지 요인을 공유하는 경우가 많다. 그러한 요인은 다음과 같다.

- 내 생각을 대변해 주고 연결된 느낌을 얻을 수 있는 파트너 또는 지지자
- 신앙 기반이든, 직장 기반이든, 단순한 동지애든, 서로 지지하고

격려하는 공동체

- 인생이 항상 공평한 것은 아니며 선한 사람이 늘 마땅한 보상을 얻는 것도 아니지만, 모든 사람은 저마다 세상에 기여할 수 있는 재능을 지닌다는 가치관
- 영성의 일부 요소, 즉 위로와 용기의 원천으로 작용하는 압도적 힘 또는 에너지를 향한 믿음

이러한 요인들이 건강하게 장수하는 삶을 무조건 보장하지는 않지만, 현재 삶의 질을 최적으로 향상하는 데는 분명 도움이 될 것이다.

14장

운동 습관으로 신체 기능 감소율을 줄여라

스위치 하나만 눌러서 생활 습관을 변화시킬 수 있다면 얼마나 좋을까? 하지만 솔직히 말해 그러한 기대는 논리적이지도 합리적이지도 않다.

매년 좋은 의도로 헬스장에 가입하거나 반짝이는 새 운동 기구를 구입하는 사람들이 있다. 그런데 한두 번 운동한 뒤 근육이 결리거나 열정이 사라지면, 그들은 헬스장을 계속 다니거나 운동 기구를 사용할 엄두를 내지 못한다.

식습관을 바꾸려고 할 때도 같은 일이 일어난다. 미국에서는 성인의 거의 절반이 체중 감량을 시도하고 있으며, 많은 사람들이 먹는 음식과 양에 극단적인 변화를 주고 체중 감량에 성공한다. 문제는 이처럼 크고 갑작스러운 변화가 대체로 꾸준히 지속되지 않는다는 점이다. 시간이 지나면 대부분은 체중이 다시 증가하며, 그중 일부는 체중이 처음보다 더 나가게 된다. 그렇다면 정답은 무엇일까? 그것은 바로 작은 변화를 지속하는 것이다.

경험에 따르면 지속적 습관을 구축하는 가장 빠른 방법은 천천히 나아가는 것이다. 느리게 가는 것이 어떻게 빠를 수 있을까? 토끼와 거북이 이야기가 주는 교훈을 떠올려 보자. 느리고 꾸준한 자가 경주에서 승리한다. 오랜 기간에 걸쳐 작은 변화를 시도할 때 성공할 가능성이 더 높다.

건강하게 장수하기 위한 권장 사항은 대부분 이전에 들어본 적이 있는 것들이다. 예를 들자면 운동하기, 건강한 식습관 실천하기, 금연하기, 충분한 수면 취하기, 스트레스 줄이기 등이다. 많은 사람이 그렇듯 여러분도 무엇을 해야 하는지는 알고 있다. 문제는 아는 것을 행동으로 옮기기가 어렵다는 점이다.

성공적인 변화는 의지력이 아닌 강력한 동기부여에서 시작된다. '왜 운동을 더 해야 할까?', '왜 스트레스를 많이 받지 말아야 할까?'라고 자신에게 질문을 던져 보자. 그리고 그 질문에 관해 진지하게 생각해 보자. 여러분을 움직이게 하는 동기는 무엇인가?

대부분은 긍정적 동기가 부정적 동기보다 더 효과적이다. 죄책감, 수치심, 두려움은 장기적으로 동기를 불어넣지 못할 가능성이 높다. 예컨대 심장마비에 대한 두려움보다는 손자가 졸업하는 모습을 보거나 세계 여행을 하기 위해 필요한 이동 능력과 체력을 갖춘다는 생각이 더욱 강력한 동기를 유발한다.

목표를 달성하고 싶다면 습관에 집중하자. 습관은 우리가 매일 하는 일의 절반 이상을 좌우한다. 습관의 변화는 건강과 생활양식을 개선하는 가장 바람직한 방법이다. 핵심은 습관을 천천히 바꾸는 것이다.

운동은 모두에게 공평하다

전통적인 방식으로 땀을 흘리며 운동하는 것은 건강한 삶을 위해 해야 하는 가장 중요한 활동이다. 조금씩이라도 운동을 하면 나이가 들어 자연스럽게 생긴다고 오해받는 질병을 예방하고 인생을 즐기는 데 도움이 될 수 있다.

대부분의 사람들은 운동을 할 수 있다. 나이가 너무 많거나, 너무 어리거나, 몸이 너무 아프거나, 너무 바쁘거나 등의 이유로 운동이 불가능한 사람은 거의 없다. 운동은 기회가 균등하게 주어지는 활동이다. 만성질환을 앓는 사람은 운동을 통해 체력, 정신력, 업무 수행 능력을 향상할 수 있다. 노인은 근력 운동으로 골다공증과 노인성 근육량 손실(근감소증) 문제를 해결할 수 있다.

연령대와 상관없이 너무 피곤해서 운동하기 힘들다고 말하는 사람들도 흔히 단 몇 차례 신체 활동만으로 활력이 증가했음을 깨닫는다. 솔직히 말해, 운동을 조금도 하지 않는 사람들 가운데 합리적인 이유를 제시하는 사람은 거의 없다. 일상생활에서 적당한 양으로 신체 활동을 하면 전반적인 건강, 웰빙, 삶의 질을 크게 향상할 수 있다. 어떤 운동을 선택하느냐는 본인에게 달렸지만, 유산소 운동과 근력 운동을 모두 포함하는 것은 필수다. 그리고 운동을 많이 할수록 더 많은 이점을 얻을 수 있음을 명심하자. 이미 하루에 30분씩 신체 활동을 하는 사람은 매일 걷는 거리에 1.6킬로미터를 추가하거나 엘리베이터 대신 계단을 이용하면 심장, 근육, 폐를 더욱 건강하게 만들 수 있다.

25세든 85세든 규칙적으로 꾸준히 신체 활동을 하면 외모와 기분을 개선하고 건강을 유지하는 과정에 도움이 될 것이다.

기능 감소율 0.5%의 결정적 차이

기본적인 신체 기능은 대부분 30세 이후 매년 약 1~2% 비율로 감소하기 시작한다. 이는 노화 과정에서 부인할 수 없는 사실이다. 하지만 운동을 하면 이러한 기능 감소율을 1년에 약 0.5%로 늦출 수 있다. 즉, 신체 활동을 전혀 하지 않는 사람은 90세가 되면 신체 기능의 약 70%를 잃게 된다. 반대로 규칙적으로 운동하는 사람은 90세가 되면 신체 능력의 30%만 잃는다.

우리가 걷고, 뛰고, 점프하고, 팔을 휘두를 때 근육은 그러한 움직임을 돕기 위해 비틀리거나 수축한다. 근육이 수축하면 면역 체계는 항염증 반응을 촉진한다. 1장에서 언급했듯 염증은 신체에 저등급의 만성 상태로 존재하며 다양한 질병의 원인으로 작용할 수 있다.

운동을 비롯한 규칙적인 신체 활동은 염증을 억제하는 데 도움이 된다. 인터루킨interleukin, 사이토카인cytokine 등 염증을 촉진하는 다양한 물질은 동맥 내벽을 손상시키고 딱딱하게 만들며 죽상판을 형성해 혈압을 상승시키는데, 운동은 이러한 물질의 순환을 멈추거나 느리게 한다.

신체 활동, 특히 근력 운동은 혈당 수치를 조절하는 호르몬인 인슐린의 영향에 몸이 민감하게 반응하도록 만든다. 세포는 인슐린에 적절히 반응해 혈중 인슐린 수치가 너무 높아지지 않도록 막아야 한다. 혈중 인슐린 수치가 지나치게 상승하면 염증이 생기고 동맥 내벽이 손상될 수 있다. 이것이 제2형 당뇨병에서 일어나는 현상이다.

운동은 또한 체지방이 과도하게 축적되지 않도록 예방하는 데 효과적이다. 지방이 신체에 너무 많이 축적되면 간과 복부와 같은 부적절한 부위에 저장된다. 과도한 체지방은 신체에 큰 혼란을 유발하고 세포에 독성 효과를 일으켜 결국 세포를 사멸시키는데, 이는 경우에 따라 기관 부전으로 이어질 수 있다.

이 책에서는 '신체 활동'과 '운동'이라는 용어가 사용된다. 두 용어는 밀접한 관련이 있고 이따금 겹치는 부분도 있지만 차이점이 존재한다. 신체 활동은 잔디를 깎거나, 빨래를 하거나, 개를 산책시키는 등 열량을 소모하는 모든 신체 움직임을 일컫는다. 운동은 그보다 구조화된 형태의 신체 활동을 지칭한다. 즉, 신체 일부를 강화하거나 발달시키고 심혈관 건강을 개선하기 위해 고안된 일련의 반복적인 동작을 의미하며, 걷기, 수영, 자전거 타기 및 기타 여러 활동이 포함된다.

운동은 신체 활동의 한 가지 형태이지만 모든 신체 활동이 운동의 정의에 부합하는 것은 아니다. 좋은 소식은 구조화된 운동이 아니더라도 규칙적인 신체 활동을 통해 건강상 이점을 얻을 수 있다는 점이다.

어떤 이점이 있을까?

운동을 하면 활동 증가와 관련된 생리적 변화 외에 다음과 같은 이점이 생겨서 더욱 건강하고 젊어 보이게 된다.

탄탄하게 유지되는 몸

규칙적인 운동, 특히 근력 운동은 노인성 근육량 손실을 늦추고 근육을 강화한다. 근육은 나이를 먹을수록 자연스럽게 탄력을 잃는다. 지속적으로 끌어당기는 중력의 영향을 받아 근육이 처지고 경직되면서, 신체는 노화의 징후를 보이기 시작한다. 근육량이 감소하면 체지방 비율이 증가하는데, 이는 노쇠와 낙상의 주요 원인이다.

근육 운동을 규칙적으로 하면 근육량과 탄력을 유지하고 중력의 영향을 상쇄할 수 있다. 그러면 결과적으로 더 젊어 보이게 된다. 또한 신체의 일상적 기능과 힘을 지속할 수 있다.

에너지 공급

많은 사람이 에너지가 없어서 예전처럼 활동하지 못한다고 불평한다. 이들은 에너지 부족이 나이 탓이라고 생각하지만, 대개는 활동량 부족으로 생기는 문제다.

걷기, 수영, 조깅, 자전거 타기, 조정과 같은 지구력 운동은 체력과 에너지를 향상한다. 예를 들어 대부분의 사람들이 걷기 프로그램을 시작하고 몇 주 만에 정원 가꾸기, 여행, 친구나 가족과 시간 보내기 등의 활동에 사용할 수 있는 에너지가 늘어났음을 깨닫는다. 노인성 근육량 손실을 상쇄하기 위해 근력 운동을 하는 경우에도 비슷한 효과를 얻을 수 있다.

신체 활동으로 감기를 치료한다

규칙적인 신체 활동은 면역 체계를 강화할 수 있다. 연구자들은 운동과 면역 기능 향상 간의 연관성을 발견했다. 적당한 운동을 하면 면역 세포가 몸을 통해 빠르게 순환하며 바이러스와 세균을 더욱 효과적으로 파괴할 수 있다.

컬럼비아에 자리한 사우스캐롤라이나대학교의 연구진은 다양한 수준의 신체 활동과 감기(상기도 감염) 위험도 간의 상관관계를 조사했다. 이 연구는 20세에서 70세 사이의 건강한 성인 547명을 대상으로 진행되었다. 중간 강도에서 고강도의 신체 활동에 참여한 사람은 저강도의 신체 활동에 참여한 사람보다 감기에 걸릴 확률이 20~30% 낮았다.

핵심은 적당함이다. 일부 연구에 따르면 격렬한 신체 활동은 면역 체계를 억제하고 질병에 대한 취약성을 높일 수 있다고 한다. 가령 마라톤을 완주하면 면역 체계의 방어력이 고갈되는 까닭에 경주 후 일주일간 감기 및 기타 질병에 취약해질 수 있다.

정신적 웰빙 증진

운동은 정신 건강에 직간접적으로 도움을 줄 수 있다. 규칙적인 신체 활동은 스트레스를 줄이고, 경증에서 중증 수준의 우울과 불안을 조절하고, 수면을 개선하고, 기분을 좋게 하며, 자아상과 전반적인 웰빙을 향상하는 데 효과적이라는 증거가 다수 존재한다.

스트레스 저하

행동의학회에 따르면 운동은 신체 활동을 많이 하는 사람에게 스트레스 완충제 역할을 하며, 실제로 스트레스 수치를 낮출 수 있다고 한다. 그러한 역할이 가능한 이유는 다음과 같다.

- 운동은 긴장을 완화하고 마음을 진정시킨다: 신체 활동을 하는 사람은 몸을 움직이는 동안에도 평온함과 통제력을 유지한다. 그러면 자기 몸과 삶에 대한 지배력을 느끼며 큰 행복을 경험할 수 있다. 규칙적으로 운동하는 많은 사람이 스트레스를 받을 때도 정상 혈압을 유지하는 것은 놀라운 일이 아니다.
- 운동은 긍정적인 대처 전략을 제시한다: 신체 활동은 일상에서 겪는 문제와 스트레스 요인에 일종의 시간제한을 건다. 운동하는 동안

에는 일상의 긴장이 아닌 당면한 과제(예를 들어 1킬로미터 더 뛰기)에 집중하는 경향이 있다. 연구에 따르면 운동하는 사람은 일반적으로 스트레스에 효과적으로 대처한다.

우울증 퇴치

비활동적인 사람은 활동적인 사람보다 우울증을 겪을 가능성이 일반적으로 2배 높다. 왜 그럴까? 운동은 신경세포가 서로 소통하는 데 쓰이는 뇌의 신경전달물질을 활성화하며 우울증을 막는다. 우울증을 경험하면 신경전달물질인 세로토닌이나 노르에피네프린의 수치가 균형을 잃게 되는데, 운동은 이러한 뇌 화학물질의 수치 조절에 도움을 주어 우울증 위험도를 낮춘다.

운동은 또한 행복감을 유발하는 다른 신경전달물질인 엔도르핀의 생성을 자극한다. 이러한 현상은 보통 러너스 하이 runner's high라고 불리는데, 달리기를 해야만 이 현상을 경험할 수 있는 것은 아니다. 많은 사람들이 운동 시작 후 12분 만에 그 행복감을 느낄 수 있다. 한 연구에 따르면 우울증 환자가 5주에 걸쳐 일주일에 3회씩 20분에서 1시간 운동하자, 우울증 증상이 급격히 감소한 것으로 나타났다.

또 다른 연구는 운동이 새로운 뇌세포의 성장을 촉진해 기억력과 학습 능력을 개선할 수 있다고 제안했다. 기억력과 학습 능력은 우울증으로 저하되는 뇌 기능이다. 규칙적인 신체 활동이 우울증과 일부 형태의 치매 발병 위험을 예방하거나 줄일 수 있다는 연구도 있다.

활동량 부족이 끼치는 치명적인 영향

인류 조상은 공식화된 운동 프로그램이 없었다. 밭이나 공장에서 일하거나 요리, 청소, 정원 가꾸기 등으로 시간을 보내며 활동을 지속했다. 불과 50년 전과 비교했을 때도, 오늘날 사람들은 활동량이 적다. 직장에서는 몇 시간 동안 책상 앞에 앉아 있는다. 텔레비전 앞에 앉아 있거나 온라인 쇼핑을 하는 것이 너무도 유혹적이어서 집에서도 몸을 움직이지 않는다.

신체 활동 부족은 전부 누적된다. 우리는 평균적으로 하루의 절반을 앉아서 보내고 있으며, 이러한 생활 방식이 건강에 큰 타격을 주고 있다. 장시간 앉아 있으면 체중 증가와 비만은 말할 것도 없고 당뇨병, 심장병 및 일부 암과 같은 건강 문제의 위험도가 증가한다.

체력이 향상되면 신체 활동 부족과 관련된 여러 위험 요인의 부정적인 영향을 상쇄할 수 있는 것으로 나타났다. 이를테면 한 연구에서는 콜레스테롤 수치가 높고 흡연하며 중간 정도의 체력을 지닌 사람이 건강하고 흡연하지 않지만 신체 활동이 부족한 사람보다 더 오래 살았다.

불안 감소

불안을 겪는 사람은 이따금 자신이 정의할 수 없는 대상에 긴장감과 초조함과 두려움을 느낀다. 불안은 건강에 부정적인 영향을 미치는 지속적인 긴장 상태다.

운동이 경증에서 중증 수준의 우울증 관리에 도움이 되는 것과 동일한 이유로, 걷기와 같은 신체 활동 또한 만성 불안을 저하한다고 밝혀졌다. 운동은 불안한 마음에 휴식을 주며 다시 집중할 수 있는 기회를 제공하는 기분 전환의 역할도 한다. 한 연구에 따르면, 단 한 번의 운동(이 경우는 걷기)조차 처방된 진정제만큼 긴장을 완화하는 데 효과적이었다. 게다가 운동은 진정제보다 효과가 더 오래 지속되었다.

기분과 자존감 향상

우리는 운동을 할 때 능동적으로 삶과 건강을 관리한다. 이는 근력과 지구력, 외모의 향상으로 이어진다. 체중도 줄어들 수 있다. 결과적으로 우리는 자신에 대해 더 나은 기분을 느끼게 되고, 이 새로운 자신감은 일상생활로 이어지며 삶을 대하는 관점을 개선시킨다.

수면 개선

숙면은 신체적·정신적 건강을 유지하는 데 도움이 된다. 운동은 절실히 필요한 휴식을 취하는 데 효과적이다. 연구에 따르면 취침 전 최소 3시간 전에 적당한 운동을 하는 경우, 밤에 몸을 편안히 이완하고 수면을 취하는 데 도움이 된다고 한다.

질병 예방

건강에 관한 한 가지 큰 오해는 질병이 노화의 피할 수 없는 부분이라는 것이다. 이는 사실이 아니다. 나이가 들수록 질병과 질환이 자주 발생하긴 하지만, 이는 나이와 더불어 신체 활동 부족 및 기타 생활 습관 요인이 유발하는 결과다. 규칙적인 운동은 많은 질병과 장애를 줄이거나 예방하거나 늦추는 데 도움이 된다.

운동은 어느 정도면 충분할까?

한 친구는 의사가 일주일에 3일씩 30분간 운동하면 효과적이라 말 했다고 전한다. 지난주에 구입한 잡지에는 일주일에 최소 5일은 신체 활동을 해야 한다고 언급되어 있다. 어젯밤 뉴스에서는 모든 사람이 매일 90분씩 신체 활동을 해야 한다고 설명했다.

'어느 정도면 충분할까?'라는 질문에 대한 답은 평생에 걸쳐 달라질 것이다. 필요한 운동량은 널리 알려진 몇 가지 지침과 개인의 구체적 인 목표에 따라 달라지기 때문이다.

건강한 성인 대부분은 일주일에 150분 이상 중간 강도의 유산소 운 동을 하거나, 75분 이상 고강도의 유산소 운동을 하거나, 75분 이상 중 간 강도의 운동과 고강도 운동을 병행해야 한다. 이 운동량을 일주일 에 걸쳐 분산해도 괜찮다. 이는 일주일 동안 거의 매일 하루에 30분 정 도 운동해야 한다는 것을 의미한다.

그런데 일주일에 150분 이상 신체 활동을 하면 추가적인 이점이 발 생한다. 이는 특히 체중을 줄이거나, 당뇨병 또는 고혈압 같은 만성질 환을 관리하기 위해 노력하는 성인에게 해당한다.

운동 절차에 근력 운동을 포함하는 것도 중요하다. 모든 주요 근육 군을 대상으로 일주일에 2번 이상 근력 운동을 진행하는 것이 좋다. 요 가나 태극권처럼 유연성과 균형 감각을 키우는 운동은 특히 나이가 들 수록 유익하다.

유산소 운동 제대로 알기

유산소 운동은 근육의 에너지 방출에 산소가 중요한 역할을 하는 과정이 포함된다. 사람들이 가장 일반적으로 하는 운동으로, 예를 들면 걷기, 춤추기, 자전거 타기, 수영 등이 있으며, 모두 저강도에서 중간 강도로 진행된다.

유산소 운동은 나이와 상관없이 일상 활동에 도움이 된다. 특히 심장, 혈관, 폐, 근육이 일상 활동을 수행하면서 예상치 못한 어려움에 대처하는 데 도움이 된다. 유산소 운동을 하면 체력과 지구력이 개선되어 마라톤 훈련이든 손주와의 숨바꼭질이든 나이에 상관 없이 하고 싶은 일을 할 수 있게 해 줄 것이다.

산책, 설거지, 계단 오르기 등 거의 모든 활동에는 산소가 필요하다. 유산소 능력이 우수하면 심장, 폐, 혈관이 온몸에 많은 양의 산소를 효율적으로 운반하고 공급한다. 그 결과 빨리 피로해지지 않는다. 반대로 유산소 운동을 충분히 하지 않으면 유산소 능력이 감소해 더 쉽게 피로를 느끼게 된다. 유산소 운동은 열량을 소모해 체중 감량이나 건강한 체중 유지에 도움이 되며, 수명을 늘리고 신체 전반의 기능을 개선할 수 있다.

유산소 운동을 즐기고 지속하는 데 필요한 핵심은 자신이 좋아하고 규칙적으로 할 수 있는 운동을 선택하는 것이다. 한 가지 운동에만 치중할 필요는 없으며, 대체로 다양한 운동을 병행하는 편이 더 바람직하다. 어떤 운동이든 천천히 시작한 다음 준비가 된 상태에서 격렬하게 운동하는 것이 좋다.

걷기

일주일 중 거의 매일 30~60분간 빠르게 걷기만 해도 유산소 운동의 많은 이점을 누릴 수 있다. 느리게 걷기만 해도 심장병 위험도를 낮출 수 있지만, 빠른 속도로 긴 거리를 자주 걸으면 훨씬 큰 건강상 이점을 누릴 수 있다. 게다가 걷기 운동은 쉽게 할 수 있다.

걷기 프로그램 시작하기

걷기는 비교적 몸에 부담을 주지 않는 훌륭한 운동이다. 간단하고, 비용이 적게 들고, 다양한 환경에서 할 수 있으며, 좋은 신발 한 켤레 외에는 장비가 필요하지 않다.

걷기에 능숙하다면 지금 하는 운동을 꾸준히 지속하자. 활동량이 적고 쉽게 피로해지는 사람은 느린 속도로 자유롭게 시작하는 것이 좋다. 처음에는 편안하다고 생각되는 만큼만 걷거나 빠르게 걷는다. 이를테면 하루에 10분씩 짧게 걷다가, 일주일에 2번은 15분까지 걷는 것으로 천천히 시간을 늘릴 수 있다. 그런 다음 4~6주 동안 걷는 속도를 서서히 높인다.

처음 몇 주 동안은 고르고 평평한 지면 위를 걷는다. 이후 언덕이 포함된 경로를 추가해 운동 강도를 높인다. 아래 표를 참고해 걷기 프로그램의 운동 강도를 높이자.

	거리	시간
1주	1.6~3.2킬로미터	15~30분/1.6킬로미터 당
2주	1.6~3.2킬로미터	15~30분/1.6킬로미터 당
3주	3.2~4킬로미터	13~25분/1.6킬로미터 당
4주	3.2~4킬로미터	13~25분/1.6킬로미터 당

5주	4~4.8킬로미터	13~20분/1.6킬로미터 당
6주	4~4.8킬로미터	13~20분/1.6킬로미터 당
7주	4.8~6.4킬로미터	13~20분/1.6킬로미터 당
8주	4.8~6.4킬로미터	13~20분/1.6킬로미터 당
9주	6.4~8킬로미터	13~20분/1.6킬로미터 당
10주	6.4~8킬로미터	13~20분/1.6킬로미터 당
11주	8~9.6킬로미터	13~20분/1.6킬로미터 당
12주	8~9.6킬로미터	13~20분/1.6킬로미터 당

조깅

조깅은 걷기와 마찬가지로 훌륭한 유산소 운동의 한 가지 유형이다. 그리고 걷기와 마찬가지로 긍정적인 효과를 얻기 위해 격렬하게 실시할 필요가 없다. 조깅은 저강도로 하더라도 심혈관 건강을 향상하는 좋은 운동이다.

일주일에 3번 30분 동안 조깅하면 심혈관 건강에 도움이 될 수 있다. 단, 이는 마라톤 완주를 위한 준비는 되지 않는다. 마라톤 완주가 목표라면, 좀 더 강도 높고 체계적인 훈련 프로그램이 필요하다.

조깅 프로그램 시작하기

일부 사람들은 지역 달리기 대회에 참여하기 위해, 다른 일부 사람들은 체중을 관리하기 위해 조깅한다.

핵심은 천천히 시작하는 것이다. 아래의 초보자 프로그램을 2~7일 간격으로 몸이 허락하는 만큼 한 단계씩 진행하자. 1단계의 경우, 1분간 조깅한 다음 1분간 걷는다. 조깅과 걷기를 총 24분간 12회 반복한다. 1단계가 익숙해지면 2단계로 넘어가고, 할 수 있는 만큼 단계를 계속 올린다. 10단계에 도달하면 운동 시간 내내 조깅할 수 있을 것이다.

전체 프로그램은 다음과 같다.

	시간		반복 횟수		총 시간
	조깅	걷기	조깅	걷기	
1단계	1분	1분	12회	12회	24분
2단계	2분	1분	8회	8회	24분
3단계	3분	1분	6회	6회	24분
4단계	4분	1분	5회	5회	25분
5단계	5분	1분	4회	4회	24분
6단계	7분	1분	3회	2회	23분
7단계	10분	1분	2회	2회	22분
8단계	12분	1분	2회	1회	25분
9단계	15분	1분	2회	1회	31분
10단계	20분	-	1회	-	20분
11단계	25분	-	1회	-	25분
12단계	30분	-	1회	-	30분

도보 여행

도보 여행은 참여자가 바라는 만큼 운동 강도를 조절할 수 있다. 초보자는 짧고 평평한 경로를 선택하고, 숙련자는 수 킬로미터에 달하는 언덕 지형을 여행하면 된다. 도보 여행은 지구력과 근력을 향상하는 데 도움이 된다. 어느 경로를 선택하느냐에 따라, 걷기 운동을 할 때와는 다른 근육을 사용하게 된다.

자전거 타기

자전거 타기는 다리 근육을 강화하고 심혈관 건강을 개선한다. 그리고 자유도가 높고, 운동할 때마다 매번 다른 풍경을 즐길 수 있으며, 몸에 부담을 주지 않는다.

고정식 자전거도 일반 자전거와 마찬가지로 유산소 운동이 된다. 고정식 자전거의 유형에는 입식과 좌식이 있다. 한 유형이 다른 유형보다 본질적으로 더 나은 것은 아니지만, 허리나 목에 통증이 있는 사람에게는 좌식이 더 편할 수 있다.

수중 운동

몸에 부담이 적은 전신 운동을 하고 싶다면, 수영이 적합할 수 있다. 수영은 근육과 관절에 문제가 있는 사람에게 흔히 권장된다. 왕복 수영이 마음에 들지 않는다면, 수중 에어로빅 수업에 참여하거나 물속에서 걷기를 고려해 보자.

수중 운동의 이점은 모든 근육을 단련할 수 있고, 일반적으로 관절에 부담이 적다는 것이다. 이는 물의 부력이 관절에 가해지는 압력을 줄이기 때문이다. 그런데 수중 운동은 체중 감량에 가장 효과적인 방법은 아니다. 체중 감량이 목표라면 자전거 타기나 걷기 같은 다른 형태의 운동으로 수중 운동을 보완하는 것이 바람직하다.

에어로빅과 스텝 에어로빅

에어로빅은 음악에 맞춰 몸을 움직이며 전신을 단련하는 운동이다. 수업은 다양한 수준으로 제공되며, 언제든 원하는 강도로 동작을 변경할 수 있다. 물론 강도에 따라 운동으로 얻는 효과가 달라진다.

스텝 에어로빅은 에어로빅과 마찬가지로 모든 사람에게 인기 있는 운동이다. 이 운동을 할 때는 높이가 낮으며 튼튼한 발판을 두고 음악에 맞춰 위아래로 스텝을 밟는다. 재미있고 동기부여가 되며 지구력과 하체 근력을 증진하는 운동 방법이다.

준비운동과 정리운동

운동 종류와 상관없이, 운동을 시작하기 전에는 준비운동을 하고 운동을 마친 뒤에는 정리운동을 하도록 한다. 준비운동과 정리운동은 부상과 근육 손상의 위험도를 낮추는 데 도움이 된다.

준비운동은 신체가 운동할 수 있도록 준비시킨다. 준비운동을 하면 심혈관계가 활성화되고 근육으로 가는 혈류가 증가하며 체온이 상승한다. 걷거나 고정식 자전거를 타는 등 저강도의 전신 운동을 몇 분간 하는 것은 효과적인 준비운동이다.

운동 직후에는 정리운동을 하자. 그러면 근육 조직의 온도가 서서히 낮아져 근육 부상과 경직 및 통증을 줄이는 데 도움이 될 수 있다. 운동 후 가벼운 활동을 하면 다리에 혈액이 고이는 현상을 방지할 수도 있다. 정리운동은 준비운동과 비슷하다. 운동 후에 5~10분간 걷거나 저강도의 운동을 지속한다.

얼마나 많은 열량을 소모할까?

운동으로 열량을 일주일에 약 1,000칼로리 소모하면 건강 전반이 크게 개선된다. 아래 표는 1시간 동안 다양한 운동을 할 때 예상되는 소모 열량이다. 이 열량 수치는 중간 강도의 운동을 나타내며, 체중이 많이 나갈수록 더 많은 열량을 소모한다. 단, 이 수치는 추정값이므로 실제 소모하는 열량은 사람마다 다르다.

소모 열량

운동(1시간 지속)	몸무게 73kg	몸무게 91kg	몸무게 109kg
에어로빅(저강도)	365	455	545
수중 에어로빅	402	501	600
자전거 타기 (16km/h 미만)	292	364	436
볼링	219	273	327
사교댄스	219	273	327
일립티컬머신(중간 강도)	365	455	545
골프(골프채 휴대)	314	391	469
도보 여행	438	546	654
스케이트	511	637	763
달리기(8km/h)	606	755	905

라켓볼(저강도)	511	637	763
근력 운동	365	455	545
로잉머신(고정식)	438	546	654
달리기(13km/h)	861	1074	1286
스키(크로스컨트리)	496	619	741
스키(활강)	314	391	469
소프트볼 또는 야구	365	455	545
스텝밀(계단 러닝머신)	657	819	981
왕복 수영 (저강도 또는 중간 강도)	423	528	632
테니스(단식)	584	728	872
배구	292	364	436
걷기(3.2km/h)	204	255	305
걷기(5.6km/h)	314	391	469
하타 요가	183	228	273

출처: B. E. Ainsworth et al., Medicine and Science in Sports and Exercise 43 (2011): 8

근력 운동 제대로 알기

전반적인 체력 향상이 필요한 경우에 프리웨이트와 저항밴드 및 기타 관련 장비에 투자하면 운동화 한 켤레로 얻는 것만큼 큰 효과를 누릴 수 있다. 근육이 단련될수록 젖은 빨래를 들어 올리거나 삽으로 눈을 치우는 등 일상적인 작업이 더욱 쉬워진다.

근력 운동은 근력과 지구력을 높이기 위해 프리웨이트, 자신의 체중, 저항밴드, 기구 등을 활용하는 운동을 일컫는다. 한 가지 방법을 선택하거나 다양한 방법을 조합해 운동할 수 있다.

모든 연령대의 성인은 정기적으로 근력 운동을 하면 효과를 얻을 수 있다. 신체 활동이 부족한 사람은 순수 근육이 30세 이후 10년마다 최대 10% 손실될 수 있다. 근력 운동은 나이가 들수록 중요해지는 근육량을 유지하고 강화하는 데 도움이 되며, 구체적으로 다음과 같은 효과가 있다.

- 근육의 근력을 높이고 관절을 보호하며 부상 위험을 낮춘다. 낙상으로 입는 부상은 나이가 들면 흔히 경험하는 문제다.
- 골밀도를 높여 골다공증 위험도를 줄인다. 이미 골다공증이 있는 경우는 근력 운동을 하면 골다공증의 영향을 낮출 수 있다.
- 균형 감각, 조정력, 민첩성을 향상한다.
- 복부와 허리 부위의 근육을 강화해 만성 요통을 완화한다.

근력 운동의 효과를 얻기 위해 하루에 90분간 역기를 들 필요는 없다. 실제로 역기는 매일 들지 않는 것이 좋다. 대다수 사람은 근력 운동을 일주일에 두세 번 20~30분씩 진행하는 것만으로도 충분하며, 이를 통해 눈에 띄는 운동 효과를 얻을 수 있다. 저항밴드를 사용하는 경우는 매일 근력 운동을 하되 근육군을 번갈아 가며 단련하는 방식을 선택한다.

프리웨이트

프리웨이트는 역기나 아령 같은 운동 기구를 말한다. 이는 근력 운동의 기본 도구다. 물이나 모래로 채워진 플라스틱 물병도 프리웨이트로 쓰일 수 있다.

프리웨이트를 사용할 때는 천천히 신중하게 움직여야 한다. 사용 시관절에 통증이 느껴지면 무게를 줄이거나 다른 운동으로 전환하자. 일주일에 2번 12회씩 1세트만 반복해도 프리웨이트 운동으로 얻을 수있는 효과의 85%를 누릴 수 있다.

근력 운동 계획 세우기

핵심은 같은 근육을 써서 이틀 연속으로 운동하지 않는 것이다. 각 근육군은 운동을 마치고 적어도 하루 휴식을 취한 뒤 다시 운동하면 좋다. 특정 요일에 특정 근육군을 단련하도록 계획을 세우는 것도 고려해 볼 수있다. 예를 들어 월요일과 목요일에는 가슴 근육, 어깨 근육, 사두근, 삼두근 등 밀어내는 근육을 단련한다. 화요일과 금요일에는 허리 근육, 넓적다리뒤근육, 이두근 등 당기는 근육을 단련한다.

먼저, 편안하게 15~20회 반복해 들어 올릴 수 있는 무게를 선택하자. 12회 반복했을 때 근육에 피로가 느껴지는 무게가 근력과 탄력에 이상적인 자극이다. 반복 횟수는 무게를 들어 올리는 횟수를 의미하며, 웨이트 머신을 사용하는 경우 저항에 대항하여 밀어 올리는 횟수를 의미한다. 초보자는 1킬로그램 이하만 들어 올릴 수 있을지 모른다. 그래도 괜찮다. 근력 운동에 익숙해지면 근육, 힘줄, 인대가 단련되는 속도에 놀랄 것이다. 서두르면 안 된다. 올바른 방식으로 천천히 셋까지 세면서 무게를 들어올리거나 밀어낸다. 그리고 자세를 1초간 유지한 다음 천천히 셋까지 세면서 무게를 내린다. 신중하고 절제된 동작으로 움직여야 한다.

근력 운동 기구와 가정용 운동 기구

근력 운동 기구를 사용할 때는 일반적으로 무게와 저항을 조절해 신체의 여러 부위를 단련한다. 어떤 기구에는 무게추가 쌓여 있고, 다른 기구에는 구부려지는 플라스틱 조각이 있으며, 또 다른 기구에는 유압식 부품이 내장되어 있다. 이러한 기구들은 작동하는 동안 어떠한 방식으로든 움직임에 저항을 가한다.

운동 기구를 안전하게 사용하기 위해서는 적절한 교육을 꼭 받아야 한다. 운동 기술에 능숙한 전문가에게 기구 사용 방법을 문의하여 최대한의 효과를 얻을 수 있도록 하자. 운동 중 올바른 자세를 유지하려면 자신의 키와 팔다리 길이에 맞게 기구를 조정해야 한다.

저항밴드

저항밴드는 납작한 고무 재질의 끈으로 잡아당길수록 저항이 점차 증가한다. 이 기구는 사용자의 능력에 맞게 다양한 장력으로 제공되며, 보통 색으로 장력이 구분된다. 저항밴드는 휴대가 간편하므로, 가정용 운동 기구를 대체할 수 있는 저렴한 대안이 될 수 있다.

나이와 상관없이 강해질 수 있다

얼마 전까지만 해도 과학자들은 근력 손실이 노화의 피할 수 없는 부분이라고 믿었다. 실제로 근육량이 어느 정도 감소하는 것은 나이가 들면 나타나는 정상적인 현상이다. 그런데 이제는 근력 유지에 집중하면 나이가 들어서도 근력을 유지하거나 향상할 수 있다는 것이 분명해졌다.

연구에 따르면 근력은 모든 연령대에서 유지되거나 증가할 수 있다고 밝혀졌다. 심지어는 80대 이후에도 가능하다고 한다. 핵심은 규칙적이고 점진적인 근력 운동 프로그램에 전념하는 것이다.

한 연구에서는 80대 후반과 90대 초반의 사람들이 12주 동안 근력 운동을 규칙적으로 실행했다. 그 결과 참가자들은 허벅지 위쪽 근육(사두근)의 근력이 평균 175% 증가한 것으로 나타났다. 또한 균형 감각이 개선되고 계단을 오르기가 더욱 쉬워졌다.

코어 안정성 훈련 제대로 알기

코어 안정성 훈련은 근력 운동의 일종이다. 이 운동은 몸의 중심 근육을 단련한다. 코어 안정성 훈련의 추가적 이점으로는 유연성 증가와 균형 감각 향상 등이 있다.

코어, 즉 몸통 주변부는 신체의 무게 중심이 있는 곳이다. 코어는 상체와 하체를 연결하는 신체의 토대다. 코어 안정성이 좋으면 복부, 골반, 허리, 엉덩이의 근육이 함께 작용해 신체의 나머지 부분을 안정시키고 척추를 지지하게 된다.

코어를 강하고 튼튼하게 단련하면 균형 감각이 개선된다. 강한 코어는 나쁜 자세와 요통을 예방하는 데 도움이 될 수 있다. 많은 사람이 요통을 예방하기 위해 코어 근육을 강화한다. 일반적인 유산소 운동과 근력 운동은 대부분 팔과 다리의 근력에 초점을 맞추므로 코어 근력을 단련하지 못하는 경우가 많다.

기본적으로는 지지대 없이 몸통을 사용하는 모든 운동이 코어 운동이다. 예를 들어, 벤치에 몸통을 지탱하는 벤치프레스보다는 팔굽혀펴기가 코어에 더 많은 힘을 가한다. 거의 모든 운동은 동작을 수정하면 코어의 움직임을 늘릴 수 있다.

코어 근육을 정확히 파악하려면 연습이 필요하므로, 코어 훈련 프로그램을 시작할 때는 개인 지도를 받는 것이 좋다. 공인된 강사의 수업을 들으면 올바른 근육을 사용하고 있는지 확인하는 데 도움이 될 수 있다. 어떤 코어 운동을 선택하든 일주일에 3번 또는 격일로 운동하는 것을 목표로 삼자. 코어 안정성 운동에는 바닥 운동, 짐볼 운동, 필라테스 등이 있다.

바닥 운동

가장 중요한 두 가지 심부 코어 근육은 복부 주위 깊숙한 지점에 자리한 굴렁쇠 형태의 복횡근 그리고 등에 있는 다열근일 것이다. 몸과 바닥만 있으면 할 수 있는 특정 운동으로 코어 근육을 찾아 강화할 수 있다.

짐볼 운동

짐볼은 크고 튼튼한 비치볼처럼 생긴 공으로 복부와 등의 심부 코어 근육을 단련하는 데 사용할 수 있다. 가정용 운동 기구를 구비하고 있다면, 짐볼은 다용도로 활용할 수 있다는 점에서 투자할 가치가 있다. 짐볼은 스타빌리티볼, 피지오볼, 스위스볼이라고도 불리는데, 수년 전

스위스에서 뇌졸중 관련 장애가 있는 사람들의 재활을 돕기 위해 처음 사용되었기 때문이다.

짐볼은 고안된 거의 모든 운동에서 몸통을 단련시킬 뿐만 아니라, 균형 운동과 유연성 운동에도 도움이 된다. 짐볼로 코어를 강화할 때는 복부 근육과 등 근육을 각각 골고루 단련하는 운동으로 균형을 잡는 것이 중요하다. 복부나 등 근육에 불균형이 생기면 통증이 생기고 자세가 나빠질 수 있는 까닭이다.

필라테스

필라테스는 1920년대에 요제프 필라테스가 개발한 저충격 운동이다. 골반 안정성과 복부 조절력을 발달시켜 신체의 코어 근육을 강화하도록 특별히 고안되었으며, 유연성과 관절 운동성 및 근력 향상에도 도움이 된다. 또한 길고 강한 근육을 키우고 허리를 튼튼하게 유지하며 자세를 교정하는 데 효과적이다.

많은 필라테스 운동이 특수한 기구를 이용해 이루어진다. '리포머'라고 알려진 최초의 필라테스 기구는 끈, 도르래, 용수철, 미끄럼판이 장착된 나무 기구였다. 또한 허리와 복부의 코어 근육을 안정시키고 강화하기 위해 바닥 운동도 병행한다.

필라테스는 운동의 양이 아닌 질을 강조하는 까닭에, 동작을 반복하는 횟수는 적지만 무척 정확하게 반복한다. 운동 종류는 개인의 유연성과 근력에 따라 조정될 수 있다.

유연성 운동 제대로 알기

유연성과 민첩성이라는 단어를 들으면 올림픽 체조 선수나 세계적인 발레리나를 떠올릴 것이다. 하지만 실제로 모든 사람은 어느 정도 유연성을 지니고 있으며, 거의 모든 사람이 유연성을 한층 개선할 수 있다. 유연성이란 관절의 운동 범위 전체에 걸쳐 관절을 움직일 수 있는 능력이다.

유연성은 다른 여러 건강 지표처럼 나이가 들면 감소할 수 있다. 그러나 노화와 신체 활동 부족이 일으키는 변화들과 마찬가지로 유연성 또한 회복하고 유지될 수 있다.

근육을 규칙적으로 스트레칭해서 유연성을 높이면 일상 활동을 증진하는 데 도움이 된다. 근육과 관절의 유연성이 좋으면 매일 하는 작업도 더 쉬워지고 피로감도 덜 느낀다. 유연성 운동은 자세 및 협응력 개선에도 효과적이다.

규칙적인 스트레칭 프로그램은 유연성을 높이는 가장 보편적인 방법이며 수영과 요가, 태극권 같은 다른 운동도 유연성 향상에 효과적이다.

스트레칭

스트레칭은 관절의 운동 범위를 넓히는 보편적인 방법으로, 거의 모든 사람이 할 수 있다. 그리고 일상에서 가장 쉽게 할 수 있는 운동 중하나다.

스트레칭은 일반적으로 운동을 시작하기 전에 5~10분 동안 실시하고(짧게 5분간 준비운동 한 다음), 운동을 마친 후에 5~10분 동안 추가로 실시하는 것이 바람직하다. 유산소 운동과 근력 운동 전후 스트레칭을 하는 것 외에, 따로 스트레칭 프로그램을 진행할 수도 있다. 가능하다면 일주일에 3일씩 스트레칭을 해 보자. 매일 다른 근육군을 단련하도록 한다. 어느 날은 목과 어깨, 다른 날은 엉덩이와 허리, 또 다른 날은 종아리와 허벅지에 집중할 수 있다.

일상적으로 사용하는 근육과 관절도 스트레칭하자. 가령 테니스나 골프를 자주 치는 경우 어깨 스트레칭을 하면 어깨 관절 주변의 근육이 유연해져 뭉친 느낌이 덜하고 움직임에 효과적으로 대비할 수 있게 된다.

올바른 스트레칭 방법

스트레칭을 하기 전에는 몇 분간 근육을 따뜻하게 한다. 근육이 차가운 상태에서 스트레칭을 하면 근육이 결리는 등 부상 위험이 증가한다. 팔을 가볍게 흔들며 걷기 같은 저강도 운동을 5분 이상 실시하면서 준비운동을 하자.

바쁜 일정과 업무로 스트레칭할 시간이 없다면 운동을 마친 후에 하도록 한다. 운동 후는 근육으로 가는 혈류량이 증가하고 근육 조직이 유연해진 상태이기 때문이다.

스트레칭 방법은 비교적 간단하고 배우기 쉽다. 스트레칭 시 고려해야 하는 몇 가지 지침은 다음과 같다.

• 스트레칭 자세는 30초 이상 유지하며, 근육이 뭉쳐 있거나 운동 부위에

문제가 있는 경우 1분 이상 유지한다. 시간이 길게 느껴질 수 있으므로, 시계를 사용하거나 큰 소리로 숫자를 세면서 스트레칭 자세를 충분히 오래 유지하고 있는지 확인한다.

- 스트레칭을 시작할 때 첫 15초간은 가볍게 스트레칭한다. 가벼운 긴장감이 느껴질 때까지만 스트레칭을 한 다음 자세를 유지하며 긴장을 푼다. 긴장은 고통스럽지 않고 편안해야 한다.
- 가벼운 스트레칭을 마친 뒤에는 다시 가벼운 긴장감이 느껴질 때까지 2.5센티미터 정도 더 몸을 뻗는다. 이 자세를 15초간 유지한다. 한 번 더 강조하자면, 통증이 아닌 긴장감이 느껴져야 한다.
- 스트레칭을 할 때는 긴장을 풀고 자유롭게 호흡한다. 숨을 참으면 안 된다. 몸을 앞으로 구부리는 동작을 하는 경우는 몸을 앞으로 구부릴 때 숨을 내쉬고 자세를 유지할 때 천천히 호흡한다.
- 근육을 튕기지 않도록 한다. 근육을 튕기면, 근육에 작은 파열이 생겼다가 치유되면서 흉터 조직이 남게 된다. 이러한 흉터는 근육을 더욱 조여서 유연성을 낮추고 통증을 쉽게 느끼게 만든다.
- 관절을 고정하지 않는다. 스트레칭을 하는 동안은 관절을 약간 구부려 준다.

요가

요가는 심호흡과 동작과 자세를 결합한 운동으로, 불안을 줄이고 근육을 강화하며 혈압을 낮추고 심장 작동 효율의 향상을 돕는다.

요가에서 스트레칭을 하고 신체를 강화하는 방식은 모든 연령대의 사람이 익힐 수 있다. 다만 골다공증이 있는 성인, 노인, 관절이 뻣뻣한 사람은 기존의 몇 가지 자세를 제외하거나 수정해야 할 수도 있다. 또한 관절 치환 수술, 그중에서도 고관절 치환 수술을 받은 사람은 일부 요가 자세가 부상이나 관절 탈구를 초래할 수 있다. 이러한 수술을 받은 사람은 요가를 시작하기 전에 반드시 의사와 상담한다.

요가는 운동하는 사람이 원하는 만큼 격렬하게 또는 부드럽게 진행될 수 있다. 사람들은 저마다의 목표와 능력에 따라 다른 유형의 요가를 선호한다. 일부 유형은 심호흡하며 부드러운 동작을 취하는 방식이고, 다른 유형은 빠른 속도로 진행된다. 핫 요가라 불리는 유형은 38도 이상의 열기 있는 방에서 진행된다. 그러므로 요가 수업에 참여하기 전에 자신의 실력 수준과 선호도에 맞는지 먼저 확인하도록 한다.

펠든크라이스

펠든크라이스Feldenkrais Method는 부드러운 동작으로 유연성과 조정력을 향상하는 운동법이다. 요가와 비슷하지만 정확한 자세를 취하기보다는 통증이 없이 민첩하고 효율적으로 신체를 움직이는 것에 중점을 둔다.

펠든크라이스의 목표는 미리 정해진 자세가 아닌 몸의 피드백을 바탕으로 움직임에 대한 인식과 질을 높이는 것이다. 이러한 방식은 물리 치료와 작업 치료에서 자주 활용된다.

균형 감각 운동 제대로 알기

균형 감각은 지지대 위에서 몸의 무게 중심을 조절할 수 있는 능력이다. 이 능력은 근력, 내이의 균형 중추(전정기관), 시력, 발·근육·힘줄의 감각 입력과 연관성이 있다. 성인이 되어 일과를 꾸려 나갈 때는 흔히 균형 감각을 당연하게 여기지만, 균형 감각을 단련하지 않으면 이를 상실할 수도 있다.

균형 감각 운동, 즉 균형 감각과 조정 능력을 단련하기 위해 하는 활동은 모든 사람에게 유익하지만, 특히 노인에게 도움이 된다. 이 운동은 낙상을 예방하고, 조정력을 향상하고, 자기 몸의 안정성에 대한 자신감을 높이며, 안전하다는 감각을 느끼게 한다. 균형 감각 운동과 근력 운동을 병행하면 관절 주변 근육이 강화되고 안정성이 증가하여 발을 바닥에 안정적으로 디딜 수 있게 된다. 균형 감각 운동을 하는 사람은 나이가 들수록 이동 능력이 좋아진다.

발을 딛고 일어서서 움직이는 거의 모든 활동은 좋은 균형 감각을 유지하는 데 도움이 된다. 팔다리를 동시에 움직이는 기본 운동은 균형 감각을 유지할 뿐만 아니라 근육과 신경의 소통을 자극해 협응력을 향상하는 데 효과적이다.

태극권

이 고대 무술은 심호흡과 부드러운 원형 동작의 결합으로 이루어져 있다. 태극권은 균형 감각, 힘, 유연성을 개선하고 스트레스를 완화하는 데 도움이 된다. 또한 체력을 키우고 긴장을 완화하는 데도 효과적이다.

태극권은 자세와 협응력을 향상하는 일련의 우아한 동작으로 구성된다. 몸을 천천히 회전하는 방법을 배우며 동작에 대한 자신감을 얻는다. 이 같은 태극권의 여러 효과는 균형 감각의 향상으로 이어질 수 있다.

태극권은 흔히 체육관과 문화센터 등에서 숙련된 강사가 수업을 진행한다. 경험이 풍부한 강사에게 배우는 것은 태극권의 모든 효과를 누릴 수 있는 가장 좋은 방법이다. 수업에 참여하든, 유튜브를 이용하든, 책을 참고하든, 연령대와 운동 수준에 맞는 훈련법을 찾아보자.

개별 운동

균형 감각 개선에 도움이 되는 개별 운동에는 한쪽 다리로 서기, 한 손에만 무거운 물건 들고 운동하기, 베개나 푹신한 발판 위에 서서 운동하기 등이 있다. 운동할 때 균형을 잃을까 봐 걱정된다면 근처에 도움을 줄 사람이 있는지 확인하거나, 난간 또는 고정된 물건을 붙잡고 자세를 잡는 것이 좋다.

밸런스가 좋은 추천 운동 27가지

의료진, 물리치료사, 운동치료사는 개인의 건강 상태와 목적에 맞는 가장 적합한 운동을 찾는 과정에 도움을 줄 수 있다. 그중 코어를 비롯한 근력을 키우고 균형 감각과 유연성을 향상하는 데 권장되는 운동을 소개하고자 한다.

소개된 운동의 일부 또는 전부를 규칙적인 운동 루틴에 포함하면 도움이 될 것이다. 매일 운동하거나 같은 날에 모든 운동을 할 필요는 없다. 운동을 일주일 단위로 분배하고 일주일에 두세 번씩 실시하는 것을 목표로 삼자. 또한 부상을 입거나 낙상을 당할 위험이 있는 운동은 제외한다.

동기를 얻고 유지하기

신체 건강은 목적지가 아닌 여정이라는 점을 기억해야 한다. 건강은 단순히 하루 만에 달성하고 끝내는 게 아니라 평생 꾸준히 추구해야 하는 목표다.

건강이라는 여정을 걷다 보면 다른 여정을 걸을 때와 마찬가지로 장애물이나 좌절에 부딪힐 수 있다. 일부 사람들은 여정을 시작하는 것이 가장 어려운 단계다. 어떤 이들은 엄청난 열정을 품고 여정을 시작했다가 상처를 입고 그만두기도 한다.

가장 큰 성공을 거두기 위해서는, 다시 말해 평생 운동을 꾸준히 하기 위해서는 동기를 얻고 유지해야 한다. 운동이 양치질이나 샤워만큼 자연스럽고 뿌리 깊은 습관이 되어야 한다.

올바른 사고방식을 가진 사람은 누구나 운동에 대한 동기를 얻고 유지할 수 있다. 스스로 동기를 부여하는 사람은 외부의 동기에 의존하는 사람보다 운동 프로그램을 꾸준히 실천할 가능성이 높다. 동기가 내면에서 나오는 사람, 이를테면 즐거워서, 외모나 기분이 좋아져서, 건강해져서, 심장병·당뇨병·암 같은 질환을 잘 극복하고 싶어서 운동하는 사람은 자기 자신을 위해 그 운동을 하는 것이다.

반면 외부 동기는 외부에서 비롯한다. 외부 동기에 의존하는 사람은 다른 사람을 기쁘게 해 주기 위해서, 주변에서 체중 감량을 해야 한다고 잔소리해서, 새 옷 같은 보상을 받기 위해서 운동한다. 이런 사람들은 과정보다 결과에 더 집중한다.

결론은 자신을 위해 하고 싶은 일로써 운동을 받아들인다면 더 많은 동기를 얻으리라는 것이다.

더 많이 움직이는 생활

수명은 유전자처럼 통제 불가능한 요인에서도 영향을 받는다. 그러나 통제 가능한 요인, 즉 신체 활동을 개선해 덜 앉아 있고 더 많이 움직이는 생활 습관을 실천하면, 삶의 질을 향상하고 수명을 연장할 수 있다.

나이와 상관없이, 지금부터 신체 활동을 늘리고 건강 관리에 시간을 투자하면 앞으로 몇 년 후 보상을 받게 될 것이다. 그리고 어느새 일상생활에서 운동을 습관화하고 효과적인 개인 맞춤형 계획을 마련하게 될 것이다.

계획을 완벽하게 세울 필요는 없지만, 평생 즐길 수 있는 운동 절차를 만들면 좋다. 운동 절차에는 유산소 운동 외에 근력 운동, 유연성 운동, 균형 감각 운동도 포함하자. 이제 누구나 손쉽게 할 수 있는 실내 추천 운동 27가지를 소개하도록 하겠다.

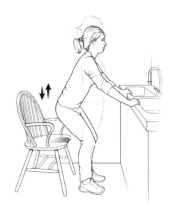

스쾃

튼튼한 의자를 뒤에 두고 서거나 주방 조리대를 붙잡고 몸을 지탱한다. 무릎이 발끝과 일직선이 되도록 최대한 쪼그리고 앉으며 숨을 내쉰다. 자세를 5초간 유지한 뒤, 다시 일어서면서 숨을 들이마신다. 긴장을 풀고 이 과정을 반복한다. 힘이 생기면 스쾃 자세를 더 오래 유지하거나 더 깊게 쪼그려 앉는다.

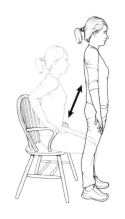

앉았다 일어서기

팔걸이가 있는 튼튼한 의자에 앉는다. 척추를 곧게 유지하면서 손을 사용하지 않고 몸을 일으킨다. 움직이는 동안 무릎을 발끝 위에 둔다. 긴장을 풀고 반복한다. 다리에 힘이 없는 경우는 팔이나 손으로 몸을 밀어 올려야 할 수도 있다.

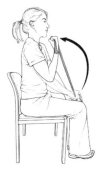

이두근 강화 운동

길이가 긴 저항밴드를 들고 튼튼한 의자에 앉는다. 양손으로 저항밴드의 양 끝을 잡고 손바닥을 위로 한 다음 팔을 곧게 펴서 무릎 위에 손을 올린다. 그림과 같이 한쪽 팔을 위로 당긴다. 천천히 시작 자세로 돌아온 다음 반대쪽 팔로 같은 동작을 반복한다.

삼두근 강화 운동

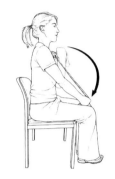

양손으로 저항밴드의 양 끝을 잡고 엄지손가락을 위로 한 다음 팔꿈치를 접으며 양손을 어깨높이에 둔다. 팔꿈치를 옆구리에 붙인 채 한쪽 팔을 무릎 쪽으로 곧게 뻗는다. 천천히 시작 자세로 돌아온 다음 반대쪽 팔로 같은 동작을 반복한다.

발가락 들어 올리기

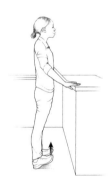

발을 엉덩이 너비만큼 벌리고 서서 주방 조리대를 붙잡고 몸을 지탱한다. 발뒤꿈치를 바닥에 단단히 붙인 상태에서 발가락을 최대한 높이 들어 올린다. 발가락을 내리고 같은 동작을 반복한다.

발꿈치 들어 올리기

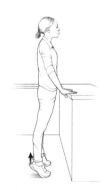

발을 엉덩이 너비만큼 벌리고 선다. 주방 조리대를 붙잡고 몸을 지탱한다. 발가락을 바닥에 단단히 붙인 상태에서 발뒤꿈치를 최대한 높이 들어 올린다. 발뒤꿈치를 내리고 같은 동작을 반복한다.

골반 경사 운동

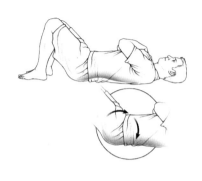

단단하고 평평한 바닥에 누워 무릎을 구부리고, 양손을 가슴에 올린다. 목과 허리에 있는 척추의 자연스러운 곡선이 바닥에 닿지 않도록 한다. 그다음, 복부 근육을 조여서 허리를 바닥에 대고 평평하게 만든다. 복부 근육의 긴장을 풀어 허리를 아치 형태로 만들었다가, 천천히 시작 자세로 돌아온다. 긴장을 풀고 같은 동작을 반복한다.

허리 견인하기

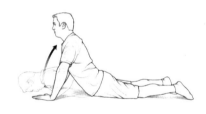

엎드린 채 손을 가슴 옆에 두고, 이 자세로 잠시 휴식한다. 이제 팔이 곧게 펴질 때까지 팔을 써서 상체를 들어 올린다. 편안한 높이까지만 상체를 들어 올린다. 정면을 똑바로 보면서 배와 허리를 이완한다. 이 자세를 잠시 유지한 다음 상체를 바닥으로 내린다. 긴장을 풀고 같은 동작을 반복한다.

보완된 플랭크 운동

무릎을 엉덩이 너비만큼 벌리고 엎드린다. 팔꿈치를 구부려 팔뚝이 바닥에 닿게 한다. 복부 근육은 조이고, 팔꿈치는 어깨 아래에 둔다. 머리는 척추와 일직선이 되게 두고, 무릎은 바닥에 붙인 상태에서 천천히 몸을 들어 올린다. 몇 초간 자세를 유지한 다음 천천히 시작 자세로 돌아온다. 긴장을 풀고 같은 동작을 반복한다. 가능하다면, 무릎은 들어 올리고 발가락과 팔뚝만 바닥에 붙인 채 동작을 반복하면 더 좋다.

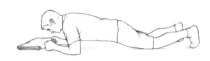

브리지 운동

등을 바닥에 대고 누워 무릎을 구부리고 발을 바닥에 붙인다. 균형을 잡기 위해 양팔을 몸 옆에 나란히 둔다. 허리를 굽히지 않고 엉덩이를 수평으로 유지하면서 천천히 들어 올린다. 엉덩이 근육을 꽉 조인다. 잠시 유지한 다음 천천히 시작 자세로 돌아온다. 긴장을 풀고 같은 동작을 반복한다.

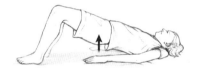

고양이 스트레칭

무릎과 손을 바닥에 붙인다. 등을 바닥에서 멀리 밀어내며 아치 형태를 만들었다가 다시 바닥을 향해 처지게 한다. 동작이 일

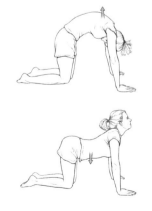

어나는 등 중앙부와 허리에 집중한다. 고개를 뒤로 지나치게 젖히지 않는다. 긴장을 풀고 같은 동작을 반복한다.

허리 스트레칭

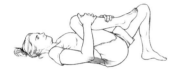

등을 바닥에 대고 누워 무릎을 구부리고 발을 바닥에 붙인다. 허리를 바닥에 대고 오른쪽 무릎을 들어 올려 양손을 사용해 가슴 쪽으로 끌어안는다(위 그림). 이 자세를 유지하면서 심호흡을 몇 번 한다. 왼쪽 무릎으로 반복한다. 그런 다음 양쪽 무릎을 껴안는다(아래 그림). 이 운동을 한 뒤 무릎 통증이 심해지면, 무릎을 가슴 쪽으로 당길 때 무릎관절 뒤에 손을 둔다.

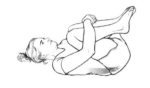

요추 회전 운동

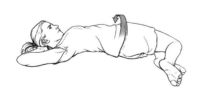

등을 대고 누워 무릎을 구부리고 발을 바닥에 붙인다. 손을 머리 뒤에 두면서 팔꿈치를 양옆으로 벌린다. 양 무릎을 왼쪽으로 부드럽게 회전시키고, 가능하면 바닥까지 내려간다. 자세를 유지하고 심호흡을 몇 번 한 뒤, 시작 자세로 돌아온다. 그런 다음 양

무릎을 오른쪽으로 회전시킨다. 같은 동작
을 반복한다.

앉아서 요추 스트레칭

의자에 앉는다. 턱을 가슴 쪽으로 당기고
양손을 바닥 쪽으로 내린다. 허리가 늘어나
는 느낌이 들 때까지 상체를 천천히 앞으로
숙인다. 자세를 잠시 유지한 후 앉은 자세
로 다시 돌아온다.

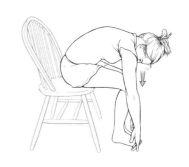

목 스트레칭

턱을 가슴 쪽으로 당겼다가 고개를 뒤로
넘기며 앞뒤로 움직인다(왼쪽 그림). 그리고 어
깨를 들썩이지 않으면서 귀를 한쪽 어깨 쪽
으로 기울인 다음 반대쪽으로 기울인다(오른
쪽 위 그림). 마지막으로 목, 어깨, 척추를 곧게
유지하며 고개를 왼쪽으로 돌렸다가 다시
오른쪽으로 돌린다(오른쪽 아래 그림).

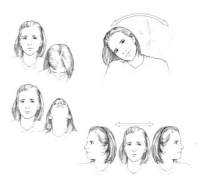

팔 올리기

팔을 앞으로 뻗어 가슴 높이에 두었다가
머리 위로 부드럽게 올린다. 팔을 시작 위

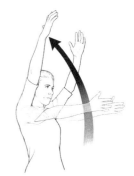

치로 다시 낮춘다. 긴장을 풀고 같은 동작을 반복한다.

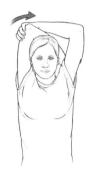

어깨 올리기 스트레칭

한쪽 팔을 머리 뒤로 넘긴다. 이 팔의 팔꿈치 바로 위를 반대쪽 손으로 잡고 어깨가 부드럽게 늘어나는 느낌이 들 때까지 팔꿈치를 아래로 가볍게 당긴다. 잠시 자세를 유지한다. 긴장을 풀고 팔 위치를 서로 바꾼다.

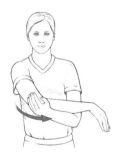

어깨 수평 회전 운동

허리를 곧게 편 상태에서 한쪽 손으로 반대쪽 팔의 팔꿈치를 받친다. 어깨가 부드럽게 늘어나는 느낌이 들 때까지 팔꿈치를 가슴 쪽으로 당긴다. 잠시 자세를 유지한다. 긴장을 풀고 팔 위치를 서로 바꾼다.

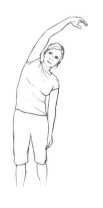

옆구리 운동

발을 편안하게 벌리고 정면을 바라보며 선다. 몸을 한쪽으로 기울이면서 반대쪽 팔을 머리 위로 뻗는다. 몸을 기울이는 쪽 팔은 아래로 늘어뜨린다. 잠시 자세를 유지한 뒤, 긴장을 풀고 팔 위치를 서로 바꾼다.

등 뒤로 스트레칭

한쪽 손목을 등 뒤에서 잡는다. 어깨가 늘어나는 느낌이 들 때까지 팔을 부드럽게 위로 당긴다. 긴장을 풀고 같은 동작을 반복한 다음, 손 위치를 서로 바꾼다.

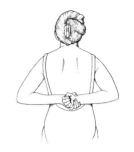

견갑골 당기기

머리 뒤에서 양손을 모으고 팔꿈치를 양옆으로 벌린다. 팔꿈치를 뒤로 당겨 견갑골을 조인다. 잠시 자세를 유지한 뒤, 긴장을 풀고 같은 동작을 반복한다.

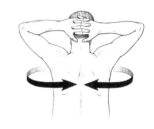

무릎 굽히기

발을 엉덩이 너비만큼 벌리고 선다. 주방 조리대를 붙잡고 몸을 지탱해도 괜찮다. 한쪽 무릎을 천천히 뒤쪽으로 구부려 발뒤꿈치를 엉덩이 쪽으로 끌어 올린 다음 몇 초간 유지한다. 시작 자세로 돌아와 반대쪽 무릎으로 반복한다. 균형 감각을 향상하려면 무릎을 구부린 상태로 제자리에 서서 자세를 유지하는 시간을 늘려야 한다.

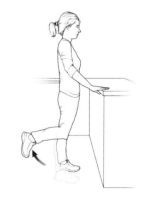

엉덩이 회전 운동

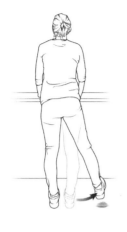

발을 어깨너비만큼 벌리고 선다. 주방 조리대를 붙잡고 몸을 지탱해도 괜찮다. 한 발을 바닥에서 천천히 들어 올리며 최대한 옆으로 멀리 뻗은 후 자세를 유지한다. 엉덩이가 회전하는 동안 척추는 자연스러운 형태를 유지하고 구부러지거나 비틀리거나 회전하지 않도록 한다. 시작 자세로 돌아와 반대쪽 발로 반복한다. 균형 감각을 단련하고 싶으면 주방 조리대에서 한 손을 떼자.

종아리 스트레칭

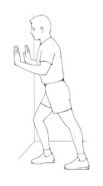

일어서서 양손으로 벽을 누른다. 무릎은 곧게 펴고 발은 바닥에 붙인 뒤, 한쪽 다리는 뒤로 보낸다. 뒤에 둔 다리의 종아리가 늘어나는 느낌이 들 때까지 약간 구부린 앞다리에 의지해 몇 초간 자세를 유지한다. 시작 자세로 돌아와 다리 위치를 서로 바꾸고 같은 동작을 반복한다.

허벅지 스트레칭

일어서서 벽이나 튼튼한 가구에 한쪽 손을 올린다. 반대쪽 손으로 발목을 잡는다. 허벅지

앞쪽 근육이 적당히 늘어나는 느낌이 들 때까지 구부린 다리를 천천히 엉덩이 쪽으로 당긴다. 잠시 자세를 유지하고 시작 자세로 돌아온다. 반대쪽 팔과 다리로 같은 동작을 반복한다. 이 운동을 할 때 발목이 손에 닿지 않으면 바지 밑단을 잡는다.

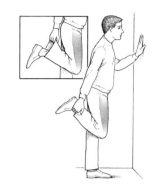

제자리걸음

주방 조리대와 튼튼한 의자 사이에 선다. 필요한 경우 조리대와 의자를 잡고 몸을 지탱한다. 척추를 곧게 펴고 발을 최대한 높이 들어 올리며 천천히 제자리걸음을 한다.

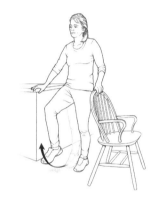

한발로 서기

일어서서 팔을 양옆으로 뻗거나 몸 옆에 자연스럽게 둔다. 넘어질까 봐 걱정된다면 한쪽 팔로 의자나 주방 조리대를 붙잡는다. 한쪽 무릎을 구부려 다리를 들어 올리고 몇 초 동안 자세를 유지한다. 들어 올린 다리를 바닥으로 내리고 긴장을 푼 다음 같은 동작을 반복한다. 반대쪽 다리로 바꿔 준다.

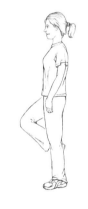

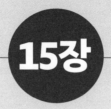

15장

항염 식단으로
질병 위험도를 낮춰라

식단은 전 세계적으로 질병과 조기 사망의 주요 위험 요인이다. 전 세계 사망 원인 1위가 심장병인데, 우리가 입에 넣는 음식이야말로 심장병을 일으키는 가장 큰 원흉이다. 사망 원인 2위는 암인데, 적어도 12가지의 암이 체중 및 비만과 연관성이 있다. 식단은 노화에도 깊은 영향을 미치며, 건강에 해로운 식단은 당뇨병을 비롯한 질병의 위험도를 높인다.

학술지 《란셋》에 발표된 한 연구에 따르면, 매년 전 세계 약 1,100만 명이 건강에 해로운 식단 때문에 사망하는 것으로 나타났다. 그리고 다른 많은 위험 요인과 다르게 나쁜 식단은 나이, 성별, 계층을 가리지 않고 영향을 미친다.

오늘날 인류는 그 어느 때보다 많은 음식을 섭취할 수 있다. 그런데 이 음식들이 인류의 실패를 증명하고 있다. 현대인의 식단은 균형을 잃었다. 우리는 과일, 채소, 콩류, 견과류, 통곡물 등 영양소를 공급하는 식품을 충분히 섭취하지 않는다. 그리고 고기, 설탕, 소금, 지방 등 인간을 위험에 빠뜨리는 식품을 지나치게 많이 섭취한다.

좋은 음식이 건강에 중요하다는 증거는 압도적으로 많다. 매일 먹는 음식에 내리는 결정은 현재와 앞으로 몇 년간의 삶에 영향을 미친다. 왜냐하면 당신이 먹는 음식이 곧 당신이기 때문이다!

건강은 영양소와 유전자의 상호작용에 큰 영향을 받는데, 특정 식품은 보호 유전자(또는 유해 유전자)의 작용을 강화하고 다른 특정 식품은 그러한 작용을 억제하는 지속적 상호작용이 이루어진다. 다양하고 건강한 식재료로 만든 식사를 규칙적으로 즐기는 사람은 일반적으로 질병에 걸릴 위험도가 낮다.

결론은 다음과 같다. 건강하게 살고 싶다면 건강하게 먹어야 한다.

건강한 식단이란 무엇인가

건강하게 먹기 위해 특별한 식단을 따를 필요는 없으며, 균형 잡힌 식단을 섭취하는 것이 중요하다. 잘 먹는다는 것은 몸에 좋은 영양소와 더불어 뛰어난 맛을 즐기는 것을 의미한다.

다음 페이지에는 섭취한 식품이 건강 유지에 어떻게 도움이 되는지 가르쳐 주는 최신 정보가 수록되어 있다. 식품에 함유된 다양한 영양소를 신체가 어떻게 사용하는지 상세히 알면, 매일 섭취하는 식품이 현재와 앞으로의 신체 기능에 어떤 효과를 일으키는지 깊이 이해할 수 있다.

식단이 건강에 강력한 영향을 미친다는 점은 알려졌지만, 영양은 복잡한 주제일 수 있다. 건강상의 이점과 특정 식품 간의 구체적 연관성을 밝히는 것이 항상 쉬운 일은 아니다. 하지만 연구에 따르면 특정 식단은 더 나은 건강 상태와 연관성이 있는 것으로 나타났다. 예를 들어 저지방 살코기를 곁들인 식물성 식단은 심장병, 암, 치매와 같은 흔한 만성질환을 예방하는 데 가장 큰 이점이 있다고 추정된다.

식물성 식품 위주로 섭취하는 지중해식 식단이 그러한 식단에 해당한다. 지중해식 식단과 여러 면에서 유사한 메이오 클리닉 식단 또한 마찬가지다. 두 식단이 공유하는 한 가지 중요한 이점은 '항염 식단'이라는 점이다. 이 특성은 수많은 만성질환의 근원인 만성 저등급 염증을 줄이는 데 효과적이다.

지중해식 식단과 메이오 클리닉 식단은 과일, 채소, 통곡물 위주로 먹기 때문에 수용성 식이섬유 섭취량이 많고, 이는 항염 특성에서 높은 점수를 받는다. 올리브유 같은 건강한 지방 공급원은 단일 불포화 지방의 섭취를 증가시키며, 단일 불포화 지방 또한 항염 특성이 있다. 두 식단의 또 다른 주식인 생선에는 다가 불포화 지방polyunsaturated fat의 일종이자 염증을 억제한다고 알려진 오메가-3 지방산이 풍부하게 함유되어 있다.

두 식단의 항염 특성은 심장병, 뇌졸중, 암이 초래하는 사망 위험을 낮추고 당뇨병, 알츠하이머병, 관절염, 파킨슨병 및 기타 질병의 발병 위험도를 줄이는 요인과 직접적인 상관관계가 있다. 또한 채소, 과일, 통곡물에는 식물화학물질phytochemical이 풍부하게 함유되어 있으며, 전문가들은 이 물질이 질병과 싸우는 과정에 작용한다고 생각한다.

메이오 클리닉의 건강 체중 피라미드 ────────

메이오 클리닉 식단은 식품군 영역을 여섯 가지로 구성한 메이오 클리닉 건강 체중 피라미드Mayo Clinic Healthy Weight Pyramid에 기초를 둔다. 식품은 공통된 건강상의 이점과 에너지 밀도 수준에 따라 분류된다. 모든 식품은 주어진 양(부피) 내에서 일정한 열량(에너지)를 포함하는데, 일부 식품은 지방처럼 작은 부피에 많은 열량을 포함한다. 이러한 식품은 에너지 밀도가 높은 것이다. 채소와 과일처럼 큰 부피에 적은 열량을 포함하는 음식은 에너지 밀도가 낮다.

에너지 밀도가 높은 식품은 피라미드의 꼭대기에 있으며, 이러한 식품은 덜 먹어야 한다. 에너지 밀도가 낮은 식품은 피라미드의 맨 아래에 있으며, 이러한 식품은 더 많이 먹어야 한다. 에너지 밀도가 낮은 식품은 일반적으로 건강에 좋으며 많은 양을 먹어도 섭취한 열량이 비교적 적다.

메이오 클리닉 건강 체중 피라미드는 많은 사람이 영양가 있는 식사를 하고, 과체중인 사람들이 건강한 체중을 달성할 수 있도록 돕기 위해 개발되었다.

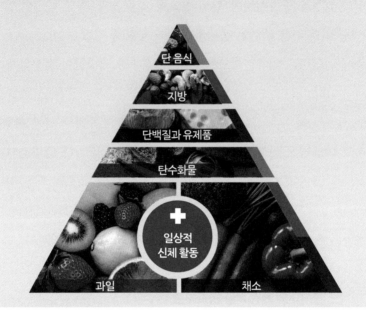

식이섬유와 사망률

수십만 년 전, 인류 조상은 채집 생활을 한 까닭에 식이섬유 섭취량이 매우 높았다. 오늘날 대부분의 사람들은 식이섬유를 충분히 섭취하지 못한다. 현재 지침에 따르면 식이섬유 권장섭취량은 열량 1,000칼로리당 14그램으로, 하루에 여성은 약 25그램, 남성은 38그램을 섭취해야 한다. 그러나 미국인의 식이섬유 평균 섭취량은 하루 17그램에 불과하다. 이는 미국인 대부분이 식이섬유의 모든 이점을 누리지 못하고 있음을 의미하므로 문제가 된다. 식이섬유는 혈압, 혈당, 혈중 콜레스테롤 수치를 낮추고 암 예방과도 관련이 있다. 또한 적은 열량으로 포만감을 주며 변비 예방에 도움이 된다. 식이섬유 섭취 부족은 사망의 주요 원인으로 밝혀졌다.

식이섬유는 다양한 방식으로 작용한다. 체내 염증을 줄이고, 소화관에 서식하는 건강하고 유익한 세균인 장내 미생물군의 다양성을 향상한다. 장에 사는 유익한 세균의 먹이인 프리바이오틱스 prebiotics 역할도 한다. 또한 식이섬유는 신체가 영양소와 열량을 효율적으로 사용하도록 도우며 면역 체계를 강화한다.

식단을 개선하고 싶다면 식이섬유를 충분히 섭취하고 있는지 확인해 보자. 식이섬유가 풍부한 식품에는 감귤류, 사과, 배, 대부분의 채소, 콩류(말린 강낭콩과 완두콩), 오트밀, 귀리 기울, 밀기울, 통곡물로 만든 빵과 파스타와 시리얼 등이 있다. 173쪽에 수록된 표를 참고하자.

채소에 함유된 영양소들

채소가 몸에 좋다는 소식은 그리 새롭지 않다. 진정 새로운 소식은 몸에 좋은 이유다. 연구자들은 채소와 과일 같은 신선한 농산물이 질병을 예방하는 중요한 물질을 어떻게 공급하는지에 관해 지속적으로 밝혀내고 있다.

점점 늘어나는 강력한 증거들에 따르면, 다양한 채소를 충분히 섭취하는 사람은 미국 성인의 주요 사망 원인인 심장병이 발병할 위험도가 낮다. 또한 연구자들은 채소에서 암을 예방한다고 추정되는 물질인 식물화학물질을 발견했다.

대부분의 채소에는 항산화물질인 베타카로틴과 비타민C가 함유되어 있다. 항산화물질은 신체의 건강한 세포를 손상시킬 수 있는 분자인 활성산소를 억제한다는 점에서 중요한 역할을 한다. 또한 채소는 엽산, 포타슘, 마그네슘, 셀레늄을 비롯한 필수 비타민과 무기질의 주요 공급원이다. 많은 채소에는 건강을 증진하는 식이섬유가 풍부하고 일부에는 칼슘도 들어 있다. 채소에는 콜레스테롤이 없으며, 본래 지방과 열량 함량이 낮다.

항산화물질을 함유한 과일

과일은 많은 채소와 마찬가지로 비타민, 무기질, 식이섬유가 풍부하고 비타민C를 비롯한 다양한 항산화물질을 함유한다. 일부 과일과 채소에는 항산화물질인 루테인lutein과 제아크산틴zeaxanthin이 들어 있어서 시력에 영향을 미치는 황반변성 같은 노인성 질환을 예방할 수 있다.

연구자들은 채소뿐만 아니라 많은 과일에 플라보노이드flavonoid가 풍부하게 함유되어 있음을 발견했다. 플라보노이드는 식물에서 추출한 화합물로, 산화 스트레스를 유발하는 유해 분자와 싸우며 암과 심장병의 위험도를 낮춘다. 예를 들어 오렌지와 아보카도에는 플라보노이드 화합물인 베타시토스테롤beta-sitosterol이 풍부하게 들어 있어 혈중 콜레스테롤 수치를 낮추는 데 효과적이라고 여겨진다.

과일은 채소처럼 제각기 함유하는 영양소가 다르므로 다양하게 섭취하는 것이 중요하다.

탄수화물은 통곡물로

탄수화물을 함유한 모든 종류의 식품이 일렬로 늘어선 모습을 상상해 보자. 한쪽 끝에는 통밀, 귀리, 현미가 있다. 가운데에는 흰 빵, 흰 쌀, 감자, 파스타가 있다. 그리고 맨 끝에는 쿠키, 사탕, 탄산음료가 있다. 이러한 식품의 스펙트럼에는 식이섬유, 전분, 설탕 등 세 가지 유형의 탄수화물이 모두 포함되어 있다.

건강에 좋은 식품과 건강에 해로운 식품을 구분하는 것은 어렵지 않다. 한쪽 끝에는 정제되지 않은 통곡물이 있고, 반대쪽 끝에는 정제된 설탕이 있다. 가운데에 있는 쌀, 파스타, 빵, 감자는 모두 영양가가 높지만 가공 및 조리 방식에 따라 건강상의 이점이 일부 사라질 수 있다.

통곡물은 가장 많이 섭취해야 하는 탄수화물 유형이다. 일부 통곡물에는 건강에 이로운 항산화물질인 비타민 E가 풍부하다. 다른 일부 통곡물은 암 예방에 도움을 주는 리그난 lignan, 에스트로겐 유사 물질을 함유한다. 모든 통곡물에는 소화 건강에 좋은 섬유질이 들어 있다.

단백질과 유제품 먹기

단백질은 인간의 삶에 필수적이다. 그런데 단백질을 섭취하기 위해 매일 고기를 먹는 것은 필수적이지도, 심지어 바람직하지도 않다. 단백질을 공급하는 다른 식품으로는 저지방 유제품과 해산물 및 다양한 식물성 식품이 있다. 강낭콩, 렌틸콩, 완두콩 등 콩류는 훌륭한 단백질 공급원이다. 콩류에는 콜레스테롤이 없고 지방이 거의 없기 때문이다. 또한 콩의 식이섬유는 혈중 LDL 콜레스테롤을 낮추는 데 도움이 되며, 콩에 함유된 무기질은 혈압 조절에 효과적이다.

식단에 생선과 조개류를 포함하는 것도 중요하다. 이들은 단백질과 더불어 오메가-3 지방산도 공급한다. 오메가-3 지방산은 심장병 위험을 증가시킨다고 여겨지는 혈중 지방 입자인 중성지방을 줄이는 데 도움이 된다. 오메가-3 지방산은 또한 면역 기능을 향상하고 혈압 조절에 효과적이다. 연구에 따르면 일주일에 생선을 2인분 이상 섭취하면 대부분이 이러한 건강상의 이점을 누릴 수 있다고 한다.

몸에 좋은 지방 구별하기

모든 지방이 몸에 나쁜 것은 아니다. 일부 유형의 지방은 실제로 건강에 이롭다. 따라서 식단에 지방을 포함하는 것이 중요하다. 핵심은 지방을 너무 많이 먹지 않고 올바른 유형을 선택해 섭취하는 것이다.

아보카도, 올리브, 씨앗, 견과류 같은 고지방 식물성 식품과 카놀라유, 올리브유 같은 몇 가지 식용유는 건강에 좋다. 예컨대 견과류에는 단일 불포화 지방이 함유되어 혈관에 해로운 침착물이 축적되는 것을 방지하고 심장마비 위험을 낮추는 데 도움이 된다. 이러한 식품은 또한 다른 주요 영양소를 공급한다.

견과류, 식물성 기름, 아보카도는 건강에 이롭긴 하지만 적당히 섭취해야 한다. 땅콩버터 한 스푼은 약 100칼로리, 올리브유 한 스푼은 약 140칼로리의 열량을 함유한다. 아보카도는 크기에 따라 다르지만 200~300칼로리를 함유한다.

즉, 목표는 이러한 식품을 충분히 먹어서 건강상의 이점을 얻되 열량을 너무 많이 섭취하지 않도록 주의하는 것이다. 대부분의 영양 전문가는 지방 섭취량이 하루에 3~5인분을 넘지 않도록 권장한다.

좋은 지방과 나쁜 지방

모든 지방이 똑같이 만들어지는 것은 아니다. 우리가 섭취하는 식품에는 다양한 유형의 지방이 함유되며, 특정 지방은 다른 지방보다 건강에 더 좋다.

- **단일 불포화 지방**: 이 유형의 지방은 아보카도, 견과류, 올리브유, 카놀라유, 견과류 기름에서 발견된다. 단일 불포화 지방은 좋은 지방으로 여겨진다. 혈중 콜레스테롤 수치를 낮추는 데 도움이 되며 산화에 대한 저항성이 높다. 산화는 동맥에 지방과 콜레스테롤이 축적되는 현상을 촉진하는 과정이다. 그러나 모든 지방, 심지어 단일 불포화 지방도 열량이 많으므로 섭취량을 제한해야 한다.
- **다가 불포화 지방**: 다가 불포화 지방은 홍화유, 옥수수유, 해바라기유, 대두유, 면실유 같은 식물성 기름에서 발견된다. 생선에 함유된 오메가-3 지방산도 다가 불포화 지방에 해당한다. 다가 불포화 지방은 '나쁜' 혈중 콜레스테롤을 낮추는 데 도움이 되지만, '좋은' 혈중 콜레스테롤도 낮추며 산화에 취약하다.
- **포화 지방**: 포화 지방은 혈중 콜레스테롤 수치를 높이고 심혈관 질환의 위험도를 증가시킬 수 있는 건강에 해로운 지방이다. 육류 및 유제품(버터 포함)은 물론 코코넛 기름, 야자유, 기타 열대작물의 기름에서도 발견된다.
- **트랜스 지방**: 한때 트랜스 지방은 마가린, 빵·과자류, 크래커, 감자칩, 기타 간편식 등 가공식품이나 쇼트닝이 들어간 식품에서 발견되었다. 미국 식품의약국은 건강에 해로운 영향을 미친다는 이유로 식품 제조업체가 미국에서 제조 또는 판매되는 식품에 트랜스 지방을 포함하지 못하도록 금지했다(우리나라의 경우 금지 대상이 아니며 0.2그램 미만일 경우 0으로 표기할 수 있다-감수자 주). 그러나 미량의 트랜스 지방은 여전히 존재할 수 있다. 식품의 영양 성분표에 '부분경화유'나 '인공경화유'가 있다면, 트랜스 지방이 그 안에 숨어 있는 것이다.

단 음식 제한하기

단 음식에는 사탕과 쿠키 및 기타 디저트가 포함된다. 시리얼과 커피를 비롯한 음료에 첨가되는 설탕도 잊지 말자. 단 음식은 에너지 밀도와 열량은 높지만 영양소는 거의 또는 전혀 제공하지 않는다. 따라서 알코올과 더불어 단 음식은 섭취량을 제한하는 것이 좋다.

매력적인 콩과 식물

콩과 식물이라는 용어는 강낭콩, 렌틸콩, 완두콩을 포함하는 광범위한 식물군을 가리키며, 콩과 식물의 씨앗은 깍지 안에서 자라고 대개 보관이 쉽도록 건조된다.

콩류는 지방 함량이 낮고 식이섬유, 단백질, 엽산, 포타슘, 철, 마그네슘, 식물화학물질이 풍부하다. 콩류에 함유된 식이섬유는 대부분 수용성이며, 연구에 따르면 수용성 식이섬유는 콜레스테롤을 낮추고 혈당 수치를 조절하는 데 도움이 될 수 있다. 또한 대두, 땅콩, 리마콩, 병아리콩, 동부콩, 삶은 완두 짜개, 렌틸콩 등 콩류는 다용도로 활용 가능하며 가격도 저렴하다. 콩류는 지방과 콜레스테롤 함량이 많은 고기를 대체할 수 있는 건강한 식품이다. 통조림 콩을 섭취하는 경우는 물에 잘 헹구어 가공 중 첨가되었을 수 있는 소금을 제거하자.

소금 섭취량의 중요성

소금은 염화나트륨sodium chloride이라고도 불리며 소금 무게의 약 40%는 소듐, 약 60%는 염화물이다. 소금은 음식에 풍미를 더하고 식품용 결착제와 안정제로 활용된다. 소금이 많이 함유된 음식에는 세균이 번식할 수 없기 때문에 식품용 방부제로도 쓰인다. 인체는 신경 자극을 전달하고 근육을 수축 및 이완시키며 수분과 무기질의 적절한 균형을 유지할 때 소량의 소듐이 필요하다. 그런데 소듐이 너무 많은 식단을 섭취하면 고혈압과 기타 질병이 발생할 수 있다. 또한 칼슘 손실이 일어날 수도 있다.

신장은 체내 소듐 수치가 낮으면 기본적으로 소듐을 보유한다. 체내 소듐 수치가 높으면 과도한 소듐을 소변으로 배출하는데, 신장이 소듐을 제거하지 못할 때는 혈액에 소듐이 축적되기 시작한다. 소듐은 수분을 끌어당기고 보유하므로, 소듐 축적은 혈액량의 증가로 이어진다. 혈액량이 증가하면 심장이 혈관으로 더 많은 혈액을 운반하기 위해 더욱 열심히 일하면서 동맥의 압력이 상승한다. 이러한 현상이 만성화되면 심장병, 뇌졸중, 신장병, 울혈심부전이 발생할 수 있다.

식이 지침에서는 소듐 섭취량을 하루 2,300밀리그램 이하로 제한할 것을 권장한다. 미국인은 소듐을 매일 평균 2,000~5,000밀리그램 섭취하는데, 이는 권장량은 물론 우리 몸에 필요한 양보다 훨씬 많다.

소듐의 식품 공급원

보편적인 식단에서 소듐의 주요 공급원은 다음과 같다.

• 가공식품과 조리식품: 소듐 섭취량의 대부분은 가공식품과 조리식품에서 유래한다. 가공식품에는 피자, 파스타, 고기 및 달걀 요리, 햄, 베이컨, 치즈, 수프, 패스트푸드 등 미리 조리된 식품이 포함된다. 일일

소듐 섭취량의 약 75%는 가공 중 소금이나 소듐 함유 화합물이 첨가되는 식품에서 유래한다고 추정된다.

- 천연 공급원: 채소, 우유, 달걀, 신선한 고기와 조개류 등 일부 비가공식품에는 소듐이 자연적으로 함유되어 있다. 이러한 식품은 소듐이 풍부하지 않지만 섭취 시 전체 소듐 섭취량이 증가한다.

- 조미료와 조리법: 많은 조리법에서 소금을 사용하고, 식탁에서는 사람들이 음식에 소금을 뿌린다. 조미료에 소듐이 포함된 경우도 있다. 예컨대 간장 한 큰술에는 소듐이 약 900밀리그램이 들어 있다.

그렇다면 어느 음식에 소듐이 많이 함유되었는지 어떻게 알 수 있을까? 식품 라벨을 읽어 보자. 가공식품이나 포장된 식품에 표시된 영양 성분표에는 식품의 1회 제공량에 함유된 소듐의 양이 나와 있다. 소듐을 제한하는 다른 방법은 자연적인 소듐 함량이 낮은 신선한 식품을 더 많이 섭취하는 것이다. 조리법에 제시된 양보다 소금을 덜 사용하고 식탁에서 소금통을 없애는 방법도 있다. 음식에 풍미를 더하고 싶은 경우는 신선하거나 건조시킨 허브, 향신료, 양파, 마늘을 대신 사용한다.

소금에 대한 미각은 후천적이라는 점을 명심하자. 이는 소금을 덜먹는 방법도 배울 수 있다는 의미다. 소금 섭취를 차츰 줄이면 미각은 변화한다. 소금 섭취를 줄이고 몇 주가 지나면 더는 소금을 그리워하지 않게 되며 일부 음식은 너무 짜게 느껴질 수도 있다. 주방과 식탁에서 소금을 매일 4분의 1티스푼 이하로 사용하는 것부터 시작할 수 있다. 소금을 덜 사용할수록 소금에 대한 선호도가 낮아져 음식 본연의 맛을 즐길 수 있게 된다.

작은 변화가 쌓여 식단이 된다

우리는 자기 행동과 습관에 익숙해지는 경향이 있다. 그것이 건강에 이롭지 않더라도 익숙해진 행동과 습관은 삶에 질서와 안정성을 제공한다. 그래서 사람들 대부분은 익숙한 행동을 바꾸는 것을 꺼린다.

식단 바꾸기가 어려울 수는 있지만 불가능한 것은 아니다. 대다수 사람들은 자신의 변화 능력을 과소평가할 뿐, 작은 행동의 변화는 건강에 막대한 변화를 불러일으킨다.

한 가지 평범한 사례를 들겠다. 많은 사람이 전유(일반 우유)를 탈지유로 대체해 마신다. 이들은 전유 섭취량을 점차 줄이거나 한 번에 과감히 바꾸었을 수 있다. 어쨌든 그들은 불가능하다고 생각했던 변화를 이루었다. 탈지유는 처음에 밍밍하게 느껴지지만, 그 맛에 익숙해지면 오히려 전유가 너무 진하고 걸쭉하게 느껴진다. 이는 작은 변화이지만, 하루에 우유 2잔을 마신다고 가정할 때 전유를 탈지유로 대체하는 간단한 방식으로 1년에 체중 약 6킬로그램을 감량할 수 있다.

체중을 영구적으로 유지하는 가능성에 관한 통계를 접한 적이 있을 것이다. 해당 통계에 따르면, 체중을 감량한 사람의 95%는 5년 이내에 체중이 원상태로 되돌아온다. 하지만 그렇다고 해서 여러분이 체중 감량에 실패할 운명인 것은 아니다.

미국 체중조절연구소는 수년간 과체중이었던 여성 629명과 남성 155명을 대상으로 연구를 진행했다. 연구 참여자들은 식단과 운동 습관을 바꿨고, 각각 평균 약 30킬로그램을 감량했다.

일부 참여자는 결국 체중이 다시 증가했지만, 최소 5년간 13.6킬로그램 넘게 감량했다. 참여자 대부분은 운동과 건강한 식단으로, 즉 생활 습관 변화로 체중을 감량했다. 이들은 체중이 줄어든 덕분에 기분, 건강, 자신감 등 삶의 질이 향상했다고 언급했다. 이 참가자들은 식단과 운동 습관을 변화시키며 올바른 방법으로 체중 감량에 성공할 수 있음을 보여 주는 살아 있는 증거다.

이전 장에서 습관은 매일 하는 일의 절반 이상을 좌우한다고 언급했다. 우리가 매일 섭취하는 열량의 50% 이상이 습관에서 비롯된다. 식단 개선의 큰 부분은 습관에 집중하는 것이다.

건강한 식습관은 무엇을 얼마나 먹느냐는 것보다 훨씬 중요한 문제라는 점을 명심하자. 누구와, 어디서, 어떻게, 얼마나 빠르게 또는 천천히, 어떤 행동을 하면서 먹는지도 중요하다. 이러한 요소는 식습관에 엄청난 영향을 미친다.

먹는 음식에 집중하면, 예컨대 텔레비전이나 휴대전화에 방해받지 않으며 음식의 질감과 맛을 음미하면 느린 속도로 식사할 수 있는 까닭에 식사량 조절이 수월해진다. 위가 가득 찬 시점과 뇌가 이를 인지하는 시점 사이에는 일반적으로 약 10분의 시차가 발생한다. 식사 속도가 느리고 주변 환경과 음식에 신경 쓸수록 대개는 식사량이 줄어든다.

식사는 기대가 되는 동시에 다른 사람과 함께 나누는 대상이어야 한다. 건강한 음식을 먹는 습관이 꼭 고단한 것만은 아니다. 식사는 즐거운 경험이 될 수 있으며, 그래야만 한다.

비가공식품 대 초가공식품

오늘날 우리가 섭취하는 식품 대부분은 일종의 가공 과정을 거친다. 가공식품이 전부 나쁜 것은 아니지만, 다양한 종류의 가공식품을 이해하는 것이 중요하다. 특정 식품은 먹을 수 있으려면 약간의 가공이 필수적이다. 그런데 광범위한 가공은 건강에 해로울 수 있다. 오늘날 우리가 먹는 식품은 흔히 네 가지 범주로 분류된다.

- **비가공(천연)식품과 최소 가공식품**: 비가공식품에는 식물에서 식용 가능한 부분(씨앗, 열매, 잎, 줄기, 뿌리), 동물에서 식용 가능한 부분(고기, 달걀, 우유), 해산물, 곡물, 견과류, 버섯 등이 포함된다. 최소 가공식품은 어떤 식으로든 약간 조리되거나 변형된 식품을 말한다. 이 범주에 해당하는 식품을 가장 많이 섭취해야 한다.
- **가공된 식재료**: 자연에서 추출한 식품이며 흔히 양념으로 활용된다. 예를 들자면 천일염, 당밀, 꿀, 버터, 올리브유, 해바라기유, 기타 씨앗에서 추출한 압착유 등이 있다. 일부는 가염 버터처럼 몇 가지를 혼합한 형태이고, 다른 일부는 비타민이나 무기질 또는 방부제가 첨가된 형태다.
- **가공식품**: 가공식품에는 설탕, 기름, 소금 또는 기타 가공된 식재료를 첨가해 만든 비교적 간단한 제품이 속한다. 가공식품을 만드는 주된 목적은 비가공(천연)식품의 보존성을 높이거나 맛과 같은 감각적 품질을 향상하는 것이다. 이를테면 집에서 음식을 직접 조리하는 동안 우리는 식품을 가공한다. 가공식품에는 통조림처럼 다양한 보존 처리를 거친

식품도 포함된다.

- **초가공식품:** 초가공식품은 더 높은 수준의 가공 과정을 거친다. 초가공식품을 만드는 목적은 편의성과 맛이다. 초가공식품은 대체로 설탕, 기름, 지방, 염분, 방부제의 함량이 높으며 비가공(천연)식품을 거의 또는 전혀 포함하지 않는다. 예를 들면 탄산음료, 냉동 피자, 감자칩, 쿠키, 아이스크림, 간편식 등이 있다. 초가공식품은 일반적으로 염증을 강하게 촉진해 건강에 해로울 수 있다. 이 범주에 해당하는 식품은 섭취를 제한하거나 중단하는 것이 좋다.

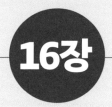

16장

정신, 신체, 영혼을 아우르는 전인적 건강

웰니스 비전을 탄탄하게 구축한다는 것은 몸, 마음, 영혼 등 건강의 모든 측면을 돌본다는 의미이다. 연구자들이 질병을 치유하고 퇴치하는 과정에서 정신의 중요한 역할을 밝혀낸 덕분에, 건강은 신체 건강뿐만 아니라 총체적 웰빙에서 비롯한다는 점이 분명해지고 있다.

•••

앞서 요가와 태극권 같은 심신 수련이 건강과 치유를 어떻게 촉진하는지 살펴보았다. 또 웰니스 비전을 세우며 건강과 수명에 사회적·정서적 웰빙이 중요하다는 점도 확인했다. 이 장에서는 정신과 영혼을 돌보는 습관의 중요성을 좀 더 구체적으로 살피며, 스트레스와 불안을 줄이고 마음을 안정시키는 여러 활동을 알아보도록 하겠다.

실제로 최근에는 다양한 전체론적 프로그램의 효과와 안전성을 보여 주는 증거가 늘어나면서, 이 같은 프로그램이 기존 의료 서비스에 점차 통합되고 있다.

마음을 편안히 하는 프로그램

몸과 마음은 떼려야 뗄 수 없는 관계이며, 이는 생각과 감정이 신체 기능에 영향을 미칠 수 있음을 의미한다. 이것이 심신 중재mind-body intervention의 전제다.

전통 의학은 오랫동안 신체와 뇌의 생물학에 집중했다. 그런데 상황이 변화하고 있다. 지난 수십 년간 연구자와 의사들은 심장병이나 천식 등 스트레스로 발생하거나 악화되는 것처럼 보이는 질병을 대상으로 정신이 신체에 미치는 영향을 탐구했다.

심신 요법 전문가들은 부정적인 생각과 감정이 통증 및 근육 긴장을 포함한 신체 증상을 유발할 수 있다고 믿는다. 그래서 이러한 증상 완화를 위해 총체적 웰니스 계획의 일환으로 마음을 진정시키는 이완 요법을 권장한다.

이완 요법을 실천하려면 연습이 필요하다. 자신에게 인내심을 갖자. 이완 요법을 배울수록 근육 긴장과 기타 신체적 스트레스 감각을 잘 인식하게 될 것이다. 스트레스 반응이 어떤 느낌인지 깨달으면, 스트레스 증상을 느끼기 시작하는 순간 의식적으로 이완 요법을 연습할 수 있다.

점진적 근육 이완

점진적 근육 이완은 근육의 긴장을 완화해 스트레스를 줄이고 두통을 개선하며 정신을 맑게 하는 데 도움이 되도록 설계되었다. 이는 쉽게 실천할 수 있고 어디서든 연습할 수 있다.

근육 이완은 단독으로 연습할 수도, 명상과 같은 다른 심신 수련법과 병행할 수도 있다. 점진적 근육 이완을 연습하려면 먼저 앉거나 누울 수 있는 조용한 장소를 찾아야 한다. 그런 다음 꽉 조이는 옷을 느슨하게 풀고 편안한 자세를 취한다. 발부터 시작해 온몸을 거쳐 목과 머리까지, 각 근육군을 8초 동안 긴장시켰다가 30초 동안 이완한다. 다음 근육군으로 이동하기 전에 같은 과정을 2번 반복한다.

요가

이전 장에서 살펴본 것처럼, 요가는 자세, 호흡, 명상을 결합해 신체적·정신적·영적 웰빙을 이루는 것이 목표인 고대 수련법이다. 특히 유연성, 조정력, 균형 감각, 근력, 지구력을 향상하고 싶거나 영적 추구와 휴식을 바라는 사람들 사이에서 요가는 점점 더 인기를 얻고 있다.

연구에 따르면 요가는 요통, 스트레스, 혈압을 낮추고 불안, 우울, 불면증을 완화하는 데 도움이 될 수 있다. 전반적인 체력 개선과 근력 및 유연성 향상에도 효과적이다. 가장 기본적인 요가 동작도 긴장을 완화하고 일부 자세는 신체 상태를 개선하는 데 도움이 될 수 있다.

요가가 쉬운 활동은 아니기 때문에 숙련된 강사에게 도움을 받으며 시작하는 것이 좋다. 요가 수련에는 절제와 집중력이 필요하다.

명상

매일 명상하는 시간을 가지면 긴장을 풀고, 호흡과 심박수를 늦추며, 근육 긴장을 완화하는 데 도움이 될 수 있다. 명상은 스트레스를 받을 때 분비되는 아드레날린 같은 화학물질에 대한 신체 반응을 줄인다. 아드레날린은 혈압을 높이고 혈전 생성을 촉진하는 물질이며, 심장병 위험도를 상승시킨다.

명상은 마음이 편안해지는 깊은 휴식 상태에 들어갈 수 있도록 돕는다. 휴식은 통증을 관리하고 스트레스와 불안을 줄이는 데 효과적이다. 명상 중에는 가만히 앉아 특정 단어, 문구, 소리와 같은 한 가지 대상에 집중하기 위해 노력한다. 생각이 떠돌기 시작하면(필연적으로 그렇게 될 것이

다) 원래대로 집중력을 되돌린다.

불안과 스트레스를 치료하기 위해서는 다양한 유형의 명상이 활용된다. 명상은 고혈압을 개선하고 섬유근통 증상을 완화하는 데 도움이 될 수 있다. 명상의 잠재적 이점을 명확히 밝히기 위한 추가 연구가 필요하지만, 그럼에도 안전한 요법으로 간주된다.

유도 심상

유도 심상guided imagery은 명상과 관련된 수련법으로, 녹음된 목소리 또는 실제 사람이 수련자에게 시각화 연습을 하도록 안내한다.

수련자는 깊은 이완 상태에 도달하여(대부분 명상을 통해) 안내자가 제시하는 시각적 이미지를 떠올리게 된다. 그러한 이미지는 알록달록한 정원이나 모래사장처럼 평온하고 평화롭고 안전하다고 느끼는 장소일 것이다.

뇌 연구에 따르면 특정 대상을 상상(시각화)할 때 자극받는 뇌 영역은 그 대상을 실제로 경험할 때 자극받는 뇌 영역과 동일하다고 한다. 즉, 실제 바닷가에 앉아 있을 때 긴장이 완화되는 사람은 바닷가에 있는 자신을 상상하는 것만으로도 같은 수준의 긴장 완화가 일어난다.

스트레스를 극복하는 방법 ──────

스트레스를 관리하는 방법에는 여러 가지가 있다. 다음 전략을 시도해 보면서 압박감이나 불안감을 느끼는 특정 상황 또는 환경에 대처할 수 있는지 확인해 보자.

- **휴식을 일상 습관으로 만들기:** 운동, 심신 요법, 미술, 음악 등 좋아하는 취미에 매일 30분 이상 몰입한다.
- **하루를 단순화하고 체계화하기:** 바쁜 일상이 스트레스의 원인인 것 같다면, 하루에 너무 많은 일을 처리하려고 하거나 일하는 방식이 체계적이지 않아서 그런 것은 아닌지 생각해 본다. 일이 지나치게 많다면 일부 활동을 줄이거나 다른 사람에게 분배하도록 한다.
- **관용 실천하기:** 자기 자신과 자신이 통제할 수 없는 상황에 관용을 베풀자. 변화는 끊임없이 일어난다. 통제 불가능한 손실, 실망, 사건 등 특정 변화는 좋든 싫든 계속 발생한다는 점을 기억해야 한다.
- **분노 관리법 배우기:** 분노를 오래 유지하면 스트레스가 큰 폭으로 증가하며 장기화될 수 있다. 심지어 심장마비를 초래하기도 한다. 분노를 유발하는 요인을 파악하고 분노로 생성된 에너지를 분출하는 방법, 즉 분출 밸브를 찾아보자. 분노를 해소하는 방법으로는 운동, 일기 쓰기, 잔잔한 음악 듣기 등이 있다.
- **긍정적으로 생각하기:** 많은 경우 상황을 다른 관점에서 바라보는 것만으로도 삶의 스트레스를 낮출 수 있다. 특정 상황을 부정적으로 생각하게 만드는 요인이 무엇인지 판단해 보고, 다른 관점에서 상황을 바라보는 방법을 고민해 본다.
- **전문가에게 도움받기:** 혼자 하는 활동들이 도움이 되지 않는다면 의료진, 상담사, 정신과 의사, 심리학자, 성직자에게 도움받는 것을 주저하지 말자. 이 사람들은 스트레스를 인식하고 적절히 관리하기 위한 맞춤형 방법을 제시해 줄 것이다. 많은 사람이 외부에서 도움을 구하는 것은 나약함의 표현이라고 잘못 생각한다. 하지만 도움이 필요하다는 점을 깨닫고 실제 도움을 구하기 위해서는 오히려 용기와 판단력이 필요하다.

심호흡

심호흡은 긴장과 스트레스를 완화하는 요법으로 깊고 편안한 호흡에 집중한다. 심호흡은 대부분의 장소에서 수련할 수 있다. 편안한 자세를 찾는 것부터 시작하면 된다. 침대나 소파에 눕거나 의자에 앉은 다음, 아래의 순서를 따르자.

- 숨을 들이마신다. 입을 다물고 어깨에 힘을 뺀 상태에서 6초간 코로 숨을 천천히 깊게 들이마신다. 복부와 흉부 사이의 근육인 횡격막에 공기가 차도록 복부를 밀어낸다.
- 잠시 숨을 멈춘다.
- 숨을 내쉰다. 입을 통해 6초간 천천히 공기를 내뱉는다.
- 잠시 숨을 멈춘다.
- 이 호흡 주기를 여러 번 반복한다.

심호흡 또는 이완 호흡은 효율적으로 호흡하는 데 도움이 되는 기술이다. 이 기술에는 횡격막을 이용해 폐를 확장하고 균일한 속도로 깊이 호흡하는 과정이 수반된다. 심호흡의 목적은 호흡을 늦추고 산소를 더 많이 들이마시며 숨 쉬는 동안 어깨, 목, 가슴 위쪽 근육의 사용을 줄이는 것이다.

심호흡을 실천하면 기분을 좋게 하는 물질이자 천연 진통제인 엔도르핀이 분비되고, 주요 근육으로 운반되는 혈류가 증가하는 등 몸에 여러 효과가 나타난다. 심호흡은 또한 심장이 원활하게 작동하고, 몸과 마음이 긴장을 풀어 힘과 에너지를 회복하는 데 도움이 된다. 심호흡은 일반적으로 손쉽고 안전한 심신 수련법이다.

바이오피드백

바이오피드백biofeedback은 심박수 같은 특정 신체 기능을 조절하는 방법을 가르쳐 준다. 또한 일부 질환을 치료하고, 긴장을 완화하며, 스트레스를 해소하는 데 효과적인 것으로 나타났다.

바이오피드백을 실시할 때는 신체 정보를 얻을 수 있는 전기 센서를 몸에 연결한다. 이를 통해 특정 근육의 이완과 같은 섬세한 변화를 측정하면, 측정된 정보를 바탕으로 긴장을 완화하고, 통증을 낮추며, 스트레스를 조절하는 등 원하는 결과를 얻을 수 있다.

물리치료센터나 병원에서 바이오피드백 교육을 받을 수 있지만, 집에서도 바이오피드백 기기와 프로그램을 사용할 수 있다. 그러한 기기 중 일부는 휴대용이고, 다른 일부는 컴퓨터에 연결해 사용한다.

손으로 전달하는 에너지, 수기 요법

친구나 사랑하는 사람과 포옹하거나 마사지를 받아본 적 있다면 사람의 손길이 얼마나 위로가 되는지 잘 알 것이다. 손으로 신체 조직을 만지고 힘을 가하는 행위는 흔히 수기 요법hands-on therapy이라 불리는 다양한 통합 치료의 핵심이다.

마사지

일부 사람들은 마사지를 이국적인 휴양지나 고급 스파에서나 받을 수 있는 사치라고 생각한다. 하지만 마사지는 전통 의학 치료와 결합해 특정 질환이 있는 사람들의 스트레스를 줄이고 치유를 촉진하는 데 활용될 수 있다.

마사지는 피부, 근육, 힘줄 등 신체의 연부조직에 손으로 힘을 가하는 행위를 포함한다. 손을 움직이는 방향과 속도, 강도와 리듬은 스웨덴 마사지의 전통적인 주무르기 및 문지르기 기법부터 시아추shiatsu 마사지의 경혈 압박 기법에 이르기까지 마사지 유형에 따라 달라진다.

거의 모든 사람은 마사지를 받은 뒤 기분이 좋아진다. 실제로도 마사지는 통증과 피로감을 완화하고 불안을 줄이는 데 도움이 된다고 밝혀졌다. 또한 신체에서 천연 진통제를 분비하도록 유도하며 면역 체계를 강화할 수도 있다. 마사지가 불편함을 유발하는 경우는 마사지를 하는 사람에게 즉시 알려야 한다.

몸을 다친 상태라면 마사지를 받기 전에 의사와 상담하자. 일반적으로는 안전하지만 마사지를 권장하지 않는 경우도 있다. 화상, 개방상처, 심부정맥혈전증, 치유되지 않은 골절, 심각한 골다공증 같은 질환이 포함된다.

발 반사 요법

반사학 이론에 따르면 발바닥의 특정 부위는 머리, 목, 체내 기관 등 신체의 특정 부위에 해당한다. 반사 요법 전문가는 신체의 다른 부위에 영향을 주기 위하여 손으로 발의 특정 부위에 다양한 강도의 압력을 가한다. 이 요법은 때때로 다른 수기 요법과 결합을 이루며 카이로프랙틱 치료사나 물리치료사가 시술할 수 있다.

발 반사 요법은 위험 부담이 거의 없으며 발바닥을 마사지 받으면 기분이 개선될 수 있다. 이 요법은 긴장 완화를 촉진할 수는 있지만 질병을 치료한다는 증거는 많지 않다.

척추 수기 요법

척추 수기 요법은 건강과 질병이 신체의 신경·근골격계 기능과 직접 관련이 있으며 뼈, 관절, 근육 및 이들과 관련된 신경을 알맞게 정렬하면 건강과 치유를 얻는다는 전제를 기초로 한다.

척추 조작(척추 조정이라고도 함)은 시술자가 손이나 장치를 써서 척추 관절에 제어된 추력을 가하는 기술이다. 연구에 따르면 척추 조작은 발생한 지 얼마 안 된 단순한 요통에 효과적인 치료법이다. 그러한 요통의 경우 단기간의 척추 조작은 의학적으로 허용되며 더는 대안 요법으로 여겨지지 않는다. 하지만 장기간의 척추 조작의 경우에는 다른 치료법보다 더 효과적이라는 증거는 거의 없다.

연구에 따르면 척추 조작은 두통, 목 통증 같은 기타 척추 관련 질환에 효과적일 수 있다. 다만 척추 조작이 모든 질병을 치료할 수 있는지는 아직까지 밝혀진 바가 없다.

척추 조작은 일반적으로 안전하다고 간주되지만 골다공증이 있거나 손발과 팔다리의 저림 및 근력 손실 같은 신경 손상 증상이 있는 경우는 적합한 치료법이 아니다. 또한 척추 수술 병력이 있거나, 목의 동맥에 혈관 질환 병력이 있거나, 발열·오한·발한·의도치 않은 체중 감소 등 증상과 함께 요통이 있는 경우에는 시술에 주의해야 한다.

자연 에너지 요법

이 범주에 해당하는 요법은 신체를 자유롭게 흐르는 자연 에너지가 있다는 생각 또는 신체를 둘러싼 에너지장이 있다는 생각에 기초한다. 이 에너지가 방해받거나 차단되면 증상이나 질병이 발생할 수 있으며, 문제를 해결하려면 에너지 흐름을 복원해야 한다.

침술

중국 전통 의학을 구성하는 한 가지 요소인 침술은 적어도 2,500년 전부터 존재했다. 침술의 기본 철학은 경락을 따라 몸을 순환하는 기氣라는 생명 에너지에 건강이 좌우된다는 것이다. 이 고대 이론에 따르면, 기가 균형을 잃었을 때 통증과 질병이 발생한다. 경락을 따라 특정 지점에 침을 놓으면 에너지 흐름이 차단되지 않고 신체 건강의 균형이 회복된다.

침술은 숙련된 침술사가 적절하게 시술하는 경우, 다음과 같은 질환에 효과를 나타낸다는 것이 입증되었다.

- 만성 목 통증, 만성 및 급성 요통, 무릎 통증, 치통, 골관절염, 분만 통증, 월경통, 두통
- 화학 요법을 받는 사람에게 발생하는 메스꺼움과 구토

완벽히 입증되지는 않았지만, 침술은 임신 중 입덧을 완화하는 데 도움이 될 수 있다. 임신 중에도 일반적으로 침술을 받는 것이 안전하다고 간주된다. 단, 진통과 조산을 유발할 수 있는 특정 경혈점은 피해야 하므로, 침술사에게 임신 사실을 알릴 필요가 있다.

숙련된 공인 침술사에게 시술받는 경우 침술이 위험을 유발할 가능성은 낮다. 침술의 가장 흔한 부작용은 침이 놓인 부위의 통증과 경미한 출혈 또는 타박상이다. 그런데 침술이 모든 사람에게 적합한 것은 아니다. 출혈 장애가 있는 경우는 합병증이 생길 수도 있다. 금속 알레르기가 있는 경우에도 침술을 피해야 한다. 인공 심장박동조율기를 사용하는 사람은 가벼운 전기 자극을 가하는 침술을 피하자. 전기 펄스가 심장박동조율기의 작동을 방해할 수 있다. 지압은 침술과 비슷하지만 시술자가 침 대신 손가락을 사용한다. 이 치료법은 자연 에너지의 흐름을 자유롭게 하기 위해 특정 경혈점을 누르는 행위가 수반된다.

허브와 보충제는 어떨까?

식료품점과 대형마트와 약국의 진열대에 끝없이 늘어선 보충제는 모두 다양한 방식으로 건강을 개선하리라 약속한다. 문제는 실제로 보충제에 그러한 효과가 있을까 하는 의문이다. 정답부터 말하자면, 일부는 효과

가 있을 수도 있고 다른 일부는 효과가 없을 수도 있다. 그리고 대부분 우리는 효과 여부를 전혀 알지 못한다.

미국인 수백만 명이 건강과 치유를 위해 알약과 캡슐을 비롯한 다양한 형태의 식이 보충제를 먹는다. 허브는 식물에서 추출하는 까닭에 많은 사람이 안전하다고 여긴다. 하지만 꼭 그렇지만은 않다.

비타민, 무기질, 허브 보충제는 모두 미국 식품의약국에서 식이 보충제로 간주한다. 그런데 일반의약품 및 전문의약품은 효능을 입증하고 위험성을 파악하기 위해 엄격하게 검증하지만, 식이 보충제 대부분은 그렇지 않다. 사실상 식이 보충제보다는 건강한 생활 습관과 식단으로 건강을 지킬 가능성이 훨씬 높다.

식이 보충제의 목적은 건강한 생활 습관을 대체하는 것이 아니라 보완하는 것임을 기억하자. 그러므로 사용 중이거나 사용을 고려하고 있는 제품에 관해 가능한 한 모든 정보를 확인하는 것이 중요하다. 비타민이나 무기질 보충제를 먹고 싶다면 다음과 같은 몇 가지 권장 사항을 참고한다.

보충제 라벨을 읽는다

허브 보충제의 품질과 효력은 브랜드에 따라 크게 다를 수 있다. 허브 보충제를 두고 고민할 때는 아래 나열된 것과 같은 인증 또는 품질 기준을 확인하자. 그런데 보충제 라벨을 확인한다 해도, 라벨 내용에 오류가 존재할 가능성은 아직 남아 있다.

- 미국 식품의약국(FDA)이 인정하는 강화된 의약품 제조 및 품질 관리 기준
- 국제표준화기구(ISO) 9000 또는 9001
- 미국위생협회(NSF)가 제공하는 NSF 인증
- 허브 성분을 식별하고 식이 보충제에서 불결하거나 안전하지 않은 성분을 감지하는 데 사용되는 DNA 바코드 프로그램

제조 국가를 확인한다

특정 국가에서 제조된 일부 보충제에는 납, 수은, 비소 등 독성 성분과 프레드니손 같은 전문의약품이 함유된 것으로 밝혀졌다.

고함량 보충제는 피한다

영양소 독성으로 문제가 된 사례는 대부분 고함량 보충제가 원인이다. 모든 비타민과 무기질을 하루 권장량 기준으로 약 100% 함유하는 종합 비타민-무기질 보충제를 선택하자. 일부 비타민과 무기질을 권장량보다 많이 섭취하는 것(메가도스 megadose)은 위험할 수 있다. 하루 권장량 기준으로 약 100% 함유해야 한다는 사항의 예외는 칼슘이다. 칼슘 보충제는 하루 권장량의 100%를 제공하지 않을 수 있다. 만약 그만큼 함유되었다면 알약이 너무 커서 삼키기 어려울 것이다.

속임수를 조심한다

허브, 효소, 아미노산 또는 진귀한 '특수' 성분이 첨가된 제품의 유혹에 넘어가지 말자. 가격만 비싸질 뿐이다.

유통기한을 확인한다

보충제는 특히 덥고 습한 기후에서는 시간이 지날수록 효능이 낮아질 수 있다. 보충제에 유통기한이 없는 경우는 구입하지 않는다.

지침을 따른다

권장 복용량을 초과하지 말자. 또한 일부 보충제는 너무 오랜 기간 복용하면 건강에 해로울 수 있다. 의사에게 조언을 구하거나 기타 공신력 있는 출처를 참고한다.

의료진에게 복용 중인 보충제를 알린다

어떤 사람은 보충제 복용을 두고 의료진이 반대하거나, 도움이 되지 않는다고 하거나, 애초에 질문하지 않았다는 이유로 관련 사실을 알리지 않는다. 의료진에게 복용 중인 보충제의 종류, 복용 빈도, 복용량을 알리자. 이는 질환이 있거나 하나 이상의 약을 복용 중인 경우 특히 중요하다. 일부 보충제는 일반의약품과 전문의약품의 작용을 방해하거나 다른 해로운 영향을 미칠 수 있다. 자신에게 보충제 복용이 필요한지 확신할 수 없는 사람은 의료진에게 일반의약품으로 복용하면 건강에 도움이 될 것인지 문의해 보자.

태극권

고대 중국 전통인 태극권은 느리고 유려하며 춤과 비슷해 보이는 일련의 동작에 기초를 둔다. 태극권은 건강에 중요하다고 여겨지는 자유로운 에너지 흐름을 촉진하기 위해 고안되었다. 오늘날 수련자들은 태극권을 통해 정서적·신체적 균형을 맞추고 스트레스를 해소하며 근육과 관절을 강화한다. 각성과 평온함을 동시에 느낄 수 있다 보니, 일부 사람들은 태극권을 움직이는 명상 수련법으로 활용한다.

태극권은 집중력, 균형 감각, 우아함이 요구되는 수백 가지 연속 동작의 조합으로 구성되어 있다. 이러한 움직임이 깊고 리드미컬한 호흡과 결합되면 혈액 순환을 촉진하고 심신을 이완하며 만성 통증을 완화할 수 있다. 태극권을 수련하면 균형 감각이 개선되어 낙상 위험도가 낮아지는 것으로 나타났다.

손 치유 요법

손 치유 요법은 인체가 그 자체로 에너지이며 에너지장에 둘러싸였 있다는 개념을 지지한다. 이 맥락에서 질병은 인체 내부 및 주변의 에너지 흐름이 혼잡하거나 막혔을 때 발생한다. 그래서 손 치유 요법의 수련자들은 보통 에너지 교란을 제거하고 손의 치유 에너지를 환자에게 전달할 수 있다고 믿으며 손을 몸 위에서 움직인다. 다만, 손 치유 요법은 아직 신뢰할 만한 연구로 뒷받침되진 않는다.

이와 같은 심신 수련 프로그램을 처음 접하는 사람은 프로그램에 참여하기 전에 관련 정보를 수집하고, 질문한 뒤 받은 답변에 편안함을 느낄 수 있어야 한다.

건강한 노화를 위한 여정을 진행하면서, 전체론적 건강 루틴이 건강에 어떤 역할을 할 수 있는지 궁리해 보자. 웰빙을 증진하기 위해 매일 할 수 있는 일과 해야 할 일들을 생각해 보고, 이 책에서 신체 활동, 영양, 스트레스 관리, 사회적 지지에 관해 배운 내용을 떠올려 보자. 이러한 영역에서, 여러분은 웰니스를 지속하기 위해 매일 무엇을 하고 있는가?

올바른 식품을 섭취하고, 규칙적으로 운동하고, 명상을 하며, 마사지를 받는 것까지, 전반적인 신체적·정신적 건강을 개선하기 위해 기울이는 모든 노력은 여러분과 주변 사람들에게 도움이 된다. 건강한 습관은 강력한 파급력을 지닌다. 최고의 보완 요법과 전통 의학을 통합해 평생 건강과 웰니스를 성취하는 방법을 찾아 보자.

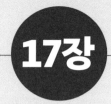

17장

백신 접종과
건강검진에 대한 모든 것

이 책 전반에는 기본적인 예방 관리를 위해 의사와 정기적으로 상담해야한다고 언급되어 있다. 그런데 문제가 하나 있다. '정기적'이란 구체적으로 얼마나 자주를 의미할까?

••••

그것은 여러분의 나이와 건강과 가족력에 달렸다. 일반적으로 건강하고 질병 증상이 없는 경우 50대에는 10년간 4~5회, 60대에는 매년 건강검진을 받는 것이 좋다. 개인 또는 가족의 병력으로 특정한 건강 위험 요인이 있는 경우는 그보다 더 자주 검진받는 것이 바람직하다.

정기적인 건강검진은 의료진이 건강 전반을 평가하고 잠재적 질병 위험 요인을 파악하는 데 도움이 된다는 점에서 중요하다. 이러한 노력의 대가는 건강하게 오래 사는 삶으로 보상받을 것이다.

당뇨병, 고혈압, 일부 암과 같은 다양한 질환은 초기에 두드러지는 징후나 증상을 보이지 않지만 선별 검사에서 발견될 수 있다. 조기 발견이 중요하다. 질병이 있거나 질병에 걸릴 위험이 있다는 것을 빨리 인지할수록, 여러분과 의료진은 질병을 관리하고 예방하는 조치를 빠르게 취할 수 있다.

'관망'하면 안 되는 경우 ————————————

특정 징후나 증상이 나타났을 때 하루나 이틀 정도 기다리면서 괜찮아지는지 확인하는 것은 자연스러운 반응이다. 가벼운 인후통이 발생하거나 무거운 짐을 들어 올린 다음 날 요통이 생겼을 때 이러한 접근 방식은 대체로 괜찮다. 그러나 특정 징후와 증상은 즉각 대응이 필요하다. 다음 중 하나라도 경험하면 바로 병원을 찾아야 한다.

- 통제되지 않는 출혈
- 숨쉬기 어려움 또는 호흡곤란
- 흉부 또는 위쪽 복부에서 느껴지는 심한 통증 또는 압박
- 실신, 갑작스러운 어지럼증 또는 쇠약감
- 팔다리의 힘이 빠지거나 마비됨
- 갑작스럽고 현저한 시력 변화
- 정신 상태의 혼란 또는 변화
- 갑작스럽거나 심한 통증
- 심각하거나 지속적인 구토 또는 설사
- 기침 또는 토혈
- 자살 또는 살인 충동

개인 병력에 따라 주의해야 하는 다른 경고 신호가 존재할 수도 있다.

권장 예방 접종 바로 알기

대부분의 질병과 장애를 예방하는 가장 좋은 방법은 권장 예방 접종을 받는 것이다. 백신은 신체의 자연적인 방어 기작을 자극해 감염성 질환에 저항하고, 병에 걸리기 전에 질병을 유발하는 미생물을 파괴하는 방식으로 작동한다.

예방 접종은 대부분 어린 시절에 이루어진다. 하지만 성인에게 특별히 권장되거나 평생 정기적으로 접종하는 것이 권장되는 백신도 있다. 어린 시절 특정 예방 접종을 받지 않았더라도 성인이 되어 접종하면 도움이 될 수 있다.

어떤 예방 접종을 언제 받아야 하는지 확신할 수 없는 경우 의료진의 조언을 따르자. 직업, 취미, 여행 계획에 따라 추가 예방 접종이 권장될 수 있다(여기에 소개한 정보는 메이오 클리닉 기준이며, 우리나라의 경우 차이가 있을 수 있다. 대한감염학회에서 권장하는 '성인 예방접종 가이드라인'을 참고하기 바란다. 질병관리청의 '예방접종 도우미'도 유용한 정보를 제공하니 홈페이지를 방문해 체크해 보자-감수자 주).

예방 접종 체크리스트

질병	질병 설명	위험 증가 요인	접종 횟수와 간격(성인)
코로나19	사람 사이에 쉽게 퍼지는 바이러스성 질환.	연령대가 높거나 면역력이 약하거나 당뇨병, 암, 만성 신장병, 만성 간 질환, 만성 폐 질환 등 특정 질환이 있는 경우.	백신 제조업체에 따라 1회 또는 2회 접종. 고위험군을 포함한 특정 개인에게는 추가 1차 접종 또는 추가 접종이 권장됨.
A형 간염	오염된 음식이나 물 또는 개인 간 밀접 접촉으로 인해 주로 전염되는 바이러스성 간 감염.	깨끗한 물 또는 적절한 하수도 시설이 없는 국가를 여행하거나 만성 간 질환 또는 혈액 응고 장애가 있는 경우, 불법 약물을 사용하거나 남성 동성애자인 경우.	백신에 따라 2회 또는 3회 접종. 보존제인 백반이나 2-페녹시에탄올2-phe-noxyethanol에 과민 반응이 있는 경우 접종을 피한다.
B형 간염	오염된 혈액, 성적 접촉, 태아 노출을 통해 전염되는 바이러스성 간 감염.	직업상 혈액 및 체액에 노출되거나, 투석 중이거나, 혈액 제제를 투여받은 적 있거나, 다수의 파트너와 성적 접촉한 경우.	백신 또는 건강 상태에 따라 2회, 3회, 4회 접종. 효모에 알레르기가 있거나 이전 접종에서 이상 반응을 경험한 경우 접종을 피한다.
대상포진	통증성 발진을 일으키는 바이러스성 감염. 수두를 일으키는	50세 이상.	2~6개월 간격으로 2회 접종.

	바이러스와 동일한 수두-대상포진 바이러스가 원인이다.		
인플루엔자 (독감)	공기 중 감염된 비말을 흡입할 때 사람 간 전파되는 호흡기 질환.	50세 이상, 만성질환이 있거나 면역 체계가 약해진 경우, 의료 분야에 종사하거나 질병 고위험군과 밀접 접촉하는 경우.	모든 성인의 경우 매년 1회 접종. 계란 알레르기가 있거나, 이전에 독감 백신 접종 후 6주 이내에 길랑-바레 증후군이라는 이상 반응을 경험한 경우 접종을 피한다. 65세 이상 성인은 고용량 백신을 접종할 수 있다.
홍역, 볼거리, 풍진	공기 중 감염된 비말의 흡입으로 사람 간 전파되는 바이러스성 질병.	1956년 이후 출생자로 과거 접종 기록이 없거나 면역의 증거가 없는 경우.	1~2회 접종. 지난 11개월 이내에 혈액제제를 투여받았거나 면역력이 약해졌거나 항생제 네오마이신 neomycin에 알레르기가 있는 경우 접종을 피한다.
수막구균성 질환	수막염(뇌와 척수를 둘러싼 막의 염증)의 원인인 세균이 일으키는 질환.	면역 체계가 약해졌거나 특정 국가를 여행하는 경우.	1~2회 접종으로 세균성 질환을 예방할 수 있다.
폐렴	세균이나 바이러스 등 다양한 원인으로 발생하는 폐의 염증.	65세 이상. 만성 폐질환, 만성 간 질환, 만성 신장병과 같이 위험도를 증가시키는 질환이 있거나, 비장이 손상되었거나 제거된 경우.	평생 1회 접종이지만, 고위험군에 속하거나 65세 이전 백신을 접종한 경우 2차 접종이 필요할 수 있다.
호흡기세포융합바이러스 respiratory syncytial virus, RSV	주로 공기 중 감염된 비말의 흡입으로 사람 간 전파되는 폐 및 호흡기 감염.	연령대가 높거나, 만성 심장병 또는 만성 폐 질환이 있거나, 면역 체계가 약해졌거나, 장기 요양 시설에 거주하는 경우.	60세 이상 성인의 경우 의료진과 상의해 1회 접종.

파상풍 및 디프테리아 tetanus and diphtheria, Td 파상풍 및 디프테리아 및 백일해 tetanus, diphtheria and pertussis, Tdap	파상풍은 깊은 상처에서 발생하는 세균 감염이다. 디프테리아는 공기 중 감염된 비말 흡입으로 전파되는 세균 감염이다. 백일해는 감기와 유사한 징후와 증상 그리고 지속적인 잦은 마른기침을 유발한다.	깊이 베이거나 더러운 상처를 입은 경우. 이전에 백일해 백신을 접종한 적 없으며, 특히 백일해가 위험한 영아와 밀접하게 접촉하는 경우.	초기 3회 접종(Td) 후 10년마다 추가 접종한다. 최근 접종이 5년 이상 지난 상황에서 상처가 나면, 추가 접종한다. 어렸을 때 Td로 초기 3회 접종을 완료하지 않은 경우, Tdap로 초기 3회 접종을 받는다. 어렸을 때 Td로 초기 3회 접종을 완료한 경우, Td 추가 접종 시기가 오면 Tdap를 1회 접종한 뒤 10년마다 Td 추가 접종을 한다.

알아 두면 좋은 선택 검진들

건강검진은 치료 성공 가능성이 가장 높은 초기 단계에 잠재적 문제를 파악하는 가장 좋은 방법이다. 다음 페이지에는 성인 대부분에게 일반적으로 권장되는 검사, 또는 선택을 고려할 만한 검사에 관한 정보가 수록되어 있다.

이는 일반적인 지침이라는 점을 기억하자. 여러분과 의료진은 어떤 검사가 가장 적합한지, 언제 검사를 받아야 하는지 결정해야 한다. 예를 들어 50세 이상이거나 특정 질병의 위험이 있는 경우, 의료진은 추가 검사를 지시하거나 특정 검사를 더 자주 시행할 수 있다.

혈중 콜레스테롤 검사

혈중 콜레스테롤 검사는 실제로 여러 혈액 검사(혈청 지질)를 가리킨다. 혈액 내 총 콜레스테롤뿐만 아니라 저밀도 지단백(LDL 또는 나쁜) 콜레스테롤, 고밀도 지단백(HDL 또는 좋은) 콜레스테롤, 중성지방이라 불리는 기타 혈중 지방의 수치를 측정한다.

중성지방은 심장병의 위험도를 높일 수 있다. 중성지방 수치가 경계(150~199mg/dL)에 있거나 높은(200mg/dL 이상) 경우는 치료가 필요할 수 있다. 바람직한 중성지방 수치는 150mg/dL 미만이다.

검사 목적은 무엇일까?

혈중 콜레스테롤과 중성지방(지질)의 수치를 측정한다. 바람직하지 않은 지질 수치는 심장마비 및 뇌졸중의 위험도를 높인다. LDL 콜레스테롤이 동맥벽에 지방 침착물(죽상판)을 너무 많이 형성하거나, HDL 콜레스테롤이 너무 적게 운반될 때 문제가 발생한다.

언제 얼마나 검사를 받아야 할까?

혈중 콜레스테롤 수치가 정상 범위 내에 있으면 최소 5년마다 검사를 받는다. 정상 범위를 넘어서는 경우는 콜레스테롤 검사를 더욱 자주 받아야 한다. 콜레스테롤 검사는 특히 고콜레스테롤혈증 또는 심장병 가족력이 있거나, 과체중이거나, 신체 활동이 부족하거나, 당뇨병이 있는 경우 중요하다. 이러한 요인은 질병 위험도를 증가시킨다.

수치는 무엇을 의미할까?

전미 콜레스테롤 교육 프로그램은 허용되는 수치와 위험도가 높은 수치를 판단하는 데 도움이 되는 지침을 마련했다. 그런데 개인의 건강 상태, 습관, 가족력에 따라 바람직한 수치의 범위는 달라질 수 있다. 자신에게 가장 적합한 콜레스테롤 수치가 얼마인지, 콜레스테롤 수치를 유지하거나 변화시키기 위해 할 수 있는 일이 무엇인지는 의사와 상담하도록 한다.

혈중 콜레스테롤 수치

총 콜레스테롤 수치*	총 콜레스테롤 분류
200 미만	정상
200~239	경계(다소 높음)
240 이상	높음

LDL 콜레스테롤 수치**	LDL 콜레스테롤 분류
100 미만	정상
100~129	거의 정상
130~159	경계(다소 높음)
160~189	높음
190 이상	매우 높음

HDL 콜레스테롤 수치***	HDL 콜레스테롤 분류
남성은 40 미만, 여성은 50 미만	위험
남성은 40~59, 여성은 50~59	적정
60 이상	좋음

*수치는 혈액 1데시리터당 콜레스테롤 밀리그램(mg/dL)으로 표시함.

**LDL은 저밀도 지단백을 의미함.

***HDL은 고밀도 지단백을 의미함.

출처: American College of Cardiology (2018), guideline on the Management of Blood Cholesterol

여성 건강검진 항목

다음 권장 주기는 이전 검진에서 결과가 정상이고 평균 위험도에 해당하는 사람을 기준으로 한다.

검사	50~59세	60~69세	70~79세	80세 이상
혈중 콜레스테롤	최소 5년	최소 5년	최소 5년	최소 5년
혈압	최소 2년	최소 2년	최소 2년	최소 2년
골밀도	의료진 문의	65세에 검진	의료진 문의	의료진 문의
유방 임상 진찰 및 유방 촬영	2년	2년	2년	2년
대장암	3~10년(검사에 따라 다름)	3~10년(검사에 따라 다름)	3~10년(검사에 따라 다름)	의료진 문의
구강	6개월~1년	6개월~1년	6개월~1년	6개월~1년
당뇨병	3년	3년	3년	3년

눈	2~4년(안경 또는 콘택트렌 즈를 착용하는 경우 1년)	65세까지는 2~4년, 65세 부터는 1~2년 (안경 또는 콘 택트렌즈를 착용하는 경 우 1년)	1~2년(안경 또 는 콘택트렌 즈를 착용하 는 경우 1년)	1~2년(안경 또 는 콘택트렌 즈를 착용하 는 경우 1년)
자궁경부질 세포검사	1~3년 또는 위험도에 따 라 검진 주기 연장	65세까지는 1~3년, 이 후는 의료진 문의	의료진 문의	의료진 문의

선택 검사 항목

검사	50~59세	60~69세	70~79세	80세 이상
청력	3년	3년	3년	3년
사람유두종바이 러스(HPV)	의료진 문의	의료진 문의	65세까지 음 성인 경우 검 사 불필요	65세까지 음 성인 경우 검 사 불필요
피부 검사	1년	1년	1년	1년
갑상샘 자극호르몬	의료진 문의	의료진 문의	의료진 문의	의료진 문의
트랜스페린 포화도 transferrin saturation	의료진 문의	의료진 문의	의료진 문의	의료진 문의
낙상 위험	의료진 문의	의료진 문의	의료진 문의	의료진 문의

남성 건강검진 항목

다음 권장 주기는 이전 검진에서 결과가 정상이고 평균 위험도에 해당하 는 사람을 기준으로 한다.

검사	50~59세	60~69세	70~79세	80세 이상
혈중 콜레스테롤	최소 5년	최소 5년	최소 5년	최소 5년
혈압	최소 2년	최소 2년	최소 2년	최소 2년
대장암	3~10년(검사에 따라 다름)	3~10년(검사에 따라 다름)	3~10년(검사에 따라 다름)	의료진 문의
구강	6개월~1년	6개월~1년	6개월~1년	6개월~1년
당뇨병	3년	3년	3년	3년
눈	2~4년 (안경 또는 콘택트 렌즈를 착용하는 경우 1년)	65세까지는 2~4년, 65세부터는 1~2년 (안경 또는 콘택트 렌즈를 착용하는 경우 1년)	1~2년 (안경 또는 콘택트 렌즈를 착용하는 경우 1년)	1~2년 (안경 또는 콘택트 렌즈를 착용하는 경우 1년)
전립샘특이항원(PSA) 및 직장수지검사	의료진 문의	의료진 문의	의료진 문의	의료진 문의

선택 검사 항목

검사	50~59세	60~69세	70~79세	80세 이상
청력	3년	3년	3년	3년
피부 검사	1년	1년	1년	1년
갑상샘 자극호르몬	의료진 문의	의료진 문의	의료진 문의	의료진 문의
트랜스페린 포화도 transferrin saturation	의료진 문의	의료진 문의	의료진 문의	의료진 문의
낙상 위험	의료진 문의	의료진 문의	의료진 문의	의료진 문의

혈압 측정

혈압 검사(팽창식 커프_{cuff}를 팔에 감는 방식)는 심장이 동맥으로 혈액을 뿜어 낼 때 발생하는 최고 압력(수축기 혈압)과 심장 박동 사이 휴식기에 측정된 동맥의 압력(이완기 혈압)을 측정한다.

검사 목적은 무엇일까?

혈압 검사는 고혈압을 진단하는 데 활용된다. 혈압이 높은 경우, 이를 발견하지 못하고 방치하는 기간이 길어질수록 심장마비, 뇌졸중, 신장 손상 등 여러 질병의 위험도가 상승한다.

언제 얼마나 검사를 받아야 할까?

혈압은 최소 2년마다 확인하며, 그 외에도 의료진을 만날 때마다 검사를 받을 확률이 높다. 혈압이 상승하면 의료진이 검사 주기의 단축을 권장할 수 있다. 흑인이거나, 과체중이거나, 신체 활동이 부족하거나, 고혈압 가족력이 있는 등 위험 요인이 있는 경우 검사가 특히 중요하다.

혈압이 높은 경우는 의료진이 집에서 가정용 혈압 측정기를 사용해 혈압을 관리하도록 요청할 수 있다. 이는 의료기관에서 측정한 혈압 수치가 더 높은 경향이 있기 때문이다. 모든 가정용 기기가 동일한 성능을 보이는 것은 아니므로, 의료진과 상의해 신뢰할 수 있는 기기를 구입해야 한다.

수치는 무엇을 의미할까?

모든 연령대의 성인에게 이상적이거나 정상적인 혈압은 수축기 혈압이 120mmHg 미만, 이완기 혈압이 80mmHg 미만이다.

혈압 수치

최고 혈압(수축기)	최저 혈압(이완기)	분류
120 미만* 그리고	80 미만	정상**
120~129 그리고	80 미만	주의
130~139 또는	80~89	고혈압 1기
140 이상 또는	90 이상	고혈압 2기
180 이상 그리고/또는	120 이상	응급성 고혈압

*수치는 수은주밀리미터(mmHg) 단위로 표시됨.

**'정상'은 심혈관 위험도 측면에서 권장되는 범위를 의미함.

출처: P. K. Whelton et al. (2017), guideline for the Prevention, Detection, Evaluation, and Management of High Blood Pressure in Adults

골밀도 측정

골밀도 검사는 엑스선으로 허리와 엉덩이 부위, 손목 또는 발뒤꿈치에 있는 뼈의 일부에 칼슘 및 기타 무기질이 몇 그램이 들어 있는지 측정한다.

검사 목적은 무엇일까?

골밀도 검사는 골다공증을 발견하는 데 활용된다. 골다공증은 여성에게 가장 흔히 발견되는 질환으로, 골질량이 점진적으로 감소해 뼈가 약해지고 골절될 가능성이 증가한다. 골다공증은 특히 고관절, 척추, 손목의 골절 위험도를 높인다.

골밀도 검사에는 다양한 촬영 기법이 이용된다. 그러한 기법에는 이중에너지 방사선 흡수측정dual-energy X-ray absorptiometry, DXA, 컴퓨터 단층촬영CT이 있다.

언제 얼마나 검사를 받아야 할까?

여성은 완경 후, 보통 65세에 기본 검사를 받아야 한다. 그런데 골다공증 가족력이나 기타 위험 요인이 있는 경우 더 일찍 검사를 받는 것이 좋다.

골다공증의 위험 요인으로는 고령 외에 조기 완경, 자주 또는 장기간의 스테로이드 약물 사용, 흡연, 저체중, 골절 병력 등이 있다. 자신에게 맞는 검사 일정을 의료진과 상담한다.

수치는 무엇을 의미할까?

T-점수는 정상 골밀도와 비교하면 얼마나 차이가 나는지를 의미한다. 정상 골밀도는 일생에서 골질량이 가장 높은 시기인 30대의 평균 골질량을 기준으로 삼는다. 최대 골질량은 사람마다 다르며 유전, 성별, 인종 등 여러 요인의 영향을 받는다. 남성은 여성보다 골질량이 높

은 경향이 있으며, 백인과 아시아인은 일반적으로 흑인과 라틴아메리카인보다 골밀도가 낮다.

- T-점수가 -1 이상 ~ +1이면 정상 골밀도로 간주되며, 골절 위험이 낮음을 의미한다.
- T-점수가 -2.5 초과 ~ -1 미만이면 골밀도가 상대적으로 낮음을 의미한다.
- T-점수가 -2.5 이하면 골다공증이 있으며 골절 위험도가 높음을 의미한다.

유방 임상 진찰 및 유방 촬영

이 두 가지 검사는 일반적으로 함께 시행된다. 유방 임상 진찰은 대체로 건강검진의 고정 항목에 속하며, 의사가 여성의 유방과 겨드랑이를 직접 진찰한다. 유방 촬영은 유방을 판 사이에 넣고 압박해 유방 조직을 펼친 상태에서 조직을 엑스선으로 촬영하는 검사법이다.

검사 목적은 무엇일까?

유방 임상 진찰은 유방에서 암과 전암성 변화를 발견하는 데 활용된다. 이 검사에서 의사는 유방을 진찰하며 덩어리, 색 변화, 피부 이상, 유두의 변화를 찾는다. 그런 다음 겨드랑이에서 림프절이 부어 있는지 확인한다.

유방 촬영은 유방 임상 진찰에서 발견하기에 크기가 너무 작은 덩어리와 석회화(때때로 초기 유방암의 첫 번째 징후)를 발견할 수 있다.

언제 얼마나 검사를 받아야 할까?

40세 이전 여성은 최소 3년마다 유방 임상 진찰을 받아야 한다. 40세 이상 여성은 매년 검사받는 것이 가장 좋다. 나이가 많거나 유방암 가족력이 있는 등 유방암 위험 요인이 있는 경우 정기 유방 검진을 받는 것이 특히 중요하다.

유방 촬영을 시행하는 최적의 검진 일정에 대해서는 의견이 분분하다. 미국 질병예방특별위원회에서 제시한 지침에 따르면, 유방암 위험이 평균인 여성의 경우 40세부터 2년마다 유방 촬영을 권장한다. 이 지침은 미국암협회의 지침과는 약간 다르다. 미국암협회에서는 유방암 위험도가 평균인 여성의 경우 40세부터 매년 유방 촬영을 권장한다.

메이오 클리닉에서는 현재 미국암협회 지침에 따라 40세부터 매년 유방 촬영을 권장하고 있다. 유방 촬영이 완벽한 검사는 아니지만, 유방암을 조기에 발견할 수 있는 가장 좋은 도구다.

자신에게 알맞은 검진 일정을 알고 싶다면 의료진과 상담한다. 유방암 가족력이 있거나 과거 유방 조직 검사에서 비정상적인 결과가 나온 적이 있는 경우는 유방 촬영을 정기적으로 받는 것이 특히 중요하다.

유방이 민감한 경우 검사 1~2시간 전에 진통제를 복용하면 불편함을 완화하는 데 도움이 될 수 있다. 겨드랑이 탈취제는 유방 촬영 당일에 사용하면 결과 정확도에 영향을 미치므로 사용하지 않는다.

대장암 검진

대장암 진단에는 다양한 검사가 활용될 수 있다. 이러한 검사 가운데 한 가지를 선택하거나, 여러 가지를 조합해서 받으면 된다.

- 대장내시경술: 길고 유연한 관을 직장에 삽입한다. 의사는 관 끝에 있는 작은 비디오카메라로 대장 전체 내부에서 변화나 이상을 찾을 수 있다. 대장내시경술은 약 30~60분 정도 소요되며, 문제가 발견되지 않고 대장암 위험도가 증가하지 않는 경우 대개 10년마다 재검사한다.
- 대변 DNA: 대변 DNA 검사는 대변 샘플을 관찰해 암 또는 전암성 상태를 암시하는 세포의 DNA 변화를 찾는다. 또한 대변에 혈액이 있는지 확인한다. 집에서 대변 샘플을 채취하고 검사를 위해 실험실로 보내면 된다. 대변 DNA 검사는 일반적으로 3년마다 반복한다.
- 대변잠혈검사FOBT 또는 대변면역화학검사FIT: 대변잠혈검사와 대변면역화학검사는 대변 샘플에 숨은 혈액(잠혈)이 있는지 확인하는 검사다. 이 검사는 일반적으로 매년 반복한다.
- 가상대장내시경술CT(대장조영술): CT 촬영으로 복부 기관의 단면 이미지를 얻으면, 의사가 결장과 직장의 변화나 이상을 찾는 검사다. 선명한 이미지를 얻기 위해 카테터catheter를 직장 내부에 삽입하여 공기나 이산화탄소로 대장을 채운다. 이 검사는 약 10분 소요되며 일반적으로 5년마다 반복한다.

검사 목적은 무엇일까?

이 검사들은 대장 내벽에서 암 또는 전암성 종양(용종)을 찾는 데 활용된다. 일부 사람들은 부끄럽거나 불편하다는 이유로 대장암 검사를 꺼린다. 그러나 전암성 용종을 발견하고 제거해 암이 발병하지 않도록 막으며 생명을 구할 수 있다.

언제 얼마나 검사를 받아야 할까?

대장암 발병 위험도가 평균인 경우는 45세부터 10년마다 검사를 받는다. 검사 주기는 검사 유형에 따라 달라진다.

자신의 건강 상태를 고려할 때 가장 적합한 검사 방법과 주기를 알고 싶다면 의료진과 상담하자. 대장암 발병 위험도가 증가하면, 의사는 지침보다 이른 나이에 검진 시작을 권장할 수 있다.

구강 검사

치과 의사가 치아를 진찰하고 혀, 입술, 입속을 검사한다.

검사 목적은 무엇일까?

구강 검사는 충치, 이갈이 같은 문제와 치주 질환 같은 질병을 찾기 위해 시행한다. 치과 의사는 또한 암을 암시하는 병변 및 입안의 기타 이상 징후를 발견한다.

언제 얼마나 검사를 받아야 할까?

6개월에서 1년마다 또는 치과 의사의 권고에 따라 치과 검진을 받자. 불소가 포함되지 않은 식수를 마시거나, 흡연하거나, 알코올이나 다량의 당분이 함유된 음료를 마시거나, 당분이 많은 음식을 섭취하는 경우 정기적인 치과 검진이 특히 중요하다.

당뇨병 검진

당뇨병 검사는 일반적으로 공복 혈당 검사와 A1C 검사라는 두 가지 혈액 검사가 주로 활용된다. 공복 혈당 검사는 밤새 또는 최소 8시간 동안 공복을 유지한 뒤 혈액 내 당(포도당) 수치를 측정한다. A1C 검사는 당으로 코팅된 헤모글로빈(산소를 운반하는 적혈구 내 단백질)의 비율을 측정하며, 이 측정값은 지난 2~3개월 동안의 평균 혈당 수치를 의미한다.

검사 목적은 무엇일까?

당뇨병 검진은 높은 포도당 수치(고혈당)를 진단할 수 있는데, 포도당 수치가 높으면 심장과 순환계를 손상시킬 수 있다.

언제 얼마나 검사를 받아야 할까?

45세까지 기본 검진을 받는다. 결과가 정상이면 3년마다 혈당 수치를 다시 확인한다. 당뇨병 가족력이나 비만과 같은 기타 위험 요인이 있는 경우 의료진은 더 어린 나이에 자주 검사받을 것을 권장할 수 있다. 심한 갈증, 잦은 배뇨, 원인 불명의 체중 감소, 피로감, 상처나 타박

상의 느린 치유 속도 등 당뇨병의 징후와 증상이 있는 경우도 검진을
받는 것이 좋다.

수치는 무엇을 의미할까?

모든 연령대의 성인은 정상 혈당 수치가 혈액 1데시리터당 포도당
70~100밀리그램mg/dL이다. 독립된 검사를 2번 시행한 결과 혈당 수치
가 126mg/dL 이상이면 당뇨병을 진단받을 가능성이 높다.

당뇨병이 없는 사람의 경우 A1C는 정상 수치가 4.5~6%이다. 독립
된 검사를 2번 시행한 결과 A1C 수치가 6.5% 이상이면 당뇨병이 있음
을 나타낸다.

당뇨병 검사 수치

	혈당 수치	A1C
정상	100mg/dL 미만	5.7% 미만
당뇨병 전단계*	100~125mg/dL	5.7~6.4%
당뇨병	독립된 검사에서 126mg/dL 이상으로 2회 측정	독립된 검사에서 6.5% 이상으로 2회 측정

*당뇨병 전단계는 혈당 수치가 정상보다 높고 당뇨병 위험도가 상승한다
는 것을 의미함.
출처: American Diabetes Association, 2021

눈 진찰

눈 진찰 중에는 시력 검사표를 읽고, 특정 시각적 이미지를 찾으며, 안약으로 동공을 확장하는 검사를 시행한다. 안과 전문의는 검안경이라는 기구로 눈 안쪽을 관찰하고, 안압검사라는 무통증 검사법으로 안구 내부의 압력을 확인한다.

검사 목적은 무엇일까?

안과 의사나 검안사가 시력을 검사하면, 시력 문제가 발생할 위험이 있는지 확인할 수 있다.

언제 얼마나 검사를 받아야 할까?

안경이나 콘택트렌즈를 착용하는 경우 1년에 1번씩 눈 검사를 받는다. 시력 교정을 하지 않고 눈 질환의 위험 요인이 없는 경우, 65세까지 2~4년마다 검사를 받는다. 65세 이후에는 1~2년마다 검사받는 것이 가장 좋다.

정기적인 눈 검진은 당뇨병, 고혈압, 녹내장, 백내장, 노인성 황반변성의 가족력이 있는 경우 특히 중요하다.

자궁경부질세포검사

이 검사에서는 의료진이 플라스틱 또는 금속 재질의 검경을 질에 삽입해 자궁경부를 관찰한다. 그런 다음 부드러운 브러시로 자궁경부에서 세포 몇 개를 부드럽게 긁어내고 슬라이드글라스나 병에 담은 후

분석을 위해 실험실로 샘플을 보낸다.

검사 목적은 무엇일까?

자궁경부질세포검사는 자궁경부에서 암과 전암성 변화를 찾는다. 이 검사는 일반적으로 골반 진찰과 함께 시행된다. 30세 이상 여성의 경우 자궁경부암을 유발할 수 있는 흔한 성병인 사람유두종바이러스HPV 검사와 자궁경부질세포검사를 함께 받을 수 있다. 때에 따라서는 자궁경부질세포검사 대신 HPV 검사를 시행한다.

언제 얼마나 검사를 받아야 할까?

의료진은 일반적으로 21~65세 여성에게 3년마다 자궁경부질세포검사를 권장한다. 30세 이상 여성은 자궁경부질세포검사와 HPV 검사를 함께 시행하는 경우 5년마다 자궁경부질세포검사를 받을 수 있고, 자궁경부질세포검사 대신 HPV 검사를 받을 수도 있다.

흡연, 성병 감염, 여러 파트너와의 성적 접촉, 자궁경부암과 질암 또는 외음부암의 병력이 있는 경우 자궁경부질세포검사를 정기적으로 받는 것이 특히 중요하다. 그러한 경우 의료진은 검사 주기의 단축을 권장할 수 있다.

비암성 질환으로 자궁절제술을 받은 적이 있다면 정기적인 자궁경부질세포검사는 필요하지 않다. 또한 65세 이상이거나, 지난 10년간 검사 결과가 정상이었거나(최근 3회 검사 포함), 자궁경부암 발병 위험도가 높지 않은 경우에도 자궁경부질세포검사는 필요하지 않다. 검사가 필요한지 확신할 수 없는 경우는 의료진에게 문의한다.

전립샘특이항원 PSA 및 직장수지검사

전립샘특이항원 PSA 검사는 전립샘에서 분비되는 특정 단백질의 양을 측정하는 혈액 검사다. 직장수지검사는 의료진이 손으로 전립샘을 만져 보면서 비대, 누름 통증, 덩어리, 딱딱한 부분이 있는지 확인하는 진찰법이다.

검사 목적은 무엇일까?

직장수지검사로는 전립샘비대나 전립샘암을 발견할 수 있다. 의료진이 전립샘비대라고 말해도 놀라지 말자. 50대 이상 남성의 절반 이상은 양성전립샘비대 BPH라는 비암성 질환으로 전립샘이 비대해진 상태다.

PSA 검사를 시행한 결과 수치가 높으면 전립샘암을 암시하는 것일 수 있다. 그러나 다른 질환으로도 PSA 수치는 상승할 수 있다.

언제 얼마나 검사를 받아야 할까?

PSA 검사를 받아야 하는 사람과 받지 않아도 되는 사람에 관한 권고 사항은 전문 기관마다 다르다. PSA 검사를 권장하는 기관은 40세에서 75세 사이의 남성, 인종과 가족력의 영향으로 전립샘암 위험도가 높은 젊은 남성을 대상으로 매년 검사받기를 장려한다. 자신에게 PSA 검사가 필요한지 알고 싶다면 의료진과 상담한다.

수치는 무엇을 의미할까?

아래에 수록된 PSA 척도는 메이오 클리닉에서 시행하는 PSA 검사를 기준으로 설정된 PSA 정상 수치의 상한선을 나타낸다. PSA 수치가 해당 연령의 정상 상한선을 초과하는 경우, 대처 방안에 관해 의료진과 상의하도록 한다. PSA 수치가 정상 범위에 있지만 최근 급격히 상승한 경우도 추가 검사가 필요할 수 있다.

전립샘특이항원 PSA 수치

메이오 클리닉 비뇨기과 전문의는 다음과 같이 연령에 따라 조정된 척도를 활용해 PSA 결과가 정상 범위 내에 있는지 확인한다. 해당 결과는 메이오 클리닉에서 시행하는 검사를 기반으로 한다. 정상으로 여겨지는 수치의 상한선은 나이가 들수록 증가한다.

나이	상한선
40세 이하	2.0*
40~49세	2.5
50~59세	3.5
60~69세	4.5
70~79세	6.5
80세 이상	7.2

*수치는 밀리리터당 나노그램(ng/mL) 단위로 표시됨.
출처:메이오 클리닉

나에게 필요한 선택 검사 찾기

다음 검진은 개인의 건강 상태와 위험 요인에 따라 일부에게만 권상된다. 이러한 검사 가운데 자신에게 적합한 검사가 있는지 의료진과 상담하자.

전신 피부 진찰

전신 피부 진찰은 의사가 검사 대상자의 피부를 머리부터 발끝까지 진찰하며 모양이 불규칙하거나, 색이 다양하거나, 형태가 비대칭이거나, 연필 끝에 달린 지우개보다 크기가 크거나, 출혈이 있거나, 이전 진찰 이후 변화가 생긴 점이나 반점이 있는지 찾는 검사다.

피부 진찰의 목적은 피부암의 징후 또는 피부암 위험을 높이는 기타 피부 변화를 발견하는 것이다. 20대와 30대에는 3년마다 전신 피부 진찰을 받아야 한다. 40대가 되면 2년, 50대가 되면 매년 진찰을 받아야 한다.

점이 많거나, 피부가 하얗거나, 햇빛에 피부가 손상되었거나, 피부암 가족력이 있거나, 유년기나 청소년기에 2번 이상 일광 화상을 입은 적이 있는 경우는 피부암 정기 검진을 받는 것이 특히 중요하다. 이러한 요인은 피부암 발병 위험도를 증가시킨다.

청력 검사

청력 검사는 의료진이 검사 대상자에게 다양한 음량 및 주파수의 언어와 소리를 들려주면서 얼마나 잘 알아듣는지 확인하는 검사다. 이 검사의 목적은 나이가 들수록 흔해지는 청력 소실 여부를 확인하는 것이다.

50세까지는 10년마다 청력 검사를 받자. 50세부터는 3년마다 청력 검사를 받는다. 업무 또는 여가 활동 중 소음에 노출되거나, 귀에 감염이 자주 발생했거나, 60세 이상인 경우 청력 검사가 특히 중요하다. 이러한 요인은 청력 소실의 위험도를 높인다.

간염 검진

만성 B형 또는 C형 간염을 검진하는 데 활용되는 간단한 혈액 검사다. 간염은 간에 발생하는 염증이다. 바이러스 감염이 원인인 만성 B형 또는 C형 간염에 걸린 사람은 간 질환과 간암의 위험도가 더 높다.

B형 또는 C형 간염의 위험 요인이 하나 이상 있는 경우 기본 검사를 받도록 한다. 그러한 위험 요인에는 인간의 혈액이나 체액에 노출되는 것, 여러 파트너와 성적 접촉하는 것, 1993년 이전에 수혈을 받은 것, B형 간염이 흔한 지역에 거주하거나 여행하는 것 등이 있다.

사람유두종바이러스 검진

이 검사는 자궁경부암에 대한 선택 검사로, 대개 자궁경부질세포검사와 함께 시행된다. 검사 목적은 고위험군 사람유두종바이러스HPV의 존재 여부를 확인하는 것이다. 거의 모든 자궁경부암은 고위험군 사람유두종바이러스가 일으킨 감염과 관련이 있다. HPV 검사는 자궁경부질세포검사 시 자궁경부 세포를 채취할 때와 동일한 방법으로 시행되며, 실제로 두 검사를 동시에 진행할 수도 있다.

자궁경부질세포검사에서 비정상 세포가 발견되었지만 HPV 검사를 동반하지 않은 경우는 HPV 검사를 요청해야 한다. HPV 감염을 완치하는 치료법은 아직 밝혀지지 않았지만, 감염이 유발한 자궁경부의 변화는 치료할 수 있다.

갑상샘자극호르몬 검사

이 간단한 혈액 검사는 혈액 내 갑상샘자극호르몬TSH 수치를 측정해 갑상샘이 제대로 기능하고 있는지 확인할 수 있다. TSH는 뇌의 뇌하수체에서 분비하는 호르몬으로, 갑상샘을 자극해 타이록신thyroxine이라는 호르몬을 생성한다. 때때로 갑상샘은 타이록신을 너무 적게 생성하거나(갑상샘기능저하증), 너무 많이 생성한다(갑상샘기능항진증).

전문가들은 갑상샘자극호르몬 검사로 이점을 얻을 수 있는 대상자와 검진 시작 나이에 관해 의견이 엇갈린다. 자신에게 적합한 검진 일정이 궁금하다면 의료진과 상담하자. 콜레스테롤 수치가 높거나, 갑상샘 질환에 가족력이 있거나, 과민성 또는 무기력 등 갑상샘 질환 증상이 있는 경우는 일반인보다 자주 검사를 받아야 할 수 있다.

철결합글로불린 포화도 검사

이 간단한 혈액 검사는 혈류에서 철 결합 단백질(철결합글로불린)과 결합한 철의 양을 측정한다. 이 검사는 체내에 철이 너무 많이 저장되는 질환이자 철과잉증이라고도 불리는 혈색소증을 발견할 수 있다. 과도한 철은 장기를 손상시키고 당뇨병, 심장병, 간 질환을 유발할 수 있다. 혈색소증은 잘 알려지지 않았지만 치료가 가능한 유전 질환이다.

의료진은 혈색소증을 정기적으로 검사하지 않는다. 그러나 혈색소증 가족력이 있거나, 혈색소증이 유발하는 질환이 있는 사람은 의료진과 검사에 관해 상담하자. 혈색소증이 유발하는 질환에는 관절 질환, 심각하고 지속적인 피로, 심장병, 간효소 수치의 상승, 발기장애, 당뇨병 등이 있다. 일부 전문가는 30세 전후에 기본 검사를 받고 주기적으로 검사받기를 권장한다.

낙상평가

노년층에게는 낙상이 위험할 수 있다. 낙상은 흔히 노화에서 피할 수 없는 부분으로 여겨지지만, 많은 경우 예방할 수 있다.

의료진은 낙상 위험 평가를 통해 위험 요인을 파악하고, 이를 예방하기 위한 권장 사항을 제시한다. 다양한 의료기관에서는 65세 이상 모든 성인에게 낙상 위험 평가를 권장한다. 일부 대상자는 의료진이 정기적으로 평가를 반복할 수도 있다.

의료진은 여러 검사와 도구를 이용해 균형 감각, 근력, 보행 패턴 등을 평가하고 낙상 위험을 판단한다. 그리고 낙상 위험이 있다고 진단되면, 다음과 같은 검사를 시행하도록 요청할 수 있다.

- 30초간 의자에서 일어서기: 검사 대상자는 팔을 써서 몸을 지탱하지 않도록 팔짱을 끼고 의자에 앉는다. 검사 대상자가 30초 동안 의

자에서 일어서고 앉기를 반복하면, 평가자는 그 횟수를 기록한다.

- 일어서서 걷기: 검사 대상자는 팔걸이가 있는 의자에 앉는다. 평가자가 시작 신호를 주면, 검사 대상자는 의자에서 일어나 평소 걸음걸이로 3미터를 걸은 뒤 다시 의자로 돌아와 앉는다. 이 과정에 시간이 오래 걸릴수록 낙상 위험도가 증가한다.

- 4단계 균형 감각 검사: 검사 대상자는 네 가지 다른 자세를 각 10초씩 유지한다. 자세 난이도는 제각각 다르며, 마지막 자세는 한 발로 서는 자세다.

- 인지 검사: 검사 대상자는 사고에 문제가 있는지 확인하는 간단한 인지 평가를 받는다.

수술이 필요한 경우

수술을 받아야 한다는 말은 많은 궁금증과 불안감을 불러일으킬 수 있다. 환자는 질환 및 치료의 선택지에 관한 세부 정보 외에, 편안히 치료받는 데 필요한 다른 사항도 알고 싶을 것이다. 올바른 외과 의사와 외과 병원은 그러한 환자의 불안 해소에 도움을 줄 뿐만 아니라 수술 후 합병증의 위험도 낮출 수 있다.

다음은 수술에 관한 결정을 내리는 과정에서, 외과 의사에게 확인해야 하는 다섯 가지 질문이다.

1. 의사가 이 수술을 집도할 수 있는 경력을 갖추었는가?

심혈관 수술 같은 특정 유형의 수술을 집도할 경우, 어느 정도의 경험이 있는지 의사에게 확인할 수 있다.

2. 수술 전에 몸 관리를 하면 도움이 될까?

운동선수는 성공으로 향하는 길이 최적의 몸 상태라는 점을 안다. 수술을 앞둔 환자도 마찬가지다. 수술 준비를 돕기 위해, 의사는 선행 재활을 권장할 수 있다. 이는 수술 전에 영양 상태를 개선하고 근육을 키우기 위해 노력하는 기간이다. 휠체어를 탄 환자도 선행 재활을 실천하면 통계적으로 수술 결과가 더 좋아진다. 연구에 따르면 노쇠는 합병증을 일으키고, 수술 후 회복을 더디게 하는 위험 요인이다. 심각한 과체중인 환자는 체중을 감량하면 수술 후 거의 모든 주요 합병증의 위험도를 낮출 수 있다.

3. 흡연자여도 상관없을까?

흡연은 감염, 더딘 회복, 폐렴 및 심혈관 문제 등 수많은 수술 합병증의 위험 요인이다. 수술 한 달 전부터 2주 전에만 담배를 끊어도 효과가 있다. 수술 전에 담배를 몰래 피웠다가는 수술이 취소될 수도 있다. 일부 수술, 예컨대 피부 이식을 통한 재건 성형 수술의 경우는 니코틴을 사용하면 수술 결과가 나쁠 위험성이 크게 상승하는 까닭에, 환자는 수술 당일 니코틴 검사를 받을 수도 있다. 검사 결과 니코틴 양성이면, 니코틴 음성일 때까지 수술이 취소된다.

4. 수면무호흡이 있는 경우 어떻게 해야 할까?

수술을 받는 고령 환자 5명 중 최대 1명은 폐쇄수면무호흡이 있으며, 폐쇄수면무호흡 질환자는 수술 후 합병증 발생률이 높은 것으로 나타났다. 수면무호흡이 있는 경우는 외과 의사가 이 사실을 알고 있는지 확인하자. 지속적 기도양압(CPAP) 장치로 치료받는 경우는 입원 기간에 장치를 지참한다. 그리고 수면무호흡의 위험이 크거나 걱정된다면, 수술 전에 수면무호흡 검사를 받도록 요청하자.

5. 입원 기간을 단축하기 위해 할 수 있는 일이 있을까?

합병증을 예방하는 방안을 실천하면 입원 기간을 줄이는 데 도움이 될 것이다. 수술 부위 감염은 장기 입원의 주요 원인이지만 예방 가능하다. 메이오 클리닉 대장외과의 연구에 따르면, 환자가 수술 전날과 당일에 소독 세정제로 샤워하는 것만으로도 감염 위험을 줄이는 데 도움이 된다고 한다. 회복 기간이 짧은 최소침습수술(수술 시 절개 부위를 최소화하는 수술 방법-옮긴이)이 가능한지 의사에게 문의하자. 카테터 사용이 줄어들고, 아편유사제 사용 제한 또는 중단을 가능케 하는 새로운 통증 조절법이 개발되는 등 개선이 이루어진 덕분에 많은 환자가 수술 당일 저녁에 일어나 도움을 받으며 걸을 수 있게 되었다.

의료진과 환자는 하나의 팀이다

총체적 건강 관리 및 질병 예방의 핵심은 의료 서비스의 모든 측면을 감독하는 의료진과 좋은 관계를 지속적으로 유지하는 것이다. 이상적인 의료진은 환자와 환자 가족의 병력은 물론 환자 건강에 영향을 미치는 생활 환경과 근무 환경을 잘 아는 사람이다.

최적의 치료는 일반적으로 환자와 의료진이 팀을 이루어 환자에게 가장 적합한 치료법을 파악할 때 이루어지며, 이를 의료계에서는 공동 의사 결정이라 한다. 이러한 팀의 주요 목표는 건강과 기존 질환을 관리하는 최적의 방법에 관해 환자와 의사가 같은 생각을 갖고, 불필요하거나 안전하지 않은 치료를 피하며, 환자가 치료에 편안함을 느낄 수 있도록 돕는 것이다. 의료진과 좋은 관계를 구축하려면 다음을 고려해야 한다.

- 진료 예약 시간을 지킨다: 진료를 취소해야 하는 경우 최소 24시간 전에 취소하고, 진료 시간에 맞춰 도착하도록 한다. 때때로 의료진은 응급 상황에 대처하기 위해 자리를 비울 수 있음을 기억하자.

- 진료를 준비한다: 의료기관에 방문하기 전에 궁금한 문제 몇 가지를 미리 메모해 둔다. 개인 또는 가족의 병력과 관련된 변화가 있다면 미리 이야기할 준비를 한다.

- 의사의 모든 질문에 솔직하고 숨김없이 대답한다: 이는 의사가 환자의 건강을 추적 관찰하고, 건강 위험을 평가하며, 필요한 경우 적절한 진단을 내리는 데 도움이 된다. 의사가 흡연, 음주, 약물 사용, 성생활 등 민감한 문제를 질문해도 솔직해야 한다. 의사가 환자에게 도움을 주려면 환자의 삶에 무슨 일이 일어나고 있는지 정확하게 파악해야 한다.

- 의사의 말을 이해했는지 확인한다: 이해하지 못하는 내용이 있으면, 이해할 수 있을 때까지 의사에게 명확히 설명해 달라고 요청한다. 의사가 권장하는 사항과 그 이유를 알아야 한다. 기억이 나지 않을 것 같으면 기록해 둔다.

- 권장 사항을 따른다: 약이나 다른 형태의 치료를 처방받은 경우, 권장되는 치료법을 따른다. 인내심을 가질 필요가 있다. 때로는 치료 효과가 나타날 때까지 시간이 걸리기도 한다. 그러나 부작용이 발생하거나 증상이 악화되면 의료진에게 문의한다.

올바르게 약 복용하기

운이 좋으면 약을 먹지 않아도 된다. 하지만 나이가 들수록 약을 복용해야 할 확률은 상승한다. 약은 건강을 유지하는 데 중요한 역할을 하며, 약을 먹는다고 해서 건강이 나빠지는 것은 아니다. 그런데 치유력이 있는 거의 모든 것은 잘못 사용되었을 때 해를 끼칠 수 있다. 약을 정기적으로 복용하는 경우는 다음의 주요 사항을 기억하자.

• 의료진에게 최신 정보를 제공한다: 일반의약품, 비타민, 보충제 등 자신이 복용하는 약을 의료진이 전부 알고 있는지 확인한다. 진료받기 전 의사에게 처방약, 일반의약품, 비타민, 보충제 등 복용하는 모든 약을 알리거나, 진료 시 약병을 지참한다. 이러한 정보를 바탕으로 의사는 복용하는 약들이 해로운 상호작용을 일으키는 것은 아닌지 확인할 수 있다.

• 복용 중인 약과 복용 이유를 알아 둔다: 약을 복용할 때마다 무슨 약인지, 왜 복용하는지, 복용 방법과 기간은 어떠한지 알아야 한다. 복용 일지를 작성해 휴대하면 도움이 될 수 있다.

• 다약제 복용을 주의한다: 나이가 들면 우리 몸은 어렸을 때와 다르게 약에 반응할 수 있다. 특히 처방전을 여러 개 받는 경우 문제가 된다. 다섯 가지 이상의 약을 복용하는 것을 다약제 복용이라 하는데, 이는 처방 연쇄prescribing cascade로 이어질 수 있다. 처방 연쇄란 의사가 약물 부작용을 새로운 질환으로 오해하고 이를 치료하기 위해 다른 약

을 처방을 하는 것이다. 연구에 따르면 약을 더 많이 복용할수록 부작용 발생 가능성이 상승한다.

- 약국 쇼핑을 하지 않는다: 가능하다면 약국 한 곳에서 모든 처방약을 조제한다. 그러면 약사가 약물의 중복 또는 잠재적 부작용을 발견하는 데 도움이 된다. 의약품의 라벨에 지침이 불분명하게 표시된 경우는 약사에게 명확히 설명해 달라고 요청한다. 처방전이 예상한 것과 다른 경우에도 약사에게 문의한다.

- 지시대로 약을 복용한다: 의사가 지시하지 않는 한, 몸 상태가 좋아져도 약 복용을 중단하면 안 된다.

- 상호작용을 피한다: 알코올, 뜨거운 음료, 비타민 또는 무기질 보충제와 동시에 약을 복용하면 안 된다. 이러한 조합은 약물 상호작용에 부정적 영향을 미칠 수 있다. 또한 의사가 그러한 지시를 하지 않았다면, 약을 음식과 섞어 먹어도 안 된다.

- 약을 안전한 장소에 보관한다: 약을 욕실, 주방 조리대 근처, 창문턱이나 차 안에 보관하면 안 된다. 습기, 열, 직사광선은 약의 강도를 변화시킬 수 있다. 바람직한 보관 장소는 어린이와 반려동물이 접근하지 못하는 키 큰 주방 수납장이나 침실 서랍장이다. 또한 약은 원래 용기에 보관해야 한다.

일반의약품이라도 오용하면 부작용을 일으켜 위험할 수 있다. 보충제를 비롯한 일반의약품을 복용할 때도 전문의약품과 동일한 안전 예방 조치를 따른다.

18장

한발 앞서 계획하라

은퇴 이후 삶에 대하여

은퇴는 때때로 인생의 세 번째 단계라고 언급된다. 전통적으로 은퇴는 직장 생활을 마치고 새로운 지평을 향해 떠나는 시기다. 많은 사람이 현직에서 은퇴한 뒤 남은 인생에서 무엇을 할 것인지 상상하며 수십 년을 보낸다. 현실적으로 노년기를 어떻게 잘 보내는지는 그 시간을 얼마나 잘 계획했느냐에 좌우되는 경우가 많다.

• • •

계획을 제대로 세우지 않은 상황에서 마음의 준비 없이 은퇴하면 은퇴 후의 삶은 스트레스가 될 것이다. 반대로 계획을 철저히 세우면 노년기에 겪게 되는 많은 어려움을 피할 수 있다. 부유한 상태는 아니더라도, 노년기를 즐길 수 있으려면 재정과 건강보험, 생활 준비를 꼼꼼히 해야 한다. 사전연명의료의향서 advance directive 같은 주요 서류를 처리하는 것도 중요하다.

오늘날 은퇴는 부모 세대나 조부모 세대가 겪은 은퇴와 다르다. 1935년만 해도 기대수명이 약 63세였으므로 사람들 대부분이 은퇴 후 몇 년밖에 살지 못했다. 반면 현재 60대 중반에 은퇴하는 많은 미국인들은 은퇴 후 인생의 4분의 1에서 3분의 1을 살아야 한다. 은퇴한 뒤 보내야 하는 시간이 너무 길기 때문에 하루를 채우는 활동과 생활에는 돈이 필요할 수밖에 없다.

이러한 이유로 많은 사람에게 은퇴는 설레면서도 두려운 존재다. 새로운 관심사와 취미, 여행과 모험, 가족 및 친구들과 보내는 더 많은 시간 등 다양한 기회가 주어진다는 점에서 설레지만, 은퇴 후 발생할 수 있는 재정적 문제와 생활양식의 변화를 생각하면 두렵다.

은퇴 계획을 세우기에 너무 이른 시기란 없다. 사실 일찍 시작할수록 좋다. 꿈을 현실로 구현하고 노년기와 관련된 다양한 문제를 해결하려면 미리 준비하는 것이 바람직하다.

이번 장에서는 원활한 은퇴 전환을 위해 은퇴하기 전 고려해야 하는 사항을 중점적으로 다룬다.

은퇴할 준비가 되었는가?

은퇴에 가장 적합한 나이는 따로 정해져 있지 않다. 긍정적 요인과 부정적 요인을 포함한 다양한 요인은 인생의 중대 결정인 은퇴 시점을 정하는 과정에 영향을 미칠 수 있다. 업무 스트레스, 건강 문제, 재정적 위험, 직업 정체성, 사회적 연결 등 여러 요인은 직장에서 물러나는 적절한 시기를 바라보는 시각에 영향을 준다.

13장에서는 은퇴와 같은 주요 인생 전환에 대처하는 데 도움이 되는 전략을 살펴보았다. 이번 장에서는 은퇴를 고려할 때 중요한 문제인 불안을 줄이고, 지원 연결망을 구축하며, 인생의 다음 단계에서 삶의 목적을 찾는 방법을 다루고자 한다.

그런데 개인이 은퇴 시기를 결정할 때 가장 중요한 문제는 은퇴를 감당할 수 있느냐다. 재정적 안정성은 은퇴를 계획할 때 가장 큰 걱정거리이자 스트레스 원인일 것이다.

재무 계획을 세우고 있는가?

돈이 은퇴 전이든 후든 행복을 가져다주지 못한다는 사실은 잘 알려져 있다. 그러나 돈이 충분하지 않다는 것은 스트레스 주요 원인이 될 수 있으며, 적절한 재정 자원이 없다는 스트레스는 건강에 악영향을 미칠 수도 있다.

연구에 따르면 재정이 건전한 사람은 그렇지 않은 사람보다 일반적으로 질병에 더 수월하게 대처한다. 그 이유는 의료비 부담이 없고 질병 관리에 스트레스와 불안을 덜 느끼기 때문일 가능성이 높다. 식단, 운동, 사회적 유대감 등 건강한 습관과 더불어 적절한 재정 자원을 보유하는 것은 웰빙의 구성 요소다. 다시 강조하자면, 부유할 필요는 없지만 재정적 안정감은 있어야 한다.

온라인에서 쉽게 찾을 수 있는 노후자금 계산기(국민연금 홈페이지에서 제공하는 '노후준비종합진단' 참고-감수자 주)를 활용하면 은퇴할 재정적 여력이 있는지 확인하는 데 도움이 될 것이다. 가계, 급여, 은퇴 자금 등 질문에 답하면 은퇴 시 필요한 자금 규모와 충분한 돈을 저축했는지에 관한 맞춤형 평가를 받을 수 있다. 재무 상담사와 상담하는 방법도 고려할 수 있다.

통계에 따르면 미국인은 평균 67세에 은퇴한다. 수명이 늘어나는 만큼 자금이 조기에 고갈되지 않도록 30년을 버틸 수 있는 저축 규모를 계획하는 것이 현명하다. 예상 은퇴 시점에서 10년이 지나 저축 계획을 조정해야 할 경우를 대비해 현재 재정 상태를 점검해야 한다.

은퇴 생활이 어떠할지 정확히 예측하기는 불가능하지만, 계획을 현실적으로 세우면 꿈과 목표를 이룰 가능성이 상승한다. 미리 계획을 세우는 사람은 대개 은퇴할 준비가 되었을 때 더 많은 자원을 보유하게 된다. 은퇴 시기, 원하는 생활양식, 필요한 소득 등 기본적인 목표를 설정하면 이를 달성하는 방법을 계획할 수 있다.

어디에서 살 것인가?

은퇴와 동시에 하게 되는 또 다른 중요한 결정은 노년기에 거주하는 지역이다. 일부 은퇴자들은 집을 팔고 더 따뜻한 기후 지역이나 은퇴자를 위해 조성한 주거 단지로 이사한다. 다른 사람들은 같은 집에서 계속 살거나, 같은 지역의 작은 집으로 이사하는 것을 선호한다. 거주지와 이사에 관한 결정은 경제력, 선호하는 생활양식, 가용 자원 등을 고려하는 복잡한 문제가 될 수 있다.

주택담보대출을 모두 갚아서 세금과 유지비를 제외하면 주거비가 얼마 들지 않아 이사를 꺼릴 수도 있고, 수년간 아파트를 임차해 살았는데 여러 형편상 이사할 엄두가 나지 않을 수도 있다. 현재 거주하는 주택을 객관적으로 살펴보고 장기적으로 거주하기에 합리적인지 따져 보자. 예를 들어 주택의 대부분은 신체가 건강한 거주자를 위해 설계되었으며, 따라서 휠체어 같은 장비를 사용해야 하는 사람의 요구를 충족하지 못할 수 있다. 현재 거주 중인 2층 주택의 계단이 나중에 문제가 되지는 않을까? 화장실이 2층에만 있다면? 세탁실이 지하에 있다면? 넓은 뒷마당 관리가 부담될 가능성은 없을까? 배관 및 난방 장치가 노후화되어 대규모 공사를 해야 할 수도 있다.

지금 집에서 계속 살고 싶다면 생활하기 편리하게 몇 가지를 고쳐야 할 수도 있다. 그럴 만한 돈이 있는가?

현재 집을 이성적이고 냉철한 시각에서 살피면, 몸이 건강할 때 이사하는 쪽이 낫다는 확신이 들 수 있다. 단층 주택이 합리적일 수도, 방 2개짜리 집만으로 충분할 수도 있다. 집 크기를 줄여서 비용을 절감하는 것도 가능하다. 아파트, 콘도, 타운하우스를 선택하면 외관 유지 보수에 대한 걱정 없이 필요한 생활 공간을 확보할 수 있다. 인근 이웃과 함께 생활하며 사교 및 안전상 이점도 누릴 수 있다.

은퇴자 주거 단지

은퇴자를 위해 조성한 주거 단지로, 독립적인 생활을 위한 다양한 옵션을 제공한다. 이는 콘도, 타운하우스, 아파트 등 공동주택인 경우가 많다. 은퇴자 주거 단지의 가장 큰 장점은 주택 소유의 번거로움이 줄어든다는 점이다. 이러한 시설은 같은 생각을 공유하는 은퇴자들을 모집하고, 그들이 가장 바라고 요구하는 지역사회 서비스를 제공한다.

어떤 주거 단지는 한발 더 나아가서 다양한 서비스를 개별적으로 제공하거나 거주민의 변화하는 요구에 맞춰 서비스를 조정하기도 한다. 은퇴자 주거 단지는 지금 원하는 독립형 생활 환경과 향후 필요할 수 있는 지원형 생활 환경을 모두 제공할 수 있다.

은퇴와 관련한 주요 질문 ─────────────

설문을 작성하는 것은 은퇴 계획을 세우는 데 중요한 출발점이 될 수 있으며, 실제 은퇴 시점이 다가올 때 다시 점검할 수 있는 도구이기도 하다. 재무설계사와 상담하여 목표에 부합하고 예상 소득에 맞는 계획을 마련할 수도 있다. 다음은 은퇴 시 고려해야 하는 몇 가지 질문이다.

- 은퇴 후 개인적·재정적 목표는 무엇인가? 여행하고 싶다면 어떤 식으로 여행하고 싶은가? 집을 짓고 싶은가, 아니면 다른 지역으로 이사하고 싶은가? 목표 달성에 드는 비용이 얼마인지 알아야 충분한 자금을 저축했는지 확인할 수 있다.
- 은퇴 기간에 예상되는 월별 및 연간 필수 비용은 얼마인가? 비필수 비용은 얼마인가?
- 공적 및 사적 연금은 언제 개시할 예정인가?
- 일상적인 의료비는 어떻게 지불할 예정인가?
- 집에서 건강 관리에 필요한 서비스를 받거나 전문 요양 시설에 입소해야 한다면, 해당 비용은 어떻게 지불할 예정인가?
- 본인보다 오래 사는 부양 가족이 있을 경우, 재정적으로 어떻게 지원할 것인가?
- 유언장과 사전연명의료의향서를 가지고 있는가?

독립적인 생활에 필요한 자원 ─────────────

독립적으로 생활한다는 것은 자신에게 나타나는 한계를 인식하며 이를 관리하는 데 필요한 도움을 구한다는 의미이기도 하다. 다음은 독립적인 생활을 유지하는 데 도움이 되는 서비스 목록이다.

- 가정 건강 관리: 지자체나 병원 등에서 운용하는 가정간호서비스나 방문 진료 프로그램 등을 알아본다.

- 집안 관리: 나이를 먹으면 집에서 특정 작업을 하기가 어려워지게 된다. 집안일, 쇼핑, 집수리 등을 도와줄 수 있는 사람이나 자원을 지역사회에서 찾아본다.
- 개인 관리: 여기에는 옷 입기, 목욕, 식사 준비 같은 일상생활에 대한 도움이 포함된다. 간병인이나 요양사 같은 숙련된 전문가를 고용할 수 있다.
- 사회적 교류: 때로는 고립감을 느낄 수 있다. 노인복지센터나 노인대학 등은 오락과 교육 활동을 제공하는 훌륭한 자원으로, 노인의 사회적 참여를 지속시킨다. 일부 센터는 건강에 문제가 있거나 사회적 지원이 필요한 성인을 위해 주간 돌봄 서비스를 제공하기도 한다.

다양한 동거 생활의 가능성

혼자 사는 삶이 자유롭긴 하지만, 모든 사람에게 그런 삶이 적합한 것은 아니다. 자신의 거주 공간을 다른 사람과 공유하거나, 생각이 비슷한 다른 사람 또는 집단과 함께 사는 것은 정서적 웰빙 및 신체적 안전에 실질적인 이점이 있다.

집을 공유하거나 다른 사람의 거주 공간에 합류하는 일은 기쁨도 될 수 있고 재앙도 될 수 있다. 그러니 동거를 시작하기 전에 임대료, 요리, 청소, 유지·보수, 개인 공간 등 문제에 대해 열린 마음으로 대화를 하도록 한다.

과거 노년층은 집을 떠나게 되면 젊은 가족 구성원과 함께 사는 것이 일반적이었다. 하지만 오늘날 가족들은 먼 거리에 흩어져 사는 까닭에 그렇게 하기 힘들 수도 있다. 자녀와 함께 살고 싶거나 자녀가 동거를 권유하는 경우는 서로의 기대치에 관해 솔직하게 대화를 한다.

파트너 또는 배우자와의 관계, 재정 상황, 생활 공간의 배분, 육아에 이르기까지 모든 것을 고려한 뒤 짐을 꾸려야 한다.

지원형 생활 시설

목욕, 옷 입기, 식사 준비, 집안일에 도움이 필요한 경우 실버타운이나 노인복지주택 등의 지원형 생활 시설은 훌륭한 선택지가 될 것이다. 이는 가정에서 가사도우미나 요양사를 고용하는 것보다 효과적인 대안이 될 수 있다. 지원형 생활 시설은 일반적으로 다양한 옵션을 제공하며 특정 요구에 맞게 서비스와 비용을 조정할 수 있다.

대부분 지원형 생활 시설은 아파트 형태에 식사, 청소, 세탁, 긴급 호출 시스템을 제공하며 보증금과 월 임대료를 부과한다. 추가 서비스를 제공하는 경우는 일반적으로 추가 요금을 청구한다.

완전 지원형 생활 시설

사람들 대부분은 자기 집에서 생활하기를 선호한다. 하지만 건강 상태에 따라 전문 요양 시설에서 제공하는 것과 동일한 완전한 지원 서비스가 필요할 수도 있다. 미국 인구조사국이 발표한 자료와 기타 국가 통계에 따르면, 85세 이상 미국인의 약 15%가 전문 요양 시설에 거주하는 것으로 나타났다. 전문 요양 시설 거주자는 보통 치료가 필요한 여러 만성질환을 앓고 있다.

독립생활과 지원형 생활이 불가능하거나, 가족의 돌봄이 불가능하거나, 돌봄 문제로 가족 관계에 갈등이 발생하는 경우는 전문 요양원을 고려해야 한다. 독립적인 생활을 추구하는 사람이 완전 지원형 생활 시설로 옮기게 되면, 틀림없이 독립성을 일부분 잃는 느낌을 받을 것이다. 하지만 이러한 어려움을 어떻게 인식하고 삶에 대한 관점을 형성할 것인지는 여전히 자기 자신의 선택에 달렸다.

건강보험 진단하기

인생에서 의료 서비스가 가장 필요한 시기인 50대에 접어들면 자신의 건강보험 상태를 점검하고 재정리하는 과정이 필수다. 자신에게 맞는 건강보험은 건강에도 영향을 미칠 수 있다. 왜 그럴까? 보험이 비용을 보장한다는 사실을 인지하면 질병 예방을 위해 그리고 건강에 문제가 발생했을 때 바로 병원을 찾을 확률이 상승하기 때문이다. 이는 일반적으로 질병의 치료 가능성이 가장 높은 시기인 초기에 질병을 진단하고 치료하는 결과로 이어진다.

자신에게 맞는 건강보험은 스트레스도 줄인다. 밀린 청구서를 바라보며 어떻게 납부할지 걱정하는 대신 더욱 즐겁고 스트레스를 덜 받는 다른 일에 집중할 수 있다. 또한 건강 문제가 발생하더라도 진료비를 보장받을 수 있다는 사실에 안심할 수 있다(미국의 경우 건강보험이 전적으로 민간에서 운영되기 때문에 적절한 건강보험에 가입하는 것의 중요성이 우리나라보다 훨씬 크다. 우리나라는 국가에서 운영하는 건강보험 제도가 있으므로, 이를 기반으로 필요한 건강보험 관리를 할 수 있다. 국민건강보험공단 홈페이지에 유용한 정보가 많으며, 나의 의료 이용 정보를 보려면 '의료 마이데이터' 홈페이지와 '나의건강기록' 앱을 통해 확인이 가능하다-감수자 주).

여행과 건강

많은 은퇴자가 여유 시간을 활용해 여행을 즐긴다. 여행은 경험이 많은 여행자라도 상당한 준비가 필요하다. 예약과 관련된 일반적인 어려움 외에 집을 떠나 있는 동안 지참할 약과 의료 장비를 계획해야 할 수 있다. 또한 아플 때나 다쳤을 때 의료 서비스를 받을 수 있는 장소와 방법을 알아 두는 것도 중요하다.

미국 질병통제예방센터(CDC)는 해외여행을 떠나는 경우 최소 한 달 전에 의료진을 만나 여행지별로 필요한 백신을 접종하고, 의약품 및 관련 정보를 얻을 것을 권장한다. 어느 여행지로 떠나 어떤 활동을 할 계획인지 의료진에게 알리자. 또한 여행자 보험에 가입하기를 권장한다.

여행에 필요한 모든 약은 기내 반입 가방에 넣어 다닌다. 또한 처방전 및 일반의약품의 목록과 복용량, 응급 상황에 대비한 의사 연락처 정보를 휴대하도록 한다.

비행기나 기차 또는 자동차에 장시간 앉아 있는 경우는 혈전(심부정맥혈전증) 예방에 도움이 되는 압박 스타킹을 착용해 보자. 가능하면 걷거나 다리를 뻗는 것도 좋은 방법이다. 비행기나 기차를 탈 때 마스크를 착용하고, 마스크를 벗기 전에 손을 씻으면 감염 예방에 효과적이다.

장기요양보험 알아 두기

장기요양보험은 장기간의 질병이나 장애로 자신을 돌볼 수 없는 경우, 전문 요양 시설 돌봄 등 필요한 서비스를 보장하는 보험이다. 이러한 보험은 만성질환, 장애, 알츠하이머병 같은 정신장애 진단을 받고 장기 치료가 필요한 경우 재정적으로 어느 정도 보호해 줄 수 있다. 민간에서 운영하는 보험 상품의 경우, 상품 종류에 따라 간병인 비용을 부담하거나 전문 요양 시설 이용료를 제공하는 등 보장 범위는 각기 다르다(우리나라는 2008년부터 국가에서 노인장기요양보험제도를 운영하고 있다. 국민건강보험공단 홈페이지를 방문하면 노인장기요양보험에 대한 소개와 함께 인정신청, 등급판정, 장기요양기관 등의 정보를 제공하니 참고하기 바란다-감수자 주).

사전연명의료의향서 체크하기

새로운 약물, 수술 기법, 생명 유지 기술의 출현으로 의학은 생명을 점점 더 연장할 수 있게 되었다. 그 덕분에 심장, 폐 또는 다른 기관에 자연적인 기능 상실이 발생해도 의학적 조치를 통해 사망을 늦추는 게 가능해졌다.

환자가 의식이 없거나 통증이 심각해서 스스로 결정을 내릴 수 없을 때, 의사와 가족이 함께 해야 하는 가장 중요한 일은 치료 방법에 대해 솔직하게 논의하는 것이다. 이러한 상황에서 사전연명의료의향서는 가족이나 의료진이 연명 치료 여부를 판단하는 데 도움이 될 수 있다. 사전연명의료의향서는 원하거나 원하지 않는 치료 및 생명 연장 조치의 유형을 명시하는 법적 문서다(우리나라의 경우 19세 이상이라면 누구나 작성할 수 있으며, 사전연명의료의향서에 대한 설명과 작성 가능 기관 등에 관한 정보는 국립연명의료관리기관 홈페이지를 참고하기 바란다.-감수자 주).

19장

충만한 노년을 보내는
우리 모두의 이야기

지금까지 책 전반에 걸쳐 많은 정보를 소개했다. 한 가지 당부하고 싶은 것은 이 모든 정보에 압도당하지 않기를 바란다는 것이다. 평생 지속 가능한 건강한 변화를 만드는 가장 좋은 방법은 천천히 나아가는 것이다. 생활 습관 가운데 개선하고 싶은 한 가지 영역을 선택하고 목표에 도달할 때까지 점진적으로 변화를 일으키자. 목표를 달성했을 때, 다음 영역으로 넘어가면 된다. 이 책이 제공하는 지침과 조언을 따르면 건강과 더불어 삶의 질이 향상해 은퇴 후의 시간을 오롯이 만끽할 수 있으리라 믿는다.

다음은 노년기를 맞이한 사람들의 실제 경험담으로, 여러분에게 격려와 영감을 가져다줄 것이다.

멜로디와 데니스 이야기

멜로디와 데니스는 여느 노인들처럼 행동하지 않는다. 84세, 85세인 두 사람은 자신을 훨씬 젊게 인식한다고 말한다.

멜로디는 '스스로 젊게 인식한다'는 점에서 할머니를 닮았다고 이야기한다. "할머니는 자신이 나이에 비해 무척 젊어 보이는 이유가 노인들과 어울리지 않기 때문이라고 늘 말씀하셨어요!" 그래서인지 멜로디는 이따금 어린 사람들과 시간을 보내곤 한다. 그녀는 어린 사람들과 함께 있으면 80대가 아니라 40대나 50대인 것처럼 느껴진다고 설명한다.

멜로디가 평생 많은 경험을 쌓아 온 것은 의심의 여지가 없다. 멜로디는 세 살 때부터 가수로 활동하며 일찌감치 경력을 쌓았다. 마지막 공연은 브로드웨이에서 이루어졌고, 미용실 몇 개를 소유했으며, 거주하는 도시에서 시장을 역임했다.

60대 후반에는 주에서 개최된 미스 시니어 아메리카에 처음으로 참가해 우승했다. 그녀는 우승 경력을 활용해 주 전역을 돌아다니며 노인들에게 충만한 삶을 사는 법을 주제로 강연했다.

"나는 100세까지 살고 싶어요." 멜로디가 선언한다. "우리 언니도 그래요. 나보다 두 살이 많죠. 우리 둘 다 100세 넘게 살고 싶다고 이야기하곤 해요. 아마 그렇게 될 거예요."

멜로디와 그녀의 파트너 데니스의 삶을 향한 사랑은 그들이 함께 참여하고 있는 단체를 이야기할 때 빛을 발한다. 두 사람은 10년 동안 음악 교환 프로그램을 진행하면서 미국 학생들과 동행해 핀란드를 방문하고, 미국을 방문한 핀란드 학생들을 맞이했다. 또한 신입 의대생과 교류하는 프로그램에 참여한다. 두 사람이 멘토링하는 학생들은 새로운 가족의 일원이 된다. "한 학생은 다른 의사와 결혼해 쌍둥이를 낳았어요." 멜로디가 이야기한다. "아이들이 우리 두 사람을 할머니, 할아버지라고 불러요. 정말 감격스럽죠."

멜로디와 데니스는 각각 자녀가 있다. 멜로디는 3명, 데니스는 1명이다. 두 사람은 최근 병원에서 멜로디의 다섯 번째 증손자를 맞이했다.

두 사람은 자원봉사 외에 음악을 즐긴다. 집에 항상 음악을 틀어 두고, 음악 공연을 자주 관람한다. "멋진 음악을 들으면 기분이 좋아져요." 데니스는 설명한다. 실제로 음악이 두 사람을 하나로 묶어 주었다. 멜로디는 아들이 소속된 밴드의 무대에 서서 노래를 불렀는데, 어느 날 데니스가 공연을 마친 멜로디에게 다가가 말을 걸었다. "공연 끝나면 아이스크림 살게요." 두 사람은 그때부터 함께 지내고 있다.

두 사람은 또한 퀴즈 대회에 참석해 뇌를 예리하게 유지한다. 처음에는 퀴즈를 잘 풀지 못했다. "테일러 스위프트나 두아 리파 같은 최신 음악에 관한 퀴즈가 많았어요." 멜로디가 이야기한다. "손자와 같이 참석하자마자 우리 팀이 1등을 했죠! 가끔은 의대생과도 팀을 이루기도 해요."

데니스의 일상은 집안일과 자원봉사, 농담으로 이루어진다. 데니스는 자신의 유머 감각이 아버지에게서 왔을 거라고 말한다. 낙농장에서 자란 데니스는 거의 90세까지 생존한 부모에게서 좋은 유전자를 물려받았다고 믿는다. 그는 힘든 일을 마다하지 않으며 바쁘게 지내기를 좋아한다. 데니스는 신용 조합을 설립하고 관리하는 데 경력의 대부분을 바쳤다. 2018년 신장암에 걸렸을 때도 삶의 속도를 거의 늦추지 않았다. 그러나 제설 작업에서는 한발 물러섰다고 인정한다. 그는 제설기를 보유한 이웃에게 눈을 치워 달라고 부탁한다면서, 이웃과 친해질 것을 권한다. "특히 제설기를 가진 이웃과 친해지세요!" 젊게 살고 싶은 사람에게 두 사람이 전하는 조언은 밖으로 나가 무언가에 참여하고 자발적으로 활동하며 삶을 소중히 여기라는 것이다. "가족, 손주, 친구들과 어울리며 공동체를 이루는 것은 멋진 일이에요." 멜로디가 말한다. "우리가 속한 공동체는 아침에 일어나야 하는 이유가 되죠." 두 사람은 집에서 준비한 식사와 많은 웃음 덕분에 장수할 수 있었다고 이야기한다.

멜로디는 두 사람의 철학을 요약했다. "계속 나아가세요. 항상 웃고 늘 사랑하세요."

조지 이야기

조지는 나이가 든다는 것이 곧 늙는다는 것을 의미하지는 않는다고 믿는다. 그는 65세가 되면 삶의 속도를 늦추어야 한다고 생각하는 사람들은 너무 많이 본다. 하지만 조지는 그 생각에 동의하지 않는다. "몸에게 더는 불가능하나고 밀지지 못하게 하세요."

74세인 조지는 여전히 바쁘게 지내고 참여하기를 즐긴다. 그는 다양한 활동이 자신에게 목적을 부여한다고 말한다. 그는 매일 아침 명상과 기본적인 스트레칭을 한다. 그런 다음 본격적인 활동을 시작한다. 지역 역사학회와 지역 도서관에서 자원봉사를 하고, 지역사회 내에 협력 관계를 구축하는 것을 목표로 시의회 활동에도 참여한다. 손자가 다니는 교실에 방문해 학생들에게 책을 읽어 주기도 한다. 기회가 생길 때면 노래하는 것도 좋아한다. 그는 어린 시절부터 노래를 불렀고 한때 밴드에서도 노래했다. 조지가 열정을 쏟는 또 다른 분야는 무엇일까? 그는 이야기하기를 좋아한다! 틈날 때마다 사람들을 만나러 다닌다.

조지에게 건강한 노화란 태도와 관점의 문제다. 그는 자신을 종교적인 사람으로 보지 않지만 영적인 사람으로는 여긴다. 조지의 삶은 열린 마음과 낙관적인 시각 유지하기 그리고 가장 중요한 연민과 사랑 실천하기 등 몇 가지 기본 원칙을 중심으로 이루어진다. 그는 이러한 기본 원칙 덕분에 인생의 굴곡을 헤쳐 나갈 수 있었다고 말한다.

많은 사람처럼 조지의 건강도 완벽하지 않았다. 사실 그는 천식과 심장병을 비롯한 여러 질병을 평생 앓았다. 그런데 폐암 진단을 받은 뒤 자신이 어떤 사람인지 깨달을 수 있었다고 설명한다. 며칠간 자책감에 빠져 있던 조지는 더는 침울해하지 않겠다고 결심했고, 암에 굴복하지 않기로 마음먹었다.

조지는 암을 치료하고 회복하는 과정에서, 포기란 없다는 생각을 가족에게 심어 준 할머니를 떠올렸다고 이야기한다. 어려운 상황에 직면했을 때 할머니는 가족들에게 '한 걸음 더 나아가자'라고 말하곤 했다. 현재 암에서 완치된 그는 폐암 진단을 통해 감사해야 하는 대상이 무엇인지 다시 한번 깨달았으며, 매일 아침 하루를 더 즐길 수 있는 행운을 느낀다고 전한다.

조지는 가족 덕분에 힘든 시기를 이겨 낼 수 있었다. 현재 그는 성인이 된 자녀 세 명과 손자들과 가깝게 지낸다.

조지는 앞으로도 이 상태를 지속하고 싶다고 말한다. 그는 혼자 살고 있고 가능한 한 오래 살기를 희망한다. 언젠가 보행기에 의존하게 되더라도 삶의 속도를 늦출 계획은 없다. "그 보행기는 늘 움직이고 있을 겁니다!" 그가 말한다.

사람들이 조지에게 노년을 최대한 잘 보내는 법을 물으면, 조지는 열린 마음을 유지하고 언제나 활기차게 생활하며 본인이 좋아하는 일을 하라고 조언한다. "자기 인생을 사세요."

매릴린 이야기

매릴린은 매일, 때로는 하루에 여러 번 두뇌 게임에 도전하기를 즐긴다. 91세인 매릴린은 단어와 낱말 게임을 사랑하면 마음이 젊어진다고 조언한다. 그녀는 수년간 신문에 실린 십자말풀이를 해 왔다. "매일 아침 십자말풀이에 도전하고 있어요." 매릴린이 말한다. "일요일은 쉬어요. 꽤 힘들거든요." 또한 매일 아침 친구와 만나 스크래블 게임을 한다. 이들은 점수를 기록하지 않는다. 그저 재미있어서, 뇌를 단련하기 위해서 게임하기 때문이다.

"마음은 20대인 것 같아요. 몸은 90세이고 다리는 163세지만요!" 매릴린이 농담조로 말한다.

매릴린은 고인이 된 남편을 이길 수 있는 유일한 게임이 스크래블이었기에, 스크래블을 좋아하게 되었다고 이야기한다. "한 번은 남편이 주사위 놀이를 가르쳐 줬는데, 몇 년간 해 온 놀이라 나보다 훨씬 잘했어요." 매릴린이 웃으며 말한다. "거의 매번 나를 이겼죠. 그런데 단어 게임은 내가 훨씬 잘했어요."

매릴린은 매일 스크래블 게임을 마치고 현재 거주하는 자립 생활 시설 주위를 산책한다. 관절염이 심하지만 활발하게 지내려고 노력한다. 약 20년간 매릴린은 매일 아침 친구를 만나 함께 4.8킬로미터를 걸었다. "정말 잘한 일이라고 생각합니다." 그녀가 말한다. 요즘은 보행기를 사용하기 때문에 그리 멀리 나가지는 않고 있다.

매릴린은 노년기에 접어들어서는 신체 건강보다 정신 건강을 유지하는 쪽이 더 쉽다고 언급한다. 그녀는 십자말풀이와 스크래블 게임 외에 온라인 단어 게임도 즐긴다. 또한 텔레비전 프로그램을 시청하며 퀴즈를 따라 푼다.

"자랑하고 싶지는 않지만, '휠 오브 포춘'의 퀴즈를 꽤 잘 풀어요." 그녀가 이야기한다. "십자말풀이를 많이 해서 그런 것 같아요." 매릴린은 '제퍼디!' 퀴즈를 더 어렵게 생각한다. "'제퍼디!'에서 5점을 받으면 천재가 된 기분이 듭니다." 그녀가 설명한다. "그보다는 '셀러브리티 제퍼디!'가 훨씬 쉽죠. 천재가 된 기분을 느끼고 싶으면 '셀러브리티 제퍼디!'를 시청하세요."

매릴린은 게임 외에 독서를 통해 정신을 날카롭게 가다듬는다. 유치원 교사 출신인 매릴린은 소설 읽기를 좋아하며, 딸이 사 준 독서 기기 킨들을 즐겨 사용한다. "딸은 내가 무슨 책을 사는지 다 보고 있어요." 매릴린이 재미있어 하며 이야기한다. "딸아이가 '엄마는 종교 서적부터 야한 소설까지 다 읽네요'라고 말해요. 나는 책이라면 다 좋아하거든요."

매릴린은 건강과 장수의 비결로 긍정적인 태도와 좋은 유전자를 꼽는다. 그리고 어떤 상황에서든 긍정적인 면을 발견하려 노력하며, 결점을 찾거나 불편함을 크게 문제 삼지 않는다. 그녀가 생각하기에 인생의 상황은 본인이 그것을 어떻게 받아들이고 대처하느냐에 달렸다.

"이제는 친구가 2명밖에 남지 않아서, 가끔 '내가 여기서 뭘 하고 있는 거지?'라고 생각합니다. 그래도 행복해요. 상당 부분 유전적 특성이 작용하긴 하지만, 분명 행복에는 긍정적 태도가 한몫하는 것 같아요."

패트와 조 이야기

1951년 새해 첫날 패트는 남자친구 조에게 청혼했다. "술이 좀 과했는지도 몰라요." 그녀가 웃는다. 조는 주저 없이 청혼을 받아들였다. 두 사람은 친구 4명과 함께 차 한 대에 몸을 싣고 아칸소로 향했다. 그로부터 72년이 지난 지금도 두 사람은 여전히 결혼 생활 중이다. 93세인 패트와 98세인 조는 두 자녀를 양육하고 하나뿐인 손자의 투병과 죽음을 목도하는 등 인생의 우여곡절을 겪으며 서로를 지탱해 왔다.

사랑과 긍정적 태도는 두 사람의 결혼 생활과 건강에 중요한 열쇠였다. "긍정적이어야 해요." 패트는 말한다. "인생에는 그게 정말 중요하죠. 부정적인 사람과 함께하는 건 좋아하지 않아요. 그런 사람과 너무 어울리면 건강에 좋지 않거든요."

조는 해병대원 출신으로 활발한 신체 활동이 건강하게 나이 드는 데 도움이 되었다고 덧붙인다. "테니스, 야구, 축구, 골프를 했어요." 그가 말한다. 조는 또한 긴 산책을 즐긴다.

패트와 조가 기억하는 한, 규칙적인 운동은 오랫동안 두 사람 인생의 일부였다. 결혼 초기에 패트와 조는 자동차를 살 형편이 되지 않아 걸어서 출퇴근하고 시내 곳곳을 돌아다녔다. 걷기를 즐겼던 두 사람은 줄곧 걸어 다녔다. 조는 평생 매일 3.2킬로미터를 걸으며 건강도 지키고 목적지에도 도달했다고 설명한다. "언덕 위에 있는 골프장까지 걸어갔다가 돌아오곤 했어요."

최근 몇 년간 일상에 변화가 오긴 했지만, 조는 여전히 건강을 우선시한다. 아침에 침대에서 일어나자마자 몇 가지 운동을 한다. 그리고 고정식 자전거 페달을 밟는다. 저녁에는 패트와 함께 지내는 거주 시설의 복도를 오간다. 패트는 조에게 넘어지지 않도록 조심하며 다리 근력과 균형 감각에 집중하라고 당부한다.

"우리는 육체적으로 신체적으로 활발하게 살기 위해 노력했어요."
조가 말한다. 화창한 날이면 두 사람은 여전히 야외 활동을 즐긴다. 토
마토, 단고추, 꽃을 재배하는 정원도 가꾼다.

최근 두 사람은 취미와 사교 활동으로 시간 대부분을 보낸다. 패트
는 열렬한 공예가다. 뜨개질을 하고 달걀에 색을 칠한다. "1년에 20개
정도 만들어 아기를 낳거나 결혼하는 친구에게 선물하곤 해요." 패트
가 이야기한다. "암에 걸린 아이들을 위해 모자를 뜨기도 하지요. 올가
을에는 키가 큰 남편을 둔 손녀를 위해 커다란 담요도 떴습니다."

은퇴한 변호사인 조는 매일 《월스트리트 저널》을 읽는다. 그는 신문
읽기가 예리한 정신을 유지하는 데 도움이 된다고 설명한다. 또한 컴
퓨터로 금융 잡지와 기사 읽기를 즐긴다. 젊은 시절에는 책을 닥치는
대로 읽었지만 지금은 짧은 기사를 더 선호한다.

두 사람은 캔자스대학교 제이호크스 남자 농구팀의 열렬한 팬이기도
하다. 조와 그의 딸, 손녀가 이 대학교 출신이다. "우리 가족은 10년간
농구 시즌권을 구입했고, 한 번도 경기를 놓친 적이 없어요." 조가 강조
한다.

패트는 건강의 비결로 본인에게 중요한 대상을 우선시하는 것, 사랑
하는 남자에게 용기 있게 청혼하는 것, 볼 때마다 미소 짓게 되는 꽃을
정원에 심는 것을 꼽았다.

참고 사이트 ■■■■■■■■■■

AARP
aarp.org

Administration for Community Living
eldercare.acl.gov/Public/Resources/
BROCHURES/docs/Housing_Options_Booklet.
pdf

AgS Health in Aging Foundation
www.healthinaging.org/age-friendly-healthcare-
you/care-what-matters-most/advance-directives

Alliance for Retired Americans
www.retiredamericans.org/

American Academy of Family Physicians
familydoctor.org/housing-options-for-
seniors/?adfree=true

American geriatrics Society
www.healthinaging.org/

American Hospice Foundation
americanhospice.org/caregiving/medical-issues-
to-be-considered-in-advance-care-planning/

American Society on Aging
www.asaging.org/

Centers for Medicare and Medicaid Services
www.medicare.gov/Pubs/pdf/10050-Medicare-
and-You.pdf

Eldercare Locator
eldercare.acl.gov/Public/index.aspx

HealthCare.gov
www.healthcare.gov/

Insure.com
www.insure.com/

National Consumer Voice for Quality Long-Term
Care
theconsumervoice.org/get_help

National Experienced Workforce Solutions
www.newsolutions.org

National Hispanic Council on Aging
www.nhcoa.org/

National Hospice and Palliative Care Organization
www.nhpco.org/

National Indian Council on Aging
www.nicoa.org/

National Institute on Aging
www.nia.nih.gov/

National Resource Center on Psychiatric Advance
Directives
nrc-pad.org/faqs/

SCORE
www.score.org/

U.S. Department of Housing and Urban
Development
www.hud.gov/topics/housing_choice_voucher_
program_section_8

U.S. Department of Veterans Affairs
www.benefits.va.gov/benefits/offices.asp

U.S. Social Security Administration
www.ssa.gov

Village to Village Network
www.vtvnetwork.org

Women's Institute for a Secure Retirement
wiserwomen.org/

Workamping
www.workamper.com/about/about-workamping

나이를 초월하는 건강수명의 과학

메이오 클리닉의
건강하게 나이 드는 법

1판 1쇄 인쇄 2025년 5월 14일
1판 1쇄 발행 2025년 5월 28일

지은이 네이선 르브라쇠르 & 크리스티나 첸

옮긴이 김주희   **감수** 이윤환

펴낸이 고병욱

기획편집2실장 김순란   **기획편집** 권민성 조상희 김지수
마케팅 황혜리 권묘정 이보슬   **디자인** 공희 백은주
제작 김기창   **관리** 주동은   **총무** 노재경 송민진 서대원

펴낸곳 청림출판(주)
등록 제2023-000081호

본사 04799 서울시 성동구 아차산로17길 49 1010호 청림출판(주)
제2사옥 10881 경기도 파주시 회동길 173 청림아트스페이스
전화 02-546-4341   **팩스** 02-546-8053

홈페이지 www.chungrim.com   **이메일** life@chungrim.com
인스타그램 @ch_daily_mom   **블로그** blog.naver.com/chungrimlife
페이스북 www.facebook.com/chungrimlife

ISBN 979-11-93842-34-8 03510